“十四五”职业教育国家规划教材

营养配餐与设计

第三版

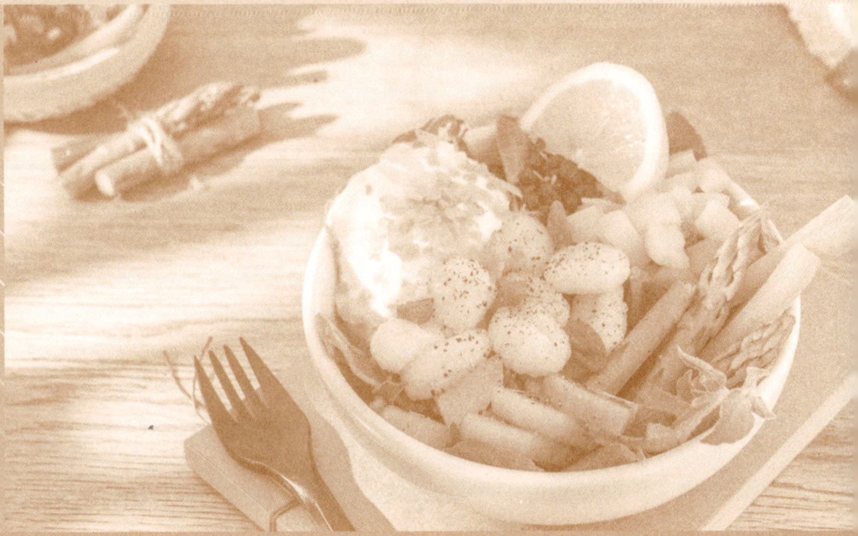

主　编◎颜　忠　向　芳
副主编◎罗　飞
参　编◎吕　慧　侯丽芬　祝海珍　李　娜

中国旅游出版社

项目策划：段向民
责任编辑：张芸艳
责任印制：孙颖慧
封面设计：武爱听

图书在版编目（CIP）数据

营养配餐与设计 / 颜忠，向芳主编 ；罗飞副主编. . -- 3 版. -- 北京 ：中国旅游出版社，2023. 7
“十四五”职业教育国家规划教材
ISBN 978 - 7 - 5032 - 7185 - 4

Ⅰ. ①营… Ⅱ. ①颜… ②向… ③罗… Ⅲ. ①膳食营养—职业教育—教材 Ⅳ. ①R151. 3

中国国家版本馆 CIP 数据核字（2023）第 140773 号

书　　名：营养配餐与设计（第三版）

主　　编：颜　忠　向　芳
副 主 编：罗　飞
参　　编：吕　慧　侯丽芬　祝海珍　李　娜
出版发行：中国旅游出版社
（北京静安东里 6 号　邮编：100028）
http：//www. cttp. net. cn　E - mail：cttp@ mct. gov. cn
营销中心电话：010 - 57377103，010 - 57377106
读者服务部电话：010 - 57377107
排　　版：北京旅教文化传播有限公司
经　　销：全国各地新华书店
印　　刷：北京工商事务印刷有限公司
版　　次：2023 年 7 月第 3 版　2023 年 7 月第 1 次印刷
开　　本：787 毫米 × 1092 毫米　1/16
印　　张：16
字　　数：371 千
定　　价：49. 80 元
I S B N　978 - 7 - 5032 - 7185 - 4

第三版前言

《营养配餐与设计》2017 年在中国旅游出版社首次出版，2021 年进行了第一次修订。本教材自出版以来得到市场的广泛认可，陆续获批“十三五”“十四五”职业教育国家规划教材。此次修订，主要体现在以下几个方面：

一是增加了二维码在内的数字化呈现方式，便于读者通过扫二维码方式获取相关知识链接及教学资源，使其可听、可视、可练。

二是更新了书稿中的个别陈旧案例，新的案例资料在内容选取上重点凸显与餐饮业发展新形态、新理念、新标准的紧密结合。

三是补充完善了社会主义核心价值观的内容。增加了绪论，绪论内容主要包括：深刻认识党的二十大胜利召开的伟大意义，提升新时代大学生政治站位；深刻把握党的二十大主题，激发新时代大学生爱国热情；深入学习领悟过去五年工作和新时代十年伟大变革的重大意义，增强新时代大学生民族自豪感；深刻领会“两个结合”是推进马克思主义中国化时代化的根本途径，加强新时代大学生弘扬中华优秀传统文化教育；牢牢把握全面建设社会主义现代化国家开局起步的战略部署，指引新时代大学生守正创新促发展；深入把握党的二十大关于文化和旅游工作的部署要求，推动文旅融合高质量发展；深刻把握团结奋斗的新时代要求，为文旅行业培养高素质人才。

四是在内容改写方面，将职业素养渗透到专业能力教学当中，将安全生产渗透到专业能力教学当中，将新科技渗透到职业能力教学当中。

五是图片优化方面，补充了新增案例的图片，删除了个别图片，并提高了图片清晰度。

六是规范了部分语言表述，使内容更加完善。

由于作者水平有限，不足之处在所难免，敬请广大读者批评指正！

颜忠
2023 年 7 月

第二版前言

本书自2017年正式出版以来，被全国多所高职院校选作营养配餐相关专业的教材，甚至被一些本科院校的食品科学与工程、食品质量安全、公共卫生等专业选作学科参考用书，同时受到许多幼儿园、部队、医院、机关食堂、养老机构等单位营养配餐师及营养保健食品销售人员的青睐。

但是，本书在使用过程中也发现了一些亟须解决的问题，而且随着时间的推移日渐凸显。其实，任何一本专业教材都有着其局限性，都必须紧跟该领域的研究进展，才能真正起到促进专业教育水平提升的终极作用。

与此同时，社会上包括我的学生在内的相当一部分营养工作者亦屡次呼吁本书的修订。中国旅游出版社顺应形势，及时组织了本书的再版工作，可谓是迎合民意之举，再次站在了营养配餐专业教材建设的前沿。

本教材由南京旅游职业学院颜忠、向芳主持修订工作，并确立框架结构。本教材的第四章、第七章内容由南京旅游职业学院颜忠修订；第二章、第五章的内容由南京旅游职业学院向芳修订；第六章和第八章的内容由长沙商贸旅游职业技术学院李娜修订；第三章由南京旅游职业学院吕慧修订；第九章由南京旅游职业学院祝海珍修订；南京商业学校罗飞负责第一章绪论部分的修订和教材的审核。

由于编者水平有限，本书难免存在不足之处，欢迎各位读者提出宝贵意见和建议。

颜忠

2021 年 7 月

前　言

随着国民经济的迅速发展，我国人民在吃饭问题上已经由温饱、营养、保健三个阶段向追求“营养的美食”过渡。自2003年国家设置“营养配餐员”新职业以来，相继出现了饮食保健师、公共营养师、健康管理师等职业，受到了社会各机构（幼儿园、养老院、医院等）和人们的高度重视。2016年5月，国家卫生计生委颁布了《中国居民膳食指南（2016）》，彰显了国家重视国民健康的鲜明立场。由于社会的巨大需求，国内各高职院校纷纷申报与营养配餐相关的专业，如营养配餐、烹调工艺与营养、食品营养与健康等。同时各个幼儿园、学校、部队、医院、机关食堂、养老机构、营养保健品企业等单位急需一批营养配餐专业人士指导配餐。食品科学、食品质量安全、公共卫生等专业学科也需要一些高质量的参考用书。在这一背景下，笔者编写了《营养配餐与设计》。

本教材的编写从人才培养和社会需求相结合的角度出发，注重职业技能培养，在内容上以职业活动为导向，以职业能力为核心，突出职业培训特色，符合高职院校的人才培养要求和社会需要。此外，本书体例新颖，便于学习，具有一定的前瞻性、示范性和实践性，是对目前高职教材的一种补充和引领，其出版对行业、社会都具有一定的现实意义。

本书分为绪论、营养配餐基础、膳食调查、营养食谱编制、不同人群的营养食谱设计、疾病患者的营养食谱设计、菜品的科学烹饪、营养评价和营养宣教九个章节，既可以作为高职院校、成人高等教育烹饪专业的课程教材以及幼儿园、学校、部队、医院、机关食堂、养老机构等单位营养配餐师及营养保健食品销售人员的培训教材，也可以作为食品科学、食品质量安全、公共卫生等专业学科的参考用书，同时适用于具有一定文化知识和专业知识的人士自学。

本书由南京旅游职业学院颜忠主持编写、确立结构，并负责第四章“营养食谱编制”、第七章“菜品的科学烹饪”的编写；第五章“不同人群的营养食谱设计”、第六章“疾病患者的营养食谱设计”和第八章“营养评价”由郑州旅游职业学院侯丽芬编写；第二章“营养配餐基础”由南京旅游职业学院向芳编写；第三章“膳食调查”由南京旅游职业学院吕慧编写；第九章“营养宣教”由南京旅游职业学院祝海珍编写；南京商业学校罗飞负责第一章绪论部分的编写和教材的审核。

由于水平有限，不足之处在所难免，欢迎专家、同行提出宝贵意见和建议。

颜忠

2017 年 4 月

目录
CONTENTS

绪　论

党的二十大是在全党全国各族人民迈上全面建设社会主义现代化国家新征程、向第二个百年奋斗目标进军的关键时刻召开的一次十分重要的大会，是一次高举旗帜、凝聚力量、团结奋进的大会。党的二十大在政治上、理论上、实践上取得了一系列重大成果，就新时代新征程党和国家事业发展制定了大政方针和战略部署，是我们党团结带领人民全面建设社会主义现代化国家、全面推进中华民族伟大复兴的政治宣言和行动纲领，对于全党全国各族人民更加紧密团结在以习近平同志为核心的党中央周围，万众一心、接续奋斗，在新时代新征程夺取中国特色社会主义新的伟大胜利，具有极其重大而深远的意义。学习贯彻党的二十大精神，习近平总书记强调的“五个牢牢把握”是最精准的解读、最权威的辅导。要从战略和全局高度完整、准确、全面理解把握党的二十大精神，增强学习贯彻的政治自觉、思想自觉、行动自觉，为实现党的二十大确定的目标任务不懈奋斗。

一、深刻认识党的二十大胜利召开的伟大意义，提升新时代大学生政治站位

党的二十大担负起全党的重托和人民的期待，从战略全局深刻阐述了新时代坚持和发展中国特色社会主义的一系列重大理论和实践问题，科学谋划了未来一个时期党和国家事业发展的目标任务和大政方针，在党和国家历史上具有重大而深远的意义。

（一）这是中国共产党在百年辉煌成就和十年伟大变革的高起点上创造新时代更大荣光的大会

中国共产党在百年历程中共召开了十九次全国代表大会。党的二十大是我们党在建党百年后召开的首次全国代表大会，也是在新时代十年伟大变革的时间坐标上召开的全国代表大会，具有特别的里程碑意义。

（二）这是推进实践基础上的理论创新、开辟马克思主义中国化时代化新境界的大会

马克思主义中国化时代化既是马克思主义的自身要求，又是中国共产党坚持和发展

马克思主义的必然路径。中国共产党为什么能，中国特色社会主义为什么好，归根到底是马克思主义行，是中国化时代化的马克思主义行。党的二十大深刻阐述了习近平新时代中国特色社会主义思想的科学内涵和精神实质，深入阐释了开辟马克思主义中国化时代化新境界的重大命题并提出了明确要求，具有重大理论意义。

（三）这是谋划全面建设社会主义现代化国家、以中国式现代化全面推进中华民族伟大复兴的大会

现代化是各国人民的共同期待和目标。百年来，我们党团结带领人民进行的一切奋斗、一切牺牲、一切创造，就是为了把我国建设成为现代化强国，实现中华民族伟大复兴。在新中国成立特别是改革开放以来的长期探索和实践基础上，经过党的十八大以来在理论和实践上的创新突破，我们党成功推进和拓展了中国式现代化，创造了人类文明新形态。党的二十大明确提出以中国式现代化全面推进中华民族伟大复兴的使命任务，精辟论述了中国式现代化的中国特色、本质要求和重大原则，深刻阐释了中国式现代化的历史渊源、理论逻辑、实践特征和战略部署，大大深化了我们党关于中国式现代化的理论和实践。

（四）这是致力于推动构建人类命运共同体、携手开创人类更加美好未来的大会

当前，世界之变、时代之变、历史之变正以前所未有的方式展开，人类社会面临前所未有的挑战。世界又一次站在历史的十字路口，何去何从取决于各国人民的抉择。党的二十大深刻把握世界大势和时代潮流，宣示中国在变局、乱局中促进世界和平与发展、推动构建人类命运共同体的政策主张和坚定决心，为共创人类更加美好的未来注入强大信心和力量。

（五）这是推动解决大党独有难题、以党的自我革命引领社会革命的大会

全面建设社会主义现代化国家、全面推进中华民族伟大复兴，关键在党。党的二十大明确提出：我们党作为世界上最大的马克思主义执政党，要始终赢得人民拥护、巩固长期执政地位，必须时刻保持解决大党独有难题的清醒和坚定。

二、深刻把握党的二十大主题，激发新时代大学生爱国热情

党的二十大的主题，正是我们党对这些事关党和国家事业继往开来、事关中国特色社会主义前途命运、事关中华民族伟大复兴战略性问题的明确宣示，是大会的灵魂。习

近平总书记在党的二十大报告中，开宗明义指出大会的主题："高举中国特色社会主义伟大旗帜，全面贯彻新时代中国特色社会主义思想，弘扬伟大建党精神，自信自强、守正创新，踔厉奋发、勇毅前行，为全面建设社会主义现代化国家、全面推进中华民族伟大复兴而团结奋斗。"这一主题明确宣示了我们党在新征程上带领人民举什么旗、走什么路、以什么样的精神状态、朝着什么样的目标继续前进等重大问题。《中国共产党第二十次全国代表大会关于十九届中央委员会报告的决议》指出："报告阐明的大会主题是大会的灵魂，是党和国家事业发展的总纲。"学习理解党的二十大精神，必须把握这一"灵魂"，抓住这一"总纲"。大会主题中的六个关键词语值得我们高度重视。

（一）旗帜

新时代新征程党高举的旗帜就是"中国特色社会主义伟大旗帜"。大会主题写入这一根本要求，既体现了中国特色社会主义历史演进的连续性、继承性，又体现了新时代党坚持和发展中国特色社会主义的坚定性、恒久性。

（二）思想

大会主题所指示的"全面贯彻新时代中国特色社会主义思想"，就是要求在新时代新征程必须全面贯彻习近平新时代中国特色社会主义思想。党的二十大报告对此作出全面部署。

（三）精神

继在庆祝中国共产党成立100周年大会上习近平总书记提出并号召继承发扬伟大建党精神后，党的二十大主题写入了"弘扬伟大建党精神"的要求，新修改的党章载入了伟大建党精神"坚持真理、坚守理想，践行初心、担当使命，不怕牺牲、英勇斗争，对党忠诚、不负人民"的内涵，这是党在自己最高权力机关及最高章程上的庄严宣示，明确回答了党以什么样的精神状态走好新的赶考之路的重大问题，不仅是贯穿大会报告的重要红线，也是今后党的全部理论和实践的重要遵循。

（四）现代化

"现代化"即"全面建设社会主义现代化国家"。这一重要主题彰显了当前和今后一个时期党的中心任务。党的二十大庄严宣告："从现在起，中国共产党的中心任务就是团结带领全国各族人民全面建成社会主义现代化强国、实现第二个百年奋斗目标，以中国式现代化全面推进中华民族伟大复兴。""中国式现代化"成为这次大会的重要标识。

（五）复兴

在党的二十大主题中，前后用了三个"全面"，即"全面贯彻新时代中国特色社会主义思想”“全面建设社会主义现代化国家”“全面推进中华民族伟大复兴”。第一个“全面”规定了新时代党的创新科学理论的指导地位，第二个“全面”规定了新时代新征程的中心任务，第三个“全面”规定了党在新时代新征程的奋斗目标。大会主题中的前两个“全面”，以及报告全文使用的其他一百多个“全面”，都是为了实现“全面推进中华民族伟大复兴”这一根本目标。

（六）团结奋斗

“团结奋斗”是党的二十大主题的鲜明特色。除了在主题中要求“为全面建设社会主义现代化国家、全面推进中华民族伟大复兴而团结奋斗”外，“团结奋斗”一词还体现在党的二十大报告的标题、导语、正文、结束语各个部分。报告全文共使用7次“团结奋斗”、27次“团结”，突出表达了这次大会的主基调。

三、深入学习领悟过去五年工作和新时代十年伟大变革的重大意义，增强新时代大学生民族自豪感

过去五年和新时代以来的十年，在党和国家发展进程中极不寻常、极不平凡。习近平总书记在党的二十大报告中全面回顾总结了过去五年的工作和新时代十年的伟大变革，深刻指出新时代十年的伟大变革，在党史、新中国史、改革开放史、社会主义发展史、中华民族发展史上具有里程碑意义。学习宣传、贯彻落实党的二十大精神，必须深入学习领悟过去五年工作和新时代十年伟大变革的重大意义，坚定历史自信、增强历史主动，自觉在思想上政治上行动上同以习近平同志为核心的党中央保持高度一致。

党的二十大报告在总结党的十九大以来五年工作基础上，用“三件大事”、三个“历史性胜利”高度概括新时代十年走过的极不寻常、极不平凡的奋斗历程，从16个方面全面回顾党和国家事业发展取得的举世瞩目的重大成就，从4个方面总结提炼新时代十年伟大变革的里程碑意义。新时代十年的伟大变革，充分证明中国特色社会主义道路不仅走得对、走得通，而且走得稳、走得好。

四、深刻领会“两个结合”是推进马克思主义中国化时代化的根本途径，加强新时代大学生弘扬中华优秀传统文化教育

党的二十大报告提出，中国共产党为什么能，中国特色社会主义为什么好，归根到底是马克思主义行，是中国化时代化的马克思主义行。100多年来，我们党洞察时代大势，把握历史主动，进行艰辛探索，坚持解放思想和实事求是相统一、培元固本和守正创新相统一，把马克思主义基本原理同中国具体实际相结合、同中华优秀传统文化相结

合，不断推进理论创新、进行理论创造，不断推进马克思主义中国化时代化，带领中国人民不懈奋斗，中华民族迎来了从站起来、富起来到强起来的伟大飞跃，实现中华民族伟大复兴进入了不可逆转的历史进程。

马克思主义理论不是教条，而是行动指南。习近平总书记在党的二十大报告中指出："我们坚持以马克思主义为指导，是要运用其科学的世界观和方法论解决中国的问题，而不是要背诵和重复其具体结论和词句，更不能把马克思主义当成一成不变的教条。"坚持和发展马克思主义，必须同中国具体实际相结合。100 多年来，我们党把坚持马克思主义和发展马克思主义统一起来，既始终坚持马克思主义基本原理不动摇，又根据中国革命、建设、改革实际，创造性地解决自己的问题，不断开辟马克思主义中国化时代化新境界。坚持和发展马克思主义，必须同中华优秀传统文化相结合。只有植根本国、本民族历史文化沃土，马克思主义真理之树才能根深叶茂。中华优秀传统文化源远流长、博大精深，是中华文明的智慧结晶，其中蕴含的天下为公、民为邦本、为政以德、革故鼎新、任人唯贤、天人合一、自强不息、厚德载物、讲信修睦、亲仁善邻等，是中国人民在长期生产生活中积累的宇宙观、天下观、社会观、道德观的重要体现，同科学社会主义核心价值观主张具有高度契合性。中国共产党之所以能够领导人民成功走出中国式现代化道路、创造人类文明新形态，很重要的一个原因就在于植根中华文化沃土，不断推进马克思主义中国化时代化，推动中华优秀传统文化创造性转化、创新性发展。

五、牢牢把握全面建设社会主义现代化国家开局起步的战略部署，指引新时代大学生守正创新促发展

党的二十大站在党和国家事业发展的制高点，科学谋划了未来五年乃至更长时期党和国家事业发展的目标任务和大政方针，发出了全面建设社会主义现代化国家、全面推进中华民族伟大复兴的动员令。

"全面建成社会主义现代化强国，总的战略安排是分两步走：从二〇二〇年到二〇三五年基本实现社会主义现代化；从二〇三五年到本世纪中叶把我国建成富强民主文明和谐美丽的社会主义现代化强国。"党的二十大对全面建成社会主义现代化强国两步走战略安排进行了宏观展望，又围绕统筹推进"五位一体"总体布局、协调推进"四个全面"战略布局，从 11 个方面对未来五年工作作出全面部署，全面构建了推进社会主义现代化建设的实践体系。特别是把教育科技人才、全面依法治国、维护国家安全和社会稳定单列部分进行具体安排，充分体现了抓关键、补短板、防风险的战略考量，是党中央基于新的战略机遇、新的战略任务、新的战略阶段、新的战略要求、新的战略环境做出的科学判断和战略安排，必将引领全党全国各族人民有效应对世界之变、时代之变、

历史之变，推动全面建设社会主义现代化国家开好局、起好步。

六、深入把握党的二十大关于文化和旅游工作的部署要求，推动文旅融合高质量发展

党的二十大作出推进文化自信自强、铸就社会主义文化新辉煌的重大战略部署，要准确把握社会主义文化建设的指导思想和原则目标、战略重点和主要任务以及中国立场和时代要求。

（一）要准确把握社会主义文化建设的指导思想和原则目标

报告指出："全面建设社会主义现代化国家，必须坚持中国特色社会主义文化发展道路，增强文化自信，围绕举旗帜、聚民心、育新人、兴文化、展形象建设社会主义文化强国，发展面向现代化、面向世界、面向未来的，民族的科学的大众的社会主义文化，激发全民族文化创新创造活力，增强实现中华民族伟大复兴的精神力量。"报告明确提出了社会主义文化建设的根本指导思想、基本原则和奋斗目标，坚持为人民服务、为社会主义服务，以社会主义核心价值观为引领，发展社会主义先进文化，弘扬革命文化，传承中华优秀传统文化，满足人民日益增长的精神文化需求，巩固全党全国各族人民团结奋斗的共同思想基础，不断提升国家文化软实力和中华文化影响力。

（二）要准确把握社会主义文化建设的战略重点和主要任务

党的二十大报告提出了建设具有强大凝聚力和引领力的社会主义意识形态、广泛践行社会主义核心价值观、提高全社会文明程度、繁荣发展文化事业和文化产业、增强中华文明传播力影响力五个方面的战略任务，准确把握、全面落实好这些战略重点和主要任务，对于推进文化自信自强，铸就社会主义文化新辉煌具有重要基础支撑作用。

（三）要准确把握社会主义文化建设的中国立场和时代要求

党的二十大报告指出："中华优秀传统文化源远流长、博大精深，是中华文明的智慧结晶。"要把马克思主义基本原理与中华优秀传统文化相结合，不断推进马克思主义中国化，增强中华文明的传播力和影响力。

（四）以文塑旅、以旅彰文、推进文化和旅游深度融合发展

党的二十大报告明确提出："加大文物和文化遗产保护力度，加强城乡建设中历史文化保护传承，建好用好国家文化公园。坚持以文塑旅、以旅彰文，推进文化和旅游深度融合发展。"这些重要论述，为文旅行业把握新发展阶段，贯彻新发展理念，构建新发展格局，推动高质量发展点明了方向，指明了路径，是未来 5 年乃至更长一段时间内

文旅行业融合发展实践的根本遵循和行动指南，对文旅行业实现理念重构和实践创新具有非常重要的现实指导意义。

七、深刻把握团结奋斗的新时代要求，为文旅行业培养高素质人才

在党的二十大上，习近平总书记宣示新时代新征程党的使命任务，发出了全面建设社会主义现代化国家、全面推进中华民族伟大复兴的动员令。从现在起，中国共产党的中心任务就是团结带领全国各族人民全面建成社会主义现代化强国、实现第二个百年奋斗目标，以中国式现代化全面推进中华民族伟大复兴。

美好的蓝图需要埋头苦干、团结奋斗才能变为现实。习近平总书记的铿锵宣示充满信心和力量——“党用伟大奋斗创造了百年伟业，也一定能用新的伟大奋斗创造新的伟业”。让我们更加紧密地团结在以习近平同志为核心的党中央周围，全面贯彻习近平新时代中国特色社会主义思想，坚定信心、同心同德，埋头苦干、奋勇前进，深入贯彻落实党的二十大精神和党中央决策部署，为全面建设社会主义现代化国家、全面推进中华民族伟大复兴而团结奋斗，在新的赶考之路上向历史和人民交出新的优异答卷！

相关链接1 搜索

关于党的二十大报告，必须知道的“关键词”

2022年10月16日，中国共产党第二十次全国代表大会开幕，习近平代表第十九届中央委员会向大会作报告。一起学习报告里的这些“关键词”。

【大会的主题】

大会的主题是：高举中国特色社会主义伟大旗帜，全面贯彻新时代中国特色社会主义思想，弘扬伟大建党精神，自信自强、守正创新，踔厉奋发、勇毅前行，为全面建设社会主义现代化国家、全面推进中华民族伟大复兴而团结奋斗。

【三个“务必”】

中国共产党已走过百年奋斗历程。我们党立志于中华民族千秋伟业，致力于人类和平与发展崇高事业，责任无比重大，使命无上光荣。全党同志务必不忘初心、牢记使命，务必谦虚谨慎、艰苦奋斗，务必敢于斗争、善于斗争，坚定历史自信，增强历史主动，谱写新时代中国特色社会主义更加绚丽的华章。

【极不寻常、极不平凡的五年】

党的十九大以来的五年，是极不寻常、极不平凡的五年。党中央统筹中华民族伟大复兴战略全局和世界百年未有之大变局，就党和国家事业发展作出重大战略部署，团结带领全党全军全国各族人民有效应对严峻复杂的国际形势和接踵而至的巨大风险挑战，以奋发有为的精神把新时代中国特色社会主义不断推向前进。

【三件大事】

十年来，我们经历了对党和人民事业具有重大现实意义和深远历史意义的三件大事：一是迎来中国共产党成立一百周年，二是中国特色社会主义进入新时代，三是完成脱贫攻坚、全面建成小康社会的历史任务，实现第一个百年奋斗目标。

【新时代十年的伟大变革】

新时代十年的伟大变革，在党史、新中国史、改革开放史、社会主义发展史、中华民族发展史上具有里程碑意义。

【归根到底是两个“行”】

实践告诉我们，中国共产党为什么能，中国特色社会主义为什么好，归根到底是马克思主义行，是中国化时代化的马克思主义行。拥有马克思主义科学理论指导是我们党坚定信仰信念、把握历史主动的根本所在。

【中国共产党的中心任务】

从现在起，中国共产党的中心任务就是团结带领全国各族人民全面建成社会主义现代化强国、实现第二个百年奋斗目标，以中国式现代化全面推进中华民族伟大复兴。

【中国式现代化】

中国式现代化，是中国共产党领导的社会主义现代化，既有各国现代化的共同特征，更有基于自己国情的中国特色。

——中国式现代化是人口规模巨大的现代化。

——中国式现代化是全体人民共同富裕的现代化。

——中国式现代化是物质文明和精神文明相协调的现代化。

——中国式现代化是人与自然和谐共生的现代化。

——中国式现代化是走和平发展道路的现代化。

中国式现代化的本质要求是：坚持中国共产党领导，坚持中国特色社会主义，实现高质量发展，发展全过程人民民主，丰富人民精神世界，实现全体人民共同富裕，促进人与自然和谐共生，推动构建人类命运共同体，创造人类文明新形态。

【全面建设社会主义现代化国家开局起步的关键时期】

未来五年是全面建设社会主义现代化国家开局起步的关键时期。

【五个“坚持”】

我国发展进入战略机遇和风险挑战并存、不确定难预料因素增多的时期，各种“黑天鹅”“灰犀牛”事件随时可能发生。我们必须增强忧患意识，坚持底线思维，做到居安思危、未雨绸缪，准备经受风高浪急甚至惊涛骇浪的重大考验。前进道路上，必须牢牢把握以下重大原则。

——坚持和加强党的全面领导。

——坚持中国特色社会主义道路。

——坚持以人民为中心的发展思想。

——坚持深化改革开放。

——坚持发扬斗争精神。

【加快构建新发展格局】

必须完整、准确、全面贯彻新发展理念，坚持社会主义市场经济改革方向，坚持高水平对外开放，加快构建以国内大循环为主体、国内国际双循环相互促进的新发展格局。

【发展经济着力点】

坚持把发展经济的着力点放在实体经济上，推进新型工业化，加快建设制造强国、质量强国、航天强国、交通强国、网络强国、数字中国。

【实施科教兴国战略】

必须坚持科技是第一生产力、人才是第一资源、创新是第一动力，深入实施科教兴国战略、人才强国战略、创新驱动发展战略，开辟发展新领域新赛道，不断塑造发展新动能新优势。

坚持创新在我国现代化建设全局中的核心地位。完善党中央对科技工作统一领导的体制，健全新型举国体制，强化国家战略科技力量，优化配置创新资源，提升国家创新体系整体效能。

【全过程人民民主】

全过程人民民主是社会主义民主政治的本质属性，是最广泛、最真实、最管用的民主。必须坚定不移走中国特色社会主义政治发展道路，坚持党的领导、人民当家作主、依法治国有机统一。

【全面依法治国】

全面依法治国是国家治理的一场深刻革命，关系党执政兴国，关系人民幸福安康，关系党和国家长治久安。必须更好发挥法治固根本、稳预期、利长远的保障作用，在法治轨道上全面建设社会主义现代化国家。

【文化自信自强】

全面建设社会主义现代化国家，必须坚持中国特色社会主义文化发展道路，增强文化自信，围绕举旗帜、聚民心、育新人、兴文化、展形象建设社会主义文化强国，发展面向现代化、面向世界、面向未来的，民族的科学的大众的社会主义文化，激发全民族文化创新创造活力，增强实现中华民族伟大复兴的精神力量。

【为民造福】

治国有常，利民为本。为民造福是立党为公、执政为民的本质要求。必须坚持在发展中保障和改善民生，鼓励共同奋斗创造美好生活，不断实现人民对美好生活的向往。

【完善分配制度】

坚持按劳分配为主体、多种分配方式并存，构建初次分配、再分配、第三次分配协调配套的制度体系。努力提高居民收入在国民收入分配中的比重，提高劳动报酬在初次分配中的比重。坚持多劳多得，鼓励勤劳致富，促进机会公平，增加低收入者收入，扩大中等收入群体。规范收入分配秩序，规范财富积累机制，保护合法收入，调节过高收入，取缔非法收入。

【推动绿色发展】

大自然是人类赖以生存发展的基本条件。尊重自然、顺应自然、保护自然，是全面建设社会主义现代化国家的内在要求。必须牢固树立和践行绿水青山就是金山银山的理念，站在人与自然和谐共生的高度谋划发展。

【总体国家安全观】

国家安全是民族复兴的根基，社会稳定是国家强盛的前提。必须坚定不移贯彻总体国家安全观，把维护国家安全贯穿党和国家工作各方面全过程，确保国家安全和社会稳定。

【新安全格局】

我们要坚持以人民安全为宗旨、以政治安全为根本、以经济安全为基础、以军事科技文化社会安全为保障、以促进国际安全为依托，统筹外部安全和内部安全、国土安全和国民安全、传统安全和非传统安全、自身安全和共同安全，统筹维护和塑造国家安全，夯实国家安全和社会稳定基层基础，完善参与全球安全治理机制，建设更高水平的平安中国，以新安全格局保障新发展格局。

【开创国防和军队现代化新局面】

实现建军一百年奋斗目标，开创国防和军队现代化新局面。

如期实现建军一百年奋斗目标，加快把人民军队建成世界一流军队，是全面建设社会主义现代化国家的战略要求。必须贯彻新时代党的强军思想，贯彻新时代军事战略方针，坚持党对人民军队的绝对领导，坚持政治建军、改革强军、科技强军、人才强军、依法治军，坚持边斗争、边备战、边建设，坚持机械化信息化智能化融合发展，加快军事理论现代化、军队组织形态现代化、军事人员现代化、武器装备现代化，提高捍卫国家主权、安全、发展利益战略能力，有效履行新时代人民军队使命任务。

【坚持和完善“一国两制”，推进祖国统一】

“一国两制”是中国特色社会主义的伟大创举，是香港、澳门回归后保持长期繁荣稳定的最佳制度安排，必须长期坚持。

坚持贯彻新时代党解决台湾问题的总体方略，牢牢把握两岸关系主导权和主动权，坚定不移推进祖国统一大业。

解决台湾问题是中国人自己的事，要由中国人来决定。我们坚持以最大诚意、尽最大努力争取和平统一的前景，但决不承诺放弃使用武力，保留采取一切必要措施的选项，这针对的是外部势力干涉和极少数“台独”分裂分子及其分裂活动，绝非针对广大台湾同胞。国家统一、民族复兴的历史车轮滚滚向前，祖国完全统一一定要实现，也一定能够实现！

【人类命运共同体】

中国提出了全球发展倡议、全球安全倡议，愿同国际社会一道努力落实。我们真诚呼吁，世界各国弘扬和平、发展、公平、正义、民主、自由的全人类共同价值，促进各国人民相知相亲，尊重世界文明多样性，以文明交流超越文明隔阂、文明互鉴超越文明冲突、文明共存超越文明优越，共同应对各种全球性挑战。中国人民愿同世界人民携手开创人类更加美好的未来。

【新时代党的建设新的伟大工程】

全面建设社会主义现代化国家、全面推进中华民族伟大复兴，关键在党。我们党作为世界上最大的马克思主义执政党，要始终赢得人民拥护、巩固长期执政地位，必须时刻保持解决大党独有难题的清醒和坚定。全党必须牢记，全面从严治党永远在路上，党的自我革命永远在路上，决不能有松劲歇脚、疲劳厌战的情绪，必须持之以恒推进全面从严治党，深入推进新时代党的建设新的伟大工程，以党的自我革命引领社会革命。

【五个“必由之路”】

全党必须牢记，坚持党的全面领导是坚持和发展中国特色社会主义的必由之路，中国特色社会主义是实现中华民族伟大复兴的必由之路，团结奋斗是中国人民创造历史伟业的必由之路，贯彻新发展理念是新时代我国发展壮大的必由之路，全面从严治党是党永葆生机活力、走好新的赶考之路的必由之路。

【战略性工作】

青年强，则国家强。当代中国青年生逢其时，施展才干的舞台无比广阔，实现梦想的前景无比光明。全党要把青年工作作为战略性工作来抓，用党的科学理论武装青年，用党的初心使命感召青年，做青年朋友的知心人、青年工作的热心人、青年群众的引路人。

——资料来源：人民网·中国共产党新闻网.

相关链接2 搜索

9 个重要表述，带你理解高质量

习近平在党的二十大报告中提出，必须完整、准确、全面贯彻新发展理念，坚持社会主义市场经济改革方向，坚持高水平对外开放，加快构建以国内大循环为主体、国内国际双循环相互促进的新发展格局。

中国式现代化

报告原文

在新中国成立特别是改革开放以来长期探索和实践基础上，经过十八大以来在理论和实践上的创新突破，我们党成功推进和拓展了中国式现代化。

中国式现代化，是中国共产党领导的社会主义现代化，既有各国现代化的共同特征，更有基于自己国情的中国特色。

高水平社会主义市场经济体制

报告原文

构建高水平社会主义市场经济体制。坚持和完善社会主义基本经济制度，毫不动摇巩固和发展公有制经济，毫不动摇鼓励、支持、引导非公有制经济发展，充分发挥市场在资源配置中的决定性作用，更好发挥政府作用。

现代化产业体系

报告原文

建设现代化产业体系。坚持把发展经济的着力点放在实体经济上，推进新型工业化，加快建设制造强国、质量强国、航天强国、交通强国、网络强国、数字中国。

乡村振兴

报告原文

全面推进乡村振兴。坚持农业农村优先发展，坚持城乡融合发展，畅通城乡要素流动。扎实推动乡村产业、人才、文化、生态、组织振兴。全方位夯实粮食安全根基，牢牢守住十八亿亩耕地红线。深化农村土地制度改革，赋予农民更加充分的财产权益。保障进城落户农民合法土地权益，鼓励依法自愿有偿转让。

区域协调发展

报告原文

促进区域协调发展。深入实施区域协调发展战略、区域重大战略、主体功能区战略、新型城镇化战略，优化重大生产力布局，构建优势互补、高质量发展的区域经济布局和国土空间体系。

高水平对外开放

报告原文

推进高水平对外开放。稳步扩大规则、规制、管理、标准等制度型开放。加快建设贸易强国。营造市场化、法治化、国际化一流营商环境。推动共建“一带一路”高质量发展。有序推进人民币国际化。深度参与全球产业分工和合作，维护多元稳定的国际经济格局和经贸关系。

新领域新赛道

报告原文

必须坚持科技是第一生产力、人才是第一资源、创新是第一动力，深入实施科教兴国战略、人才强国战略、创新驱动发展战略，开辟发展新领域新赛道，不断塑造发展新动能新优势。

共同富裕

报告原文

我们要实现好、维护好、发展好最广大人民根本利益，紧紧抓住人民最关心最直接最现实的利益问题，坚持尽力而为、量力而行，深入群众、深入基层，采取更多惠民生、暖民心举措，着力解决好人民群众急难愁盼问题，健全基本公共服务体系，提高公共服务水平，增强均衡性和可及性，扎实推进共同富裕。

和谐共生

报告原文

大自然是人类赖以生存发展的基本条件。尊重自然、顺应自然、保护自然，是全面建设社会主义现代化国家的内在要求。必须牢固树立和践行绿水青山就是金山银山的理念，站在人与自然和谐共生的高度谋划发展。

——资料来源：http：//finance. people. com. cn/n1/2022/1018/c1004 –32547280. html.

相关链接3 搜索

高举中国特色社会主义伟大旗帜
为全面建设社会主义现代化国家而团结奋斗
——在中国共产党第二十次全国代表大会上的报告（节选）

八、推进文化自信自强，铸就社会主义文化新辉煌

全面建设社会主义现代化国家，必须坚持中国特色社会主义文化发展道路，增强文化自信，围绕举旗帜、聚民心、育新人、兴文化、展形象建设社会主义文化强国，发展面向现代化、面向世界、面向未来的，民族的科学的大众的社会主义文化，激发全民族文化创新创造活力，增强实现中华民族伟大复兴的精神力量。

我们要坚持马克思主义在意识形态领域指导地位的根本制度，坚持为人民服务、为社会主义服务，坚持百花齐放、百家争鸣，坚持创造性转化、创新性发展，以社会主义核心价值观为引领，发展社会主义先进文化，弘扬革命文化，传承中华优秀传统文化，满足人民日益增长的精神文化需求，巩固全党全国各族人民团结奋斗的共同思想基础，不断提升国家文化软实力和中华文化影响力。

（一）建设具有强大凝聚力和引领力的社会主义意识形态

意识形态工作是为国家立心、为民族立魂的工作。牢牢掌握党对意识形态工作领导权，全面落实意识形态工作责任制，巩固壮大奋进新时代的主流思想舆论。健全用党的创新理论武装全党、教育人民、指导实践工作体系。加强全媒体传播体系建设，塑造主流舆论新格局。健全网络综合治理体系，推动形成良好网络生态。

（二）广泛践行社会主义核心价值观

社会主义核心价值观是凝聚人心、汇聚民力的强大力量。弘扬以伟大建党精神为源头的中国共产党人精神谱系，用好红色资源，深入开展社会主义核心价值观宣传教育，深化爱国主义、集体主义、社会主义教育，着力培养担当民族复兴大任的时代新人。推动理想信念教育常态化制度化，持续抓好党史、新中国史、改革开放史、社会主义发展史宣传教育，引导人民知史爱党、知史爱国，不断坚定中国特色社会主义共同理想。用社会主义核心价值观铸魂育人，完善思想政治工作体系，推进大中小学思想政治教育一体化建设。坚持依法治国和以德治国相结合，把社会主义核心价值观融入法治建设、融入社会发展、融入日常生活。

（三）提高全社会文明程度

实施公民道德建设工程，弘扬中华传统美德，加强家庭家教家风建设，加强和改进未成年人思想道德建设，推动明大德、守公德、严私德，提高人民道德水准和文明素养。统筹推动文明培育、文明实践、文明创建，推进城乡精神文明建设融合发展，在全社会弘扬劳动精神、奋斗精神、奉献精神、创造精神、勤俭节约精神，培育时代新风新貌。加强国家科普能力建设，深化全民阅读活动。完善志愿服务制度和工作体系。弘扬诚信文化，健全诚信建设长效机制。发挥党和国家功勋荣誉表彰的精神引领、典型示范作用，推动全社会见贤思齐、崇尚英雄、争做先锋。

（四）繁荣发展文化事业和文化产业

坚持以人民为中心的创作导向，推出更多增强人民精神力量的优秀作品，培育造就大批德艺双馨的文学艺术家和规模宏大的文化文艺人才队伍。坚持把社会效益放在首位、社会效益和经济效益相统一，深化文化体制改革，完善文化经济政策。实施国家文化数字化战略，健全现代公共文化服务体系，创新实施文化惠民工程。健全现代文化产业体系和市场体系，实施重大文化产业项目带动战略。加大文物和文化遗产保护力度，加强城乡建设中历史文化保护传承，建好用好国家文化公园。坚持以文塑旅、以旅彰文，推进文化和旅游深度融合发展。广泛开展全民健身活动，加强青少年体育工作，促进群众体育和竞技体育全面发展，加快建设体育强国。

（五）增强中华文明传播力影响力

坚守中华文化立场，提炼展示中华文明的精神标识和文化精髓，加快构建中国话语和中国叙事体系，讲好中国故事、传播好中国声音，展现可信、可爱、可敬的中国形象。加强国际传播能力建设，全面提升国际传播效能，形成同我国综合国力和国际地位相匹配的国际话语权。深化文明交流互鉴，推动中华文化更好走向世界。

——资料来源：http：//www.gov.cn/xinwen/2022－10/25/content_ 5721685.htm.

第一章 营养配餐概述

西周《周礼·天官冢宰》记载："食医，掌和王之六食、六饮、六膳、百羞、百酱、八珍之齐。"食医负责调配王室贵族饮食的寒温、滋味、营养，是古代对营养师的最早记载。

改革开放以来，我国人民的膳食水平日趋提高，但各类疾病也随之而来。提升国民身体健康是全面建设小康社会，促进国家和谐发展的重要课题，也是新常态下中国经济的新增长点，由此营养配餐的重要性显而易见。

营养是生命的物质基础，营养素组成成千上万种食物，各种各样的食物又组成风格迥异的饮食。"国以民为本，民以食为天。"膳食营养与人民的生活息息相关，合理营养是健康的基石。随着我国社会经济的发展和生活水平的提高，在建设小康社会的进程中，人们对营养与健康日渐重视。科学饮食、合理营养、促进健康已成为社会的基本需求。但是，我国居民对营养学知识了解较少。因此，广泛普及营养科学知识，提高全民营养素质，培养专业营养配餐技术人员，也成为当前我国社会的迫切需求。

营养是生命的物质基础，饮食则是生命活动的一种表现，也是健康长寿的保证。饮食不仅维持着人的生命，也关系到种族延续、国家昌盛、社会繁荣和人类文明，因此合理平衡的膳食极为重要。《黄帝内经》提出："五谷为养，五畜为益，五果为助，五菜为充。"这与现代营养学的平衡膳食理论不谋而合。中国是烹饪王国，博大精深的中华饮食文化为华夏民族的繁荣昌盛做出了不可磨灭的贡献，更为整个餐饮行业的发展奠定了基础。一方面，由于餐饮业缺乏营养指导，很难做到膳食平衡；另一方面，由于营养过剩及与营养密切相关的疾病，如心脑血管疾病、糖尿病等现代文明病严重威胁着居民的健康，已引起了医学界与营养学界的重视和担忧。合理膳食重点要解决菜点的科学搭配，指导美食制作者和美食消费者懂营养、讲营养，做得合理、吃得健康，这使得营养配餐师的工作显得更为关键。

一、营养配餐的概念与性质

教学案例：我国居民缺乏的营养素

营养配餐，就是按人们身体的需要，根据食物中各种营养物质的含量，将原料通过一定方式进行搭配，设计一天、一周或一个月的食谱，在色、香、味、形、质等方面有机地配合，使人体摄入的蛋白质、脂肪、碳水化合物、维生素和矿物质等营养素比例合理，达到平衡膳食。

营养配餐，是一种管理能力，具有计划性。它是在通晓食物营养、烹饪营养知识的基础上，依据国家卫生计生委颁布的《中国居民膳食指南》，通过不同膳食调查方法，对各类人群进行营养食谱的计算与编制，是对各类人群膳食的有效管理。

营养配餐，是一种操作能力，具有技术性。不仅要了解用餐者的年龄、性别、劳动强度、生理状况和体态特征，还要结合用餐者当地的原料品种、生产季节、经济条件、饮食风俗，充分考虑食物中营养素的种类、数量，并保证整个烹调加工过程的科学性，最大限度地减少营养素的损失，从而达到促进食欲、提高营养素消化吸收率的目的。

营养配餐是一种指导能力，具有科学性。通过营养配餐知识的普及以及营养膳食的推广与实施，帮助人们树立科学的营养膳食理念，掌握正确的营养配餐方法和菜点科学烹制方法，完善系统的营养膳食体系，科学合理地安排饮食活动，使平衡膳食的原则转化为人们自觉的实际行为。

二、营养配餐与设计的研究内容

（1）营养配餐基础。营养配餐作为一项技术实践性较强的工作，各类营养素的生理功能、食物来源、参考摄入量，以及能量的来源、需求是营养配餐工作必须掌握的理论基础。《中国居民膳食指南》是实施营养配餐与设计的指导性纲领，食物成分表则是营养配餐的工作工具。只有在掌握膳食指南和平衡膳食理论的原则下，整个营养配餐工作才能达到科学、健康、安全的目的。

（2）膳食调查。膳食调查作为营养配餐工作的重要内容，是进行营养状况评估的第一步，通过称重法、询问法、记账法、食物频率法等膳食调查方法，对膳食摄入量进行评估，从而掌握在一定时期内人群膳食摄入状况以及人们的膳食结构、饮食习惯，借此来评定营养需要得到满足的程度。其调查数据既可以用来确定某一个体或群体的营养水平和健康状况，也可以广泛运用到国家营养保健政策的制定、学术界科研、企业研发新产品等多方面。所以，科学、客观、合理的膳食调查至关重要。

（3）营养食谱编制。营养食谱编制是根据平衡膳食原则，为满足就餐者合理营养要求，依据就餐者的客观情况及食物供应状况，对膳食进行科学调配和计算，将一日或一周每餐主副食品原料名称、数量、烹调方法以食谱表格形式呈现。食谱编制通过计算法、食物交换份法，注重膳食中产能营养素比例搭配，合理分配餐次，兼顾经济条件和季节市场供应状况，注意主副食的适口性，满足不同生理状态、特殊生活环境和工作环境、不同慢性疾病人群能量及营养素需求，突出营养食谱的实用性、针对性、有效性。

（4）科学烹饪。合理的膳食营养，必须通过科学的烹饪方式在一日三餐中给予实现。由于原料的多样性，营养素的性质不同，以及初加工、切配、烹调等各环节处理的方法不尽相同，烹饪的最终结果也存在较大的差异。所以，应依据人体对营养素的需求，对原料进行合理的搭配，采用科学的加工措施和烹调方法，达到菜点的最佳食用状态，并在各环节适当采取对营养素的保护措施，使菜点原料中的营养素通过烹调最大限度地保存下来，减少损失。

（5）营养评价。对于个人，最直观的营养评价指标就是身高与体重。体格测量的数据，常作为评价群体或个体营养状况的有用指标，尤其是学龄前儿童体测结果，常被用来评价一个地区人群的营养状况。而以人体摄入后的效果即蛋白质生物利用率为依据，对蛋白质质量给予正确评价，则有利于食品品质鉴定、指导膳食蛋白质营养、开发和利用各种食物蛋白质资源。食物脂肪的营养价值也同样通过脂肪的消化率、脂肪酸组成及含量、脂溶性维生素以及油脂稳定性等因素进行评定，这对不同人群对食用油脂的选择有较好的借鉴标准。营养配餐中编制的食谱则是参照食物成分表对其提供的能量和各类营养素的含量、餐次比例分析等方面进行评价，分析整个食物结构、营养素和能量的摄入量、烹调方法等方面是否科学合理。

（6）营养宣教。居民营养与健康状况是反映一个国家或地区经济与社会发展、卫生保健水平和人们身体素质的重要指标。营养宣教即营养教育，是营养工作者的重要任务。围绕当前国内存在营养知识不足、膳食结构不合理、烹调加工不科学等问题，营养工作者应通过媒体宣讲、知识培训、咨询服务、专题讲座、小组活动及个别营养干预等不同教育及信息交流平台，有效地开展营养健康教育系列活动，提升全民健康营养理念，改善膳食结构，改变饮食行为，全面提高居民生活质量。

三、学习营养配餐与设计的意义与方法

随着经济的高速发展，营养失衡、不良饮食习惯、不合理膳食结构所带来的肥胖、

糖尿病、心脑血管疾病等各类现代“文明”疾病患者越来越多，国民膳食营养与健康状况备受关注。

（1）学习营养配餐与设计，要以科学的健康理念为引导，在广大人群中通过市场调查，积极开展营养咨询与教育服务，旨在帮助居民个人或群体更新营养观念，将营养配餐的科学理念内化到日常生活当中，提升国民整体健康营养意识与水平。

（2）学习营养配餐与设计，要以扎实的营养知识为基础，结合现代信息技术手段，为个人或群体合理制定营养食谱，通过营养膳食搭配、合理烹饪这一科学、便捷的途径，优化国民营养膳食结构，提升整体膳食质量。

（3）学习营养配餐与设计，要以广阔的发展前景为目标，在国家即将实施营养立法的背景下，进一步推动营养配餐标准化、社区化、全民化，将营养配餐这一改善民生的朝阳产业向着科学、健康的发展方向不断迈进。

营养配餐基础 PPT

第二章 营养配餐基础

营养配餐，即根据人体的生理需求，以科学的营养理论为指导，考虑各种食物营养素的含量，设计不同人群营养饮食的食谱，使蛋白质、脂肪、碳水化合物、维生素和矿物质等营养素摄入比例合理，达到均衡膳食。

本章主要介绍营养配餐的基础，即营养素的需要量、膳食平衡理论、《中国居民膳食指南》和膳食平衡宝塔、食物成分表使用等。本章内容是学习后续章节的基础，只有熟练掌握本章基础理论，才能对不同人群进行营养配餐。

学习目标

知识目标

1. 了解营养素的需要量。
2. 了解膳食平衡理论。
3. 掌握《中国居民膳食指南》有关要求。

能力目标

1. 根据食物成分表，查阅各种食物的营养素成分含量。
2. 根据《中国居民膳食指南》，调整膳食结构。

案 例

《中国居民膳食指南》的发展沿革

第一版：《我国的膳食指南（1989）》

1989 年 10 月，中国营养学会常务理事会制定并发布了《我国的膳食指南》。膳食指南共 8 条，即食物要多样、饥饱要适当、油脂要适量、粗细要搭配、食盐要限量、甜食要少吃、饮酒要节制、三餐要合理。《我国的膳食指南》的发布，在指导、教育人民群众采用平衡膳食增强健康素质方面发挥了积极的作用。随着改革开放和经济发展，我国居民的膳食结构出现了新的问题，食物消费、营养素摄入和食品卫生方面都有待改善。因此，修订原有的膳食指南刻不容缓。

第二版：《中国居民膳食指南（1997）》

1997 年《中国居民膳食指南》共有 8 条推荐条目，通用于健康成人和 2 岁以上儿童。鉴于特定人群对膳食营养的特殊需要，专家委员会又提出了《特定人群膳食指南》，作为《中国居民膳食指南》的补充。

为了帮助消费者在日常生活中实践《中国居民膳食指南》，专家委员会进一步提出了食物定量指导方案，并以宝塔图形表示。它直观地告诉居民食物分类的概念及每天各类食物的合理摄入范围，告诉消费者每日应吃食物的种类及相应的数量，对合理调配平衡膳食进行具体指导，故称为“中国居民平衡膳食宝塔”（简称“膳食宝塔”）。

第三版：《中国居民膳食指南（2007）》

2002 年中国居民营养与健康状况调查结果显示，一方面，城乡居民的膳食状况明显改善；另一方面，部分人群膳食结构不合理及身体活动减少，使得肥胖、高血压、糖尿病、高血脂等慢性疾病的患病率增加，在一些贫困农村地区还存在营养缺乏的问题。

《中国居民膳食指南（2007）》由一般人群膳食指南、特定人群膳食指南和“膳食宝塔”三部分组成。一般人群膳食指南共有 10 条推荐条目，适合 6 岁以上的正常人群。和 1997 年膳食指南的条目比较，新指南增加了每天足量饮水、合理选择饮料、加强身体活动、减少烹饪用油和合理选择零食等内容。

专家委员会还对 1997 年的“膳食宝塔”进行了修订。新的“膳食宝塔”增加了饮水和身体活动的图像。还在“膳食宝塔”第五层增加了食盐的摄入限量。在“膳食宝塔”的使用说明中增加了食物同类互换的品种以及各类食物量化的图片，以便为居民合理调配膳食提供可操作性的指导。

第四版：《中国居民膳食指南（2016）》

《中国居民膳食指南（2016）》由一般人群膳食指南、特定人群膳食指南和中国居民平衡膳食实践三部分组成。同时推出了中国居民膳食宝塔（2016）、中国居民膳食餐盘（2016）和儿童平衡膳食算盘三个可视化图形，指导大众在日常生活中进行具体实践。为方便百姓应用，这次还特别推出了《中国居民膳食指南（2016）》科普版，帮助百姓做出有益健康的饮食选择和行为改变。

第五版：《中国居民膳食指南（2022）》

为保证《中国居民膳食指南》的时效性和科学性，使其真正契合不断发展变化的我国居民营养健康需求，2020 年 6 月启动了 2016 年版《中国居民膳食指南》修订工作，于 2022 年 4 月 26 日发布。《中国居民膳食指南（2022）》凝结了百余名专家的智慧，基于近年来的科学研究，使用通俗易懂的语言，最直接地指导老百姓在吃吃喝喝方面应该做什么，怎么做更科学、更健康。

《中国居民膳食指南（2022）》包含2岁以上大众膳食指南，以及9个特定人群指南。为方便百姓应用，还修订完成了《中国居民膳食指南（2022）》科普版，帮助百姓做出有益健康的饮食选择和行为改变。同时还修订完成了中国居民平衡膳食宝塔（2022）、中国居民平衡膳食餐盘（2022）和儿童平衡膳食算盘（2022）等可视化图形，指导大众在日常生活中进行具体实践。

——中国居民膳食指南官网，http：//dg. cnsoc. org/article/lsqy. html.

案例分析

《中国居民膳食指南》2016版与2022版的异同是什么？

第一节　营养素需要

人体需要的各种营养素都需要从每天的饮食中获得，因此必须科学地安排每日膳食以提供数量及质量适宜的营养素。为了帮助个体和人群安全地摄入各种营养素，避免可能产生的营养不足或者营养过剩的危害，营养学家根据有关营养素需要量的知识，提出了适用于各年龄、性别及劳动强度、生理状态人群的膳食营养素参考摄入量，并对如何使用这些参考值来评价膳食质量和发展膳食计划提出了建议。

一、营养素参考摄入量

我国自1955年开始采用“每日膳食中营养素供给量”（Recommended Dietary Allowance，RDA）来表示推荐的营养素摄入水平，以此作为膳食的质量标准、设计和评价群体膳食的依据，并作为制订食物发展计划和指导食品加工的参考。虽然在此期间曾对一些营养素推荐量进行过修订、丰富和完善，但直到1988年中国营养学会最后一次修订，RDA的概念和应用仍没有发生本质的变化。

随着科学研究和社会实践的发展，国际上自20世纪90年代初期就逐渐开展了关于RDA的性质和适用范围的讨论。英国、欧洲共同体和北欧诸国先后使用了一些新的概念或术语。美国和加拿大的营养学界进一步发展了RDA的涵盖范围，增加了可耐受最高摄入量（ULs），形成了比较系统的新概念——膳食营养素参考摄入量（Dietary Reference Intakes，DRIs）。

DRIs是在RDAs基础上发展起来的一组每日平均膳食营养素摄入量的参考值，包括4项内容：平均需要量（EAR）、推荐摄入量（RNI）、适宜摄入量（AI）和可耐受最高摄入量（UL）。

（一）平均需要量（Estimated Average Requirement，EAR）

EAR 是根据个体需要量的研究资料制定的，是根据某些指标判断可以满足某一特定性别、年龄及生理状况群体中 50% 个体需要量的摄入水平，这一摄入水平不能满足群体中另外 50% 个体对该营养素的需要。EAR 是制定 RDA 的基础。

（二）推荐摄入量（Recommended Nutrient Intake，RNI）

RNI 相当于传统使用的 RDA，是可以满足某一特定性别、年龄及生理状况群体中绝大多数（97% ~98%）个体需要量的摄入水平。摄入量长期达到 RNI 水平的，可以满足身体对该营养素的需要，保持健康和维持组织中有适当的储备。RNI 的主要用途是作为个体每日摄入该营养素的目标值。RNI 是以 EAR 为基础制定的。如果已知 EAR 的标准差，则 RNI 定为 EAR 加两个标准差，即 RNI = EAR + 2SD。在关于需要量变异的资料不够充分，不能计算 SD 时，一般设 EAR 的变异系数为 10%，这样 RNI = 1.2 × EAR。

一个群体的平均摄入量达到 RNI 水平时，人群中有缺乏可能的个体仅占 2% ~3%，也就是绝大多数的个体都没有发生缺乏症的危险，所以也把 RNI 称为“安全摄入量”。摄入量超过“安全摄入量”并不表示有风险。

（三）适宜摄入量（Adequate Intakes，AI）

在个体需要量的研究资料不足，不能计算 EAR，因而不能求得 RNI 时，可设定适宜摄入量（AI）来代替 RNI。AI 是通过观察或实验获得的健康人群某种营养素的摄入量。例如，纯母乳喂养的足月产健康婴儿，从出生到 4 ~6 个月，他们的营养素全部来自母乳，母乳中供给的营养素量就是他们的 AI 值。AI 的主要用途是作为个体营养素摄入量的目标。

AI 与 RNI 相似之处是二者都用作个体摄入的目标，能满足目标人群中几乎所有个体的需要。AI 和 RNI 的区别在于 AI 的准确性远不如 RNI，可能显著高于 RNI。因此，使用 AI 时要比使用 RNI 更加小心。

（四）可耐受最高摄入量（Tolerable Upper Intake Level，UL）

UL 是平均每日可以摄入某营养素的最高量，这个量对一般人群中的几乎所有个体都不至于损害健康，但并不表示是有益的。如果某营养素的毒副作用与摄入总量有关，则该营养素的 UL 是依据食物、饮水及补充剂提供的总量而定，如毒副作用仅与强化食物和补充剂有关，则 UL 依据这些来源来制定。

对大多数营养素而言，健康个体摄入量超过 RNI 或 AI 水平不会有更多益处。当摄入量超过 UL 时，损害健康危险性会增大。对很多营养素而言，当前还没有足够资料制定其 UL 值，所以没有 UL 值不代表过多摄入没有毒性。

当任意个体摄入量达到某营养素 EAR 水平时，仍有 50% 的可能性缺乏；而当群体的平均摄入量达到某营养素EAR时，人群中可能有一半的个体得不到满足。当个体摄入量增加达到RNI时，摄入不足的概率降至3%以下；而群体的平均摄入量达到RNI水平时，人群中缺乏的个体仅占2%～3%，即RNI水平，绝大多数个体都没有缺乏的危险，所以也把RNI认为是“安全摄入量”。摄入量继续增加也并没有风险，但直至增加至UL值，就会有摄入过多的现象，损害健康的危险性增大。

课堂思考

正常人每日营养素需要量保持在RNI和UL之间的摄入水平，人就一定不会营养缺乏和中毒。这种说法对吗？

二、营养素参考摄入量的应用

膳食营养素参考摄入量（DRIs）是应用于健康人的膳食营养标准，但不是一种应用于患有急性或慢性病的人的营养治疗标准，也不是为以往患过营养缺乏病的人设计的营养补充标准。膳食营养素参考摄入量（DRIs）的应用包括评价膳食质量和计划合理膳食两大范畴。

（一）评价膳食质量

膳食营养素参考摄入量（DRIs）包含多项参考值（EAR、RNI、AI、UL），需要根据使用的目的正确选择适宜的指标。要特别注意的是能量和蛋白质及其他营养素不同，它没有EAR和RNI的区别，或者说它的EAR等于RNI。为了避免混淆，近期文献上使用了“平均能量需要量”（Estimated Energy Requirement，EER）来表述能量的参考摄入量，不再使用EAR或RNI来表述能量参考值。表2－1简要列出了各项参考值在膳食评价中的用途。

表2－1　应用膳食营养素参考摄入量评价个体和群体摄入量

应用	个体评价	群体评价
EAR	检查日常摄入量不足的概率	估测群体摄入不足个体所占比例
RNI	日常摄入量大于等于此水平，则不足概率很低	不评价
AI	日常摄入量大于等于此水平，则不足概率很低	平均摄入量大于等于此水平，则该人群不足概率很低
UL	日常摄入量超过此水平，可能面临健康风险	估测人群中面临过量摄入健康风险的人所占比例

1. 用膳食营养素参考摄入量评价个体摄入量

膳食评价是营养状况评价的组成部分。虽然根据膳食这项内容不足以确定个人的营养状况，但把个人的营养素摄入量与其相应的DRIs进行比较还是合理的。评价个人的营养状况的理想方法是把膳食评价结果和临床、生化及体格测量资料结合起来进行分析。

（1）用平均需要量（EAR）评价个体摄入量。对个人的膳食进行评价是为了说明该个体的日常营养素摄入量是否充足。理论上讲，个人摄入某营养素不足的概率可以用日常摄入量及该营养素的平均需要量和标准差进行计算。由于日常摄入量几乎无法获得，只好运用统计学方法评估在一段时间内观察到的摄入量是高于还是低于其需要量。一个人的膳食是否适宜可以通过比较观测到的摄入量和相应人群需要量中值进行判断。如摄入量远高于需要量中值，则此人的摄入量大概是充足的；反之，如观测到的摄入量远低于需要量中值，则此人的摄入量大概是不充足的。在这两者之间，要确定摄入量是否适宜相当困难。在实际应用中，观测到的摄入量低于EAR时可以认为必须提高，因为摄入不足的概率高达50%；摄入量在EAR和RNI之间时也可能需要改善，因为摄入不足的概率至少仍然有2%～3%。只有通过很多天的观测，摄入量达到或超过RNI时，或虽系少数几天的观测但结果远高于RNI时才可以有把握地认为摄入量是充足的。

（2）用适宜摄入量（AI）评价个体摄入量。某些营养素因为现有资料不足以制定EAR和RNI而只能制定AI值。上述根据EAR和RNI进行评价的方法不适用于此类营养素。可以使用一种基于统计学假说的方法，把观测到的摄入量和AI进行比较。如果一个人的日常摄入量等于或大于AI，几乎可以肯定其膳食是适宜的。但是，如果摄入量低于AI，就不能对其是否适宜进行定量或定性估测。要对这种情况进行评估必须由专业人员根据该个体其他方面的情况加以判断。

（3）用可耐受最高摄入量（UL）评价个体摄入量。用UL衡量个体摄入量是将观测到的短时间内的摄入量和UL进行比较，推断该个体的日常摄入量是否过高。为了判断其日常摄入量是否高于UL，可以用一种类似AI评价摄入量是否适宜的假说来测验。对于某些营养素，摄入量可以只计算通过补充、强化和药物途径的摄入，而另外一些营养素则应把食物来源也包括在内。

2. 用膳食营养素参考摄入量评价群体摄入量

（1）用平均需要量（EAR）评价群体营养素摄入量。在实际工作中，评价群体摄入量是否适宜有两种方法可供选择：概率法和平均需要量切点法。概率法是把群体内需要量的分布和摄入量的分布结合起来的统计学方法。平均需要量切点法比概率法简单，凡已制定了EAR和RNI的营养素都符合上述条件，都可以用本法进行评价。不管采用何种方法来评估群体中营养素摄入不足的概率，日常摄入量的分布资料是必不可少的。人群日常摄入量的分布可以用统计学方法调整对每一个体观测到的摄入量来求得。要对摄入量的分布进行调整，至少要观测一个有代表性的亚人群，其中每一个体至少有连续3天的膳食资料或者至少有两个独立的日膳食资料。

（2）用适宜摄入量（AI）评估群体摄入量。当人群的平均摄入量等于或大于适用于该人群的营养素 AI 时，可以认为人群中发生摄入不足的概率很低（以制定 AI 所用营养指标为依据进行判断）。

（3）用可耐受最高摄入量（UL）评估群体摄入量。当日常摄入量超过 UL 以后，发生中毒的潜在危险增加。可以根据日常摄入量的分布来确定摄入量超过 UL 者所占的比例，超过 UL 的这一部分人可能面临健康风险。

（二）计划科学膳食

计划膳食的目的是让广大的消费者获得营养充足而又不过量的饮食。计划膳食可以在不同的水平上进行，它可以是简单地为个体计划食物采购和餐饮的安排；可以是为消费群体计划食物购买和食谱安排；也可以是更大规模的计划，如一个政府部门制订地区性营养改善计划或食物援助项目等。应用膳食营养素参考摄入量为健康人计划膳食可概括为表 2－2 所示内容。

表 2－2　应用膳食营养素参考摄入量计划膳食

应用	个体计划	群体计划
EAR	不做目标	作为摄入不足的切点，计划群体膳食
RNI	计划达到此水平	不做目标
AI	计划达到此水平	计划平均摄入量达到此水平
UL	计划日常摄入量低于此水平	用作计划指标

能量与蛋白质及其他营养素不同，没有 EAR 和 RAI 的区别。因此，近来研究者提出使用 EER 描述能量的摄入量。EER 是一个可以维持健康成年人能量平衡的膳食能量摄入水平；对儿童和怀孕、哺乳期妇女，EER 可满足组织增长或分泌乳汁的需要。EER 代表个体需要量变异范围的中点；在一个均匀群体中，它低于半数个体的需要量，高于另外半数个体的需要量。实际工作中，要根据体重检测的结果对能量摄入量进行相应调整。

1. 个体计划膳食

为个体计划膳食涉及两个步骤，首先要设定适宜的营养素摄入目标，其次是制订食物消费计划。这项工作经常借助以食物为基础的膳食指南来完成。

（1）设定营养素摄入目标。设定适宜的营养素摄入目标是要最大限度地减少营养不足和营养过剩风险。计划要考虑到已经建立了 DRIs 的所有营养素，也就是说要为个体计划一种膳食，使他的蛋白质、维生素、矿物质等的摄入量能够达到各自的 RNI 或 AI，而又不超过他的 UL。计划的膳食应是个体的日常摄入量，就是个体长期的膳食摄入量。

（2）制订膳食计划。计划人员在制订膳食计划工作中可以依据《中国居民膳食指南》

和“膳食宝塔”做出初步计划，然后再根据食物营养成分数据复查计划的膳食是否满足了 RNI 和 AI 又不超过 UL 水平。就全国来讲，还需要根据各地食物生产和供应的实际情况调整“膳食宝塔”所列举的各类食物中各种具体食物品种的搭配。如果有本地的食物成分表，最好根据当地的食物营养成分来验证计划的膳食能否提供充足的营养素。在特定的情况下，也可能需要用强化食品甚至用一些营养素补充剂来保证特定营养素的供给。

2. 群体计划膳食

计划群体膳食需要分几个步骤进行，涉及确定营养目标、计划怎样实现这些目标及评估这些目标是否全部实现。确定营养目标是要为群体设计一个营养素日常摄入量的期望分布（desirable distribution），这一分布状态要能保证摄入不足的概率和摄入过多的风险都很低。

（1）为均匀性群体计划膳食。确定计划目标，确定可以允许人群中有多大的比例有摄入不足的危险和有多大的比例有摄入过量的潜在危险；设置“靶日常营养素摄入量分布”，必须掌握排除了摄入量日间差异（day - to - day variance）的日常营养素摄入量分布资料；编制“靶日常营养素摄入量分布”食谱。另外，计划膳食是一个多环节的连续性的工作过程，必须根据评价结果对计划进行相应的修改。

（2）为不均匀的群体计划膳食。如果群体当中对营养素或能量需要不一致，可以用不同的方法进行计划，有简单营养素密度法和靶营养素密度分布法。

第二节　平衡膳食

平衡全面的膳食能够满足人体所有营养需求。从营养科学来讲，能使营养需要与膳食供给之间保持平衡状态，热能及各种营养素满足人体生长发育、生理及体力活动的需要，且各种营养素之间保持适宜比例的膳食，叫平衡膳食。

一、能量平衡

能量平衡是营养学的一个最基本的问题。能量平衡是指在一定时段内，人体中的能量相对保持平衡。体内消耗的能量必须从外界摄取食物才能得以补偿，使机体消耗的和摄取的能量趋于相等，营养学上称为能量平衡。

能量平衡是指能量摄入和能量输出及储存之间的平衡关系，具体见下面公式：

摄入能量 = 消耗能量（体力活动 + 基础代谢 + 食物热效应 + 特殊生理作用）+ 储存能量

在各种生理状态下，能量的摄入绝大部分来自食物中所含有的能量，而支出则包括生产和对外做功（体力活动）、维持基本生命活动（基础代谢）、消化食物（食物热效应）

和生长发育（特殊生理作用）所消耗的能量。能量的平衡并不是要求每个人每天的能量摄取都要做到平衡，而是要求成年人在5~7天内消耗的与摄入的能量平均值趋于相等。

相关链接 搜索

坚持吃动平衡，保持健康体重

吃和动是影响体重的两个主要因素。吃的过少或运动过量，会导致营养不良，体虚乏力，增加感染性疾病风险；吃的过多或运动不足，会导致肥胖，增加慢性病风险。因此，吃动应平衡，保持健康体重，鼓励多动会吃，不提倡少动少吃，忌不动不吃，因为生命在于运动，吃是为了更好地“动”。

每个人都应保持足够的日常身体活动，充分利用外出、工作间隙、家务劳动和闲暇时间，尽可能地增加“动”的机会，减少“静坐”的时间。同时，将运动融入日常生活中，每天进行中等强度运动30分钟以上，每周5~7天，如快走、游泳、乒乓球、羽毛球、篮球、跳舞等；每2~3天进行1次肌肉力量锻炼，每次8~10个动作，每个动作做3组，每组重复8~15次，如二头弯举、颈后臂屈伸、俯卧撑、深蹲等；天天进行伸展和柔韧性运动10~15分钟，如颈、肩、肘、腕、髋、膝、踝各关节的屈曲和伸展活动以及上、下肢肌肉的拉伸活动。将运动的时间列入每天的日程中，培养运动意识和习惯，有计划安排运动，循序渐进，逐渐增加运动量。

——资料来源：http：//dg. cnsoc. org/article/04/8a2389fd575f695101577a41453002d8. htmlorg.

二、主副食平衡

主食是人体所需能量的主要来源，主要成分为碳水化合物，尤其是淀粉，如稻米、小麦、玉米、土豆、甘薯等块茎类食物。副食是除主食外的其他食物，能给人体提供丰富的蛋白质、脂肪、维生素和无机盐等营养物质，如肉类、蛋类、奶类、禽类、鱼类、豆类和蔬菜等。只有搭配食用主副食品，互相取长补短，人体才能实现全面营养。

改革开放以来，我国居民年人均粮食消费量呈现稳定下降的基本趋势，1978年至2000年，全国居民人均粮食消费量下降幅度为16.03%，年均下降速度为0.79%。假定这一趋势持续到2020年，则可认为2005年、2010年和2020年我国城乡居民人均粮食消费量分别要比2003年累计下降1.5738%、5.4007%和12.6138%。

不难发现，人们的主食摄入量变小，副食增多。主食的摄入量不能低于摄入总能量的55%，人体能量的三大来源是碳水化合物、脂肪和蛋白质。科学的配比应当是碳水化合物不得低于55%，脂肪不得高于30%，蛋白质要在15%左右。中国营养学会制定的“中国居民平衡膳食宝塔”，提倡饮食以主食为主，以谷类食物作为宝塔的底层（需要量最多的食物），建议成年人每人每天的主食量为250~400g。

相关链接 搜索

主食减肥法，可行不可行

目前仍有很多人认为摄入碳水化合物会导致发胖，因此往往减少对碳水化合物的摄入。事实上，人是否长胖的一个主要原因是由于总热量的摄入量超过了消耗量。其实，主食中含有丰富的碳水化合物、膳食纤维、维生素和矿物质。由于它们体积大，可以使人产生饱腹感，在一定程度上可以起到节制饮食的作用。减肥的诀窍在于减少高热量食品的摄入，而不是去掉主食。仅靠蔬菜水果充饥，不但容易饥饿，而且可能伤害脾胃。长此以往，还可能诱发神经性贪食症和厌食症。

最糟糕的事情是，不吃主食的减肥方式会损失蛋白质，降低基础代谢率，也就是说削弱了身体消耗热能的效率。一旦恢复主食，体重马上就会反弹。最新的营养学研究也指出，很少吃主食的减肥效果很难长期维持，而且因为缺乏碳水化合物，容易导致神经系统能量不足，发生记忆力下降、失眠、低血糖等不良反应，甚至使人脾气变坏。米饭中的蛋白质还可帮助预防减肥中掉头发、皮肤暗淡、抵抗力下降等问题。

——新华网，http：//news. xinhuanet. com/food/2012－05/17/c_ 123147029. htm.

第三节　中国居民膳食指南

膳食结构是指膳食中各类食物的数量及其在膳食中所占的比重，由于影响膳食结构的因素是在逐渐变化的，所以膳食结构不是一成不变的，人们可以通过均衡调节各类食物所占的比重，充分利用食品中的各种营养，达到膳食平衡，促使自身向更利于健康的方向发展。

长寿区饮食

课堂思考

世界长寿地区，人们的饮食是怎样的？全世界的饮食有哪几种模式？

一、世界四大膳食模式

膳食结构类型的划分有许多方法，但最重要的依据仍是动物性和植物性食物在膳食构成中的比例。根据膳食中植物性食物所占的比重，以及能量、蛋白质、脂肪和碳水化合物的供给量作为划分膳食结构的标准，可将世界不同地区的膳食结构分为以下 4 种类型。

（一）动植物食物平衡的膳食结构

膳食中动物性食物与植物性食物比例比较适当。日本人的膳食可以作为该类型的代表。该类型膳食的特点是能量能够满足人体需要，又不至于过剩。蛋白质、脂肪和碳水化合物的供能比例合理。来自植物性食物的膳食纤维和来自动物性食物的营养素（如铁、钙等）均比较充足，同时动物脂肪又不高，有利于避免营养缺乏病和营养过剩性疾病，促进健康。此类膳食结构已经成为世界多个国家调整膳食结构的参考。

（二）以植物性食物为主的膳食结构

膳食构成以植物性食物为主、动物性食物为辅。大多数发展中国家的膳食属此类型。其特点是谷物食品消费量大，动物性食品消费量小。动物性蛋白质一般占蛋白质总量的10% ~20%，植物性食物提供的能量占总能量近90%。该类型的膳食能量基本可满足人体需要，但蛋白质、脂肪摄入量均低，主要来自动物性食物的营养素（如铁、钙、维生素A等）摄入不足。营养缺乏病是这些国家人群的主要营养问题。但从另一方面来看，以植物性食物为主的膳食结构，膳食纤维充足、动物性脂肪较低，有利于冠心病和高脂血症的预防。

（三）以动物性食物为主的膳食结构

这种膳食结构是多数欧美发达国家的典型膳食结构，属于营养过剩型的膳食。主要特点是提供高能量、高脂肪、高蛋白质，而含有膳食纤维较低。与以植物性食物为主的膳食结构相比，营养过剩是此类膳食结构国家人群所面临的主要健康问题。

（四）地中海膳食结构

该膳食结构的特点是居住在地中海地区的居民所特有的，意大利、希腊可作为该种膳食结构的代表。地中海地区居民心脑血管疾病发生率很低，已引起了西方国家的注意，并纷纷参照这种膳食模式改进自己国家的膳食结构。膳食结构的主要特点有：①膳食富含植物性食物，包括水果、蔬菜、薯类、谷类、豆类、果仁等；②食物的加工程度低，新鲜度较高，该地区居民以食用当季、当地产的食物为主；③橄榄油是主要的食用油，所占比例较高；④每天食用少量、适量奶酪和酸奶；⑤每周食用少量、适量鱼、禽、蛋；⑥以新鲜水果作为典型的每日餐后食品，甜食每周只食用几次；⑦每月食用几次红肉（猪、牛和羊肉及其产品）；⑧大部分成年人有饮用葡萄酒的习惯。

二、中国居民膳食指南

膳食指南是以良好科学证据为基础，为促进人类健康，所提供的食物选择和身体活动的指导，是从科学研究到生活实践的科学共识。在各国，膳食指南都是营养专家根据营养学原则，结合国情，教育居民采用平衡膳食，以达到合理营养促进健康目的的指导性意见和公共政策基础。膳食指南的作用，一方面，在于引导居民合理消费食物，保护健康；另一方面，这些原则可以成为政府发展食物生产及规划、满足居民合理的食物消费的根据。

在世界范围内，膳食指南作为公共卫生政策的组成部分已有百年以上历史。它是由早期食物指南历经膳食供给量和膳食目标等阶段演变而来。其背景是工业化后群众体力活动减少、脂肪摄入增多及其他营养素摄入量的改变，导致心血管等慢性疾病增加而对膳食模式提出建议。《中国居民膳食指南》是贯彻营养改善行动计划的主要宣传教育大纲，其核心是倡导平衡膳食和合理营养以达到促进健康的目的。

（一）中国居民膳食宝塔（2022）

中国居民平衡膳食宝塔（Chinese Food Guide Pagoda，以下简称“宝塔”）是根据《中国居民膳食指南（2022）》的准则和核心推荐，把平衡膳食原则转化为各类食物的数量和所占比例的图形化表示。

中国居民平衡膳食宝塔形象化的组合，遵循了平衡膳食的原则，体现了在营养上比较理想的基本食物构成。宝塔共分5层，各层面积大小不同，体现了5大类食物和食物量的多少（见图2－1）。5大类食物包括谷薯类，蔬菜水果，动物性食物，奶类、大豆和坚果，以及烹调用油和盐。食物量是根据不同能量需要量水平设计，宝塔旁边的文字注释，标明了在1600～2400kcal能量需要量水平时，一段时间内成年人每人每天各类食物摄入量的建议值范围。

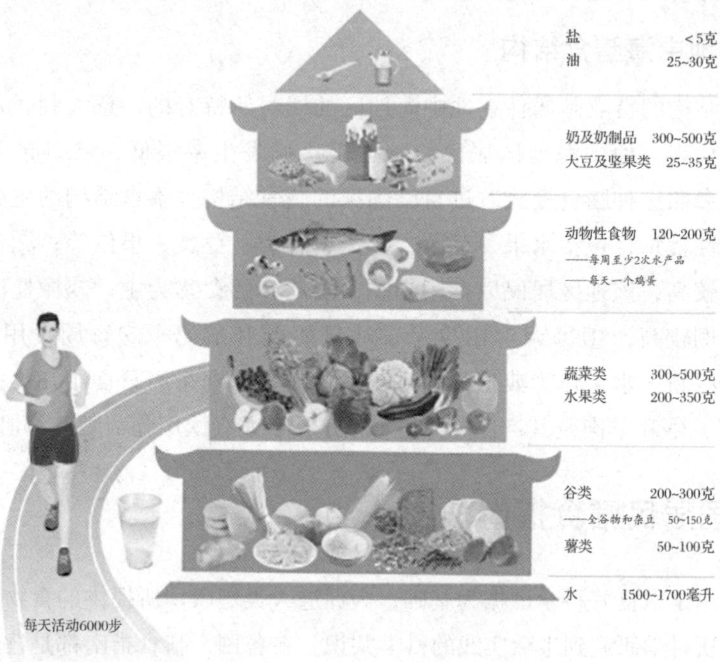

图2－1　中国居民平衡膳食宝塔（2022）

1. 第一层：谷薯类

谷薯类是膳食能量的主要来源（占碳水化合物提供总能量的50%～65%），也是多种微量营养素和膳食纤维的良好来源。膳食指南中推荐2岁以上健康人群的膳食应做到食物多样、合理搭配。谷类为主是合理膳食的重要特征。在1600～2400kcal能量需要量水平下，建议成年人每人每天摄入谷类200～300g，其中包含全谷物和杂豆类50～150g；另外，薯类50～100g，从能量角度，相当于15～35g大米。

谷类、薯类和杂豆类是碳水化合物的主要来源。谷类包括小麦、稻米、玉米、高粱等及其制品，如米饭、馒头、烙饼、面包、饼干、麦片等。全谷物保留了天然谷物的全部成分，是理想膳食模式的重要组成部分，也是膳食纤维和其他营养素的来源。杂豆包括大豆以外的其他干豆类，如红小豆、绿豆、芸豆等。我国传统膳食中整粒的食物常见的有小米、玉米、绿豆、红豆、荞麦等，现代加工产品有燕麦片等，因此把杂豆与全谷物归为一类。2岁以上人群都应保证全谷物的摄入量，以此获得更多营养素、膳食纤维和健康益处。薯类包括马铃薯、红薯等，可替代部分主食。

2. 第二层：蔬菜水果

蔬菜水果是膳食指南中鼓励多摄入的两类食物。在1600～2400kcal能量需要量水平下，推荐成年人每天蔬菜摄入量至少达到300g，水果200～350g。蔬菜水果是膳食纤维、微量营养素和植物化学物的良好来源。蔬菜包括嫩茎、叶、花菜类、根菜类、鲜豆类、茄果瓜菜类、葱蒜类、菌藻类及水生蔬菜类等。深色蔬菜是指深绿色、深黄色、紫色、红色等有颜色的蔬菜，每类蔬菜提供的营养素略有不同，深色蔬菜一般富含维生素、植物化学物和膳食纤维，推荐每天占总体蔬菜摄入量的1/2以上。

水果多种多样，包括仁果、浆果、核果、柑橘类、瓜果及热带水果等。推荐吃新鲜水果，在鲜果供应不足时可选择一些含糖量低的干果制品和纯果汁。

3. 第三层：动物性食物

鱼、禽、肉、蛋等动物性食物是膳食指南推荐适量食用的食物。在1600～2400kcal能量需要量水平下，推荐每天鱼、禽、肉、蛋摄入量共计120～200g。

新鲜的动物性食物是优质蛋白质、脂肪和脂溶性维生素的良好来源，建议每天畜禽肉的摄入量为40～75g，少吃加工类肉制品。目前我国汉族居民的肉类摄入以猪肉为主，且增长趋势明显。猪肉含脂肪较高，应尽量选择瘦肉或禽肉。常见的水产品包括鱼、虾、蟹和贝类，此类食物富含优质蛋白质、脂类、维生素和矿物质，推荐每天摄入量为40～75g，有条件可以优先选择。蛋类包括鸡蛋、鸭蛋、鹅蛋、鹌鹑蛋、鸽子蛋及其加工制品，蛋类的营养价值较高，推荐每天1个鸡蛋（相当于50g左右），吃鸡蛋尽可能不丢弃蛋黄，蛋黄含有丰富的营养成分，如胆碱、卵磷脂、胆固醇、维生素A、叶黄素、锌、B族维生素等，无论对多大年龄人群都具有健康益处。

4. 第四层：奶类、大豆和坚果

奶类和豆类是鼓励多摄入的食物。奶类、大豆和坚果是蛋白质和钙的良好来源，营养素密度高。在1600～2400kcal能量需要量水平下，推荐每天应摄入至少相当于鲜奶300g的奶类及奶制品。在全球奶制品消费中，我国居民摄入量一直很低，多吃各种各样的乳制品，有利于提高乳类摄入量。

大豆包括黄豆、黑豆、青豆，其常见的制品如豆腐、豆浆、豆腐干及千张等。坚果包括花生、葵花子、核桃、杏仁、榛子等，部分坚果的营养价值与大豆相似，富含必需脂肪酸和必需氨基酸。推荐大豆和坚果摄入量共为25～35g，其他豆制品摄入量需按蛋白质含量与大豆进行折算。坚果无论作为菜肴还是零食，都是食物多样化的良好选择，建议每周摄入70g左右（相当于每天10g左右）。

5. 第五层：烹调用油和盐

油、盐作为烹饪调料必不可少，但建议尽量少用。推荐成年人平均每天烹调油不超过25～30g，食盐摄入量不超过5g。按照DRIs的建议，1～3岁人群膳食脂肪供能比应占膳食总能量的35%；4岁以上人群占20%～30%。在1600～2400kcal能量需要量水平下，脂肪的摄入量为36～80g。其他食物中也含有脂肪，在满足平衡膳食模式中其他食物建议量的前提下，烹调油需要限量。按照25～30g计算，烹调油提供10%左右的膳食能量。烹调油包括各种动植物油，植物油如花生油、大豆油、菜籽油、葵花籽油等，动物油如猪油、牛油、黄油等。烹调油也要多样化，应经常更换种类，以满足人体对各种脂肪酸的需要。

我国居民食盐用量普遍较高，盐与高血压关系密切，限制食盐摄入量是我国长期行动目标。除了少用食盐外，也需要控制隐形高盐食品的摄入量。酒和添加糖不是膳食组成的基本食物，烹饪使用和单独食用时也都应尽量避免。

（二）《中国居民膳食指南（2022）》

《中国居民膳食指南（2022）》郑重遴选8条基本准则，作为2岁以上健康人群合理膳食的必须遵循原则。

（1）食物多样，合理搭配。坚持谷类为主的平衡膳食模式。每天的膳食应包括谷薯类、蔬菜水果、畜禽鱼蛋奶和豆类食物。平均每天摄入12种以上食物，每周25种以上，合理搭配。每天摄入谷类食物200～300g，其中包含全谷物和杂豆类50～150g；薯类50～100g。

（2）吃动平衡，健康体重。各年龄段人群都应天天进行身体活动，保持健康体重。食不过量，保持能量平衡。坚持日常身体活动，每周至少进行5天中等强度身体活动，累计150分钟以上；主动身体活动最好每天6000步。鼓励适当进行高强度有氧运动，加强抗阻运动，每周2～3天。减少久坐时间，每小时起来动一动。

（3）多吃蔬果、奶类、全谷、大豆。蔬菜水果、全谷物和奶制品是平衡膳食的重要组成部分。餐餐有蔬菜，保证每天摄入不少于300g的新鲜蔬菜，深色蔬菜应占1/2。天天吃水果，保证每天摄入200～350g的新鲜水果，果汁不能代替鲜果。吃各种各样的奶制品，摄入量相当于每天300ml以上液态奶。经常吃全谷物、大豆制品，适量吃坚果。

（4）适量吃鱼、禽、蛋、瘦肉。鱼、禽、蛋类和瘦肉摄入要适量，平均每天120～200g。每周最好吃鱼2次或300～500g，蛋类300～350g，畜禽肉300～500g。少吃深加工肉制品。鸡蛋营养丰富，吃鸡蛋不弃蛋黄。优先选择鱼，少吃肥肉、烟熏和腌制肉制品。

（5）少盐少油，控糖限酒。培养清淡饮食习惯，少吃高盐和油炸食品。成年人每天摄入食盐不超过5g，烹调油25～30g。控制添加糖的摄入量，每天不超过50g，最好控制在25g以下。反式脂肪酸每天摄入量不超过2g。不喝或少喝含糖饮料。儿童青少年、孕妇、乳母以及慢性病患者不应饮酒。成年人如饮酒，一天饮用的酒精量不超过15g。

（6）规律进餐，足量饮水。合理安排一日三餐，定时定量，不漏餐，每天吃早餐。规律进餐、饮食适度，不暴饮暴食、不偏食挑食、不过度节食。足量饮水，少量多次。在温和气候条件下，低身体活动水平成年男性每天喝水1700ml，成年女性每天喝水1500ml。推荐喝白水或茶水，少喝或不喝含糖饮料，不用饮料代替白水。

（7）会烹会选，会看标签。在生命的各个阶段都应做好健康膳食规划。认识食物，选择新鲜的、营养素密度高的食物。学会阅读食品标签，合理选择预包装食品。学习烹饪、传承传统饮食，享受食物的天然美味。在外就餐，不忘适量与平衡。

（8）公筷分餐，杜绝浪费。选择新鲜卫生的食物，不食用野生动物。食物制备生熟分开，熟食二次加热要热透。讲究卫生，从分餐公筷做起。珍惜食物，按需备餐，提倡分餐不浪费，做可持续食物系统发展的践行者。

（三）中国居民膳食餐盘和儿童算盘（2022）

《中国居民膳食指南（2022）》除了推出“膳食宝塔”和八条核心推荐之外，还同时推荐了“中国居民平衡膳食餐盘”以及针对儿童的“中国儿童平衡膳食算盘”（见图2－2、图2－3）。中国居民平衡膳食餐盘（Food Guide Plate）是按照平衡膳食原则，描述了一个人一餐中膳食的食物组成和大致比例。餐盘更加直观，一餐膳食的食物组合搭配轮廓清晰明了。餐盘分成4部分，分别是蔬菜类、水果类、谷薯类和鱼肉蛋豆类，餐盘旁的一杯牛奶提示其重要性。此餐盘适用于2岁以上人群，是一餐中食物基本构成的描述。“中国儿童平衡膳食算盘”是专为健康儿童设计的算盘，用于帮助儿童熟悉各种食物的每日推荐量。

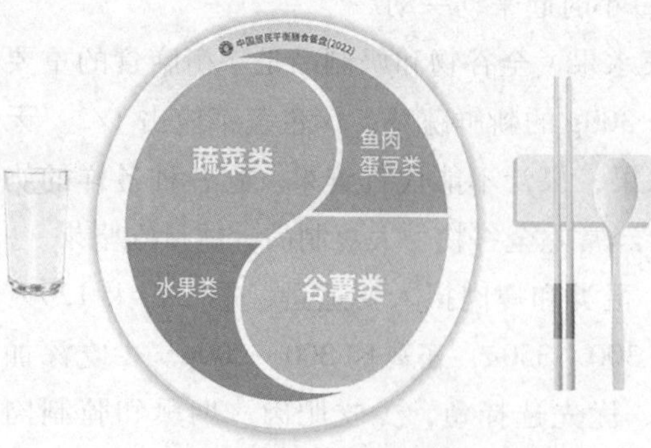

图 2－2　中国居民平衡膳食餐盘

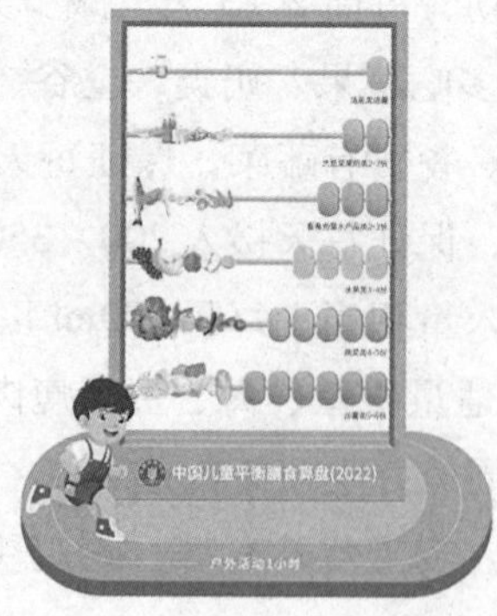

图 2－3　中国儿童平衡膳食算盘

（四）东方健康膳食模式

《中国居民膳食指南（2022）》首次提出了“东方健康膳食模式”。东方健康膳食模式以浙江、上海、江苏为代表的江苏地区和广东、福建等沿海地区膳食结构为主，结合各地的饮食习惯，提出饮食应清淡少盐、食物多样、蔬菜水果豆制品丰富、鱼虾水产多、奶类天天有。这种饮食模式避免了营养元素的缺乏和肥胖的发生，降低了慢性病的发生率，提高了预期寿命。

第四节　食物成分表

食物营养成分数据是预防医学领域科学研究、流行病学调查、科普宣传等必不可少的参考和工具，亦是农业、食品工业等部门进行食物生产和加工、对外贸易及改进国民食物结构的重要依据。

我国常用的国家食物成分表出版物共有几种，一种是标准版本，如《中国食物成分表（标准版）》，以数据的记载形式，专门给研究者相关领域应用的标准版本；另一种是加工后的应用版本，如《食物营养成分速查》，经过编辑、挑选和计算机处理的文字表达形式，使查找和应用更加方便。

一、食物的名称和分类

（一）食物的名称

食物名称由中文学名和别名组成，均在食物名称中列出。附录中提供全部食物的英文名、部分食物的拉丁文名称和图片。

（二）食物的分类

现行食物成分表中食物分类的原则多采用基于农作物的分类方法、基于食品工业生产的分类方法，或基于营养学特性的分类方法，各国不统一。《中国食物成分表（标准版）》采用了“食物类和亚类”的双级分类法，将所有食物分成21个食物类；对于一种食物，根据属性差别，分为不同亚类，具体如表2－3所示。

表2－3　食物分类一览

食物编码	食物类名称	亚类名称	食物条目数
1	谷类及制品	小麦、稻米、玉米、大麦、小米、黄米、其他	87
2	薯类、淀粉及制品	薯类、淀粉类	18
3	干豆类及制品	大豆、绿豆、赤豆、芸豆、蚕豆、其他	72
4	蔬菜类及制品	根菜类、鲜豆类、茄果瓜菜类、葱蒜类、嫩茎叶花菜类、水生蔬菜类、薯芋类、野生蔬菜类	256
5	菌藻类	菌类、藻类	35
6	水果类及制品	仁果类、核果类、浆果类、柑橘类、热带亚热带水果、瓜果类	162
7	坚果种子类	坚果、种子	44
8	畜肉类及制品	猪、牛、羊、驴、马、其他	138
9	禽肉类及制品	鸡、鸭、鹅、火鸡、其他	59
10	乳类及制品	液态奶、奶粉、酸奶、奶酪、奶油、其他	38
11	蛋类及制品	鸡蛋、鸭蛋、鹌鹑蛋	21
12	鱼虾蟹贝类	鱼、虾、蟹、贝、其他	137
13	婴幼儿食品	婴儿配方奶粉、婴幼儿断奶辅助食品、婴幼儿补充食品	10
14	小吃、甜饼	小吃、蛋糕、甜点	83
15	速食食品	快餐食品、方便食品、休闲食品	36
16	饮料类	碳酸饮料、果汁及果汁饮料、蔬菜汁饮料、含乳饮料、植物蛋白饮料、茶叶及茶饮料、固体饮料、棒冰及冰激凌类、其他	54
17	含酒精饮料	发酵酒、蒸馏酒、配制酒	56
18	糖蜜饯类	糖、糖果、蜜饯	33
19	油脂类	动物油脂、植物油	26
20	调味品	酱油、醋、腐乳、咸菜类、香辛料、盐、味精及其他	90
21	药食两用植物及其他	药食两用植物、其他	46

（三）食物编码

《中国食物成分表（标准版）》（以下简称“食物成分表”）按食物分类的规划，采用6位数字的编码形式，前2位是食物的类别编码，第3位是食物的亚类编码，最后3位数字是食物在亚类中的排列序号。

例：编码为“03－3－101”食物（赤小豆），即：

03	3	101
第3类食物	第3亚类	第101条食物

食物成分数据编码在“食物成分表”中具有唯一性，在食物一般成分表、氨基酸含量表和脂肪酸含量表以及食物胆碱、生物素、泛酸等含量表中均采用同一编码。

课堂思考

如何根据编码在“食物成分表”中找出目标食物?

二、其他说明

（一）食物的可食部分

所有营养素的含量均以100g可食部分食物来表达。有的食物采购回后可全部食用，如面粉、纯瘦肉。分析工作者按照居民通常的加工、烹调和饮食习惯，去掉其中不可食的部分或称为丢弃部分后，剩余的即为食物的可食部。“可食部”栏中数据表示某一食物可食部分占食物样品百分比。

可食部（EP）＝（食品重量－丢弃重量）/食品重量×100%

如计算“食物成分表”中每100g可食部分中某种营养素含量，可按下列公式计算：100g市售食物某营养素含量＝食物成分表每100g可食部分该营养素含量×EP/100。食物的可食部分比例不是固定不变的，当与表中数值出入较大时，可采用实际测定的比例来计算营养素含量。

（二）符号及缩写说明

“食物成分表”中所用符号有如表2－4所示的几种。

表2－4　数据表达

符号	意义
－	未检测（营养素未能检测出来，但不表示这种食物中绝对没有这种营养素，而是含量太少检测不出来）
Tr	微量（低于目前应用的检测方法的检出限和未检出）
(0)	估计零值（理论上估计不含该营养素，未实际检出）
()	估计值（参照相同或类似食物给出值，未实际检出）

续表

符号	意义
Un	不能计算
[ ]	食物别名
X 上标	该条数是同一类食物的均数数值
A	中性洗涤剂法（测不溶性纤维）
B	粗纤维测定法（测不溶性纤维）
C	无原始数据，通过换算系数 4.184 进行能量换算而得

（三）计量单位符号

“食物成分表”所列食物没有“份”的概念，所以“食物成分表”都按照 100g（2 两）食物中含有的克数（宏量营养素）和微克数（微量营养素）表示（见表 2－5）。

表 2－5 营养素的计量单位符号

缩写	g	mg	μg	kcal	kJ
单位名称	克	毫克	微克	千卡	千焦
使用范围	食物及营养素的重量			能量单位	

复习与思考

第二章检测题

一、名词解释

1. 平均需要量（EAR）
2. 推荐摄入量（RNI）
3. 适宜摄入量（AI）
4. 可耐受最高摄入量（UL）

二、简答题

1. 膳食营养素参考摄入量（DRIs）该如何应用？
2. 《中国居民膳食指南》以及“膳食宝塔”的内容是什么？
3. “食物成分表”中编码为“04－5－401”，其含义是什么？

三、 选择题

1. 以下哪个不是世界四大膳食模式？(　　)

A. 地中海饮食模式　　B. 以植物性食物为主的饮食模式

C. 以动物性食物为主的饮食模式　　D. 东亚饮食模式

2. 以下哪个是碱性食物？(　　)

A. 猪肉　　B. 牛肉　　C. 青菜　　D. 鸡肉

四、 案例分析题

阿特金斯减肥法

阿特金斯健康饮食法，又称阿特金斯减肥法、低碳减肥法，也被称作食肉减肥法，是美国医生罗伯特·阿特金斯（Robert Atkins）创造的健康饮食方法。其要求是完全不吃碳水化合物，而可以吃高蛋白的食品，即不吃任何淀粉类、高糖分的食品，而多吃肉类、鱼。其核心是控制碳水化合物的摄入量，从而将人体从消耗碳水化合物的代谢转化成以消耗脂肪为主的代谢模式。这种减肥法颇受争议，但也有证据表明其有良好效果。

请结合以上案例，思考如下问题：

你认为阿特金斯减肥法对健康有什么样的影响？依据是什么？

膳食调查 PPT

人群膳食调查分析

第三章 膳食调查

随着营养学研究的不断深入，膳食对人体健康的影响也越来越受到人们的关注。膳食调查作为营养状况评估的第一步，其目的是了解不同地区、不同生活条件下某人群或某个人的饮食习惯以及膳食存在的主要问题，它是国家政府机构制定相关营养政策和学术界从事相关科研工作的重要依据，同时也是企业研发新产品的数据基础和营养教育部门进行正确膳食指导的理论依据。

本章主要从称重法、询问法、记账法、食物频率法等膳食调查方法以及膳食调查结果的分析与评价等方面进行系统讲解，在具体实践中，可根据调查研究的目的、研究人群、对结果的精确性要求、经费以及研究时间的长短来确定适当的调查方法。在进行膳食调查与评价时，必须选择一个能正确反映个体或群体某时期食物摄入量的适宜方法，可以单独进行，也可以联合进行。准确的膳食调查结果能为后期的营养干预以及营养宣教提供理论依据。本章的重点是各类膳食调查方法的优缺点比较，了解不同调查方法的适宜人群和研究目的，掌握膳食调查结果的分析与评价。

学习目标

知识目标

1. 了解不同膳食调查方法的定义、研究目的、适宜人群。
2. 掌握不同膳食调查方法的调查步骤以及优缺点。
3. 熟悉膳食调查结果的分析与评价方法。

能力目标

1. 能够运用食物生熟比的计算来进行膳食调查结果的计算。
2. 在膳食调查计算中，能够灵活运用“食物成分表”。
3. 能够灵活运用食物模型进行食物摄入量的估算。
4. 掌握各种膳食调查方法中调查表的制作。

案 例

加强营养调查与监测，改善中国居民营养与健康状况

国民营养与健康状况是反映一个国家或地区经济与社会发展、卫生保健水平和人口素质的重要指标，也是制定国家公共卫生及疾病预防控制策略的重要信息。世界上许多国家，尤其是发达国家定期开展国民营养与健康状况调查与监测，及时颁布国民健康状况年度报告，并据此制定和评价相应的社会发展政策，以改善国民营养和健康状况，促进社会经济的协调发展。

中国于1959年、1982年、1992、2002年、2010~2013年（简称2012年）和2015~2017年（简称2015年）分别开展了6次全国性的居民营养健康状况调查/监测，通过调查结果可及时了解居民膳食结构、营养和健康状况及其变化规律、揭示社会经济发展对居民营养和健康状况的影响，为国家制定相关政策引导农业及食品产业发展、指导居民养成健康生活方式提供科学依据。2015年6月30日，卫生计生委疾控局汇总2012年中国居民营养与健康监测和慢性病危险因素监测的数据，发布了“2015年中国居民营养与慢性病状况”报告，其中全国居民的膳食营养摄入、体格发育状况及营养相关慢性病的流行和变化趋势等结果引起了国内外广泛关注。调查结果显示：

（1）食物摄入状况。

①谷类：中国居民谷类摄入量1982年、1992年、2002年和2012年分别为509.7g、439.9g、365.3g和337.3g，均达到膳食指南推荐量标准，表明近30年来我国谷类食物供应充足，居民温饱问题基本解决。从1982年到2012年摄入量有所下降，其中1982~2002年下降速度较快，由509.7g下降至365.3g，2012年较2002年下降了28g。谷类食物摄入逐年降低表明居民除了谷类外有了更多样化的食物选择。

②动物性食物：中国居民动物性食物平均摄入量1982年为52.6g，1992年上升到102.4g，增加幅度最大（49.8g），1992~2002年增加了29.5g，2002~2012年增加了5.8g，增幅较之前的20年间有所降低。说明居民对动物性食物的摄入量经历了从明显增加到趋于稳定的变化过程。

③奶类及其制品：中国居民奶类及其制品的摄入量从1982年到2002年显著增加，由8.1g上升至26.5g，其中2002年城市居民奶类的平均摄入量最高（65.8g），与1982年（9.9g）相比增加了近6倍。

④烹调用盐：我国居民烹调用盐摄入量在1982年、1992年、2002年和2012年分别为12.7g/d、13.9g/d、12.0g/d和9.6g/d，呈现出逐年下降的趋势，但是仍高于WHO建议的每日食盐摄入量小于5g的标准，也高于我国膳食指南关于每人每天盐摄入量不超过6g的推荐量标准。

（2）体格发育状况。

1982~2012年我国城乡居民各年龄组的身高均呈上升趋势，尤其是儿童青少年身高稳步提高。与1992年、2002年相比，2012年城乡6岁以下和6~17岁儿童青少年各年龄组的平均身高（长）均呈增加趋势。我国成年男性和女性2012年的平均身高分别为167.cm和155.8cm，与2002年相比分别增加了0.6cm和0.7cm。

（3）营养不良状况。

2012年中国6岁以下儿童生长迟缓率、低体重率和消瘦率分别为8.1%、2.5%和2.0%。与1992年（31.9%、18.0%和3.9%）、2002年（14.3%、7.8%和2.5%）相比，均呈大幅度下降趋势，其中1992~2002年下降幅度最大。

展望未来，随着人类期望寿命逐渐延长，居民对美好生活的向往与高生命质量的追求、社会和居民对政府及卫生部门的公共卫生服务提出了更高的要求。目前我国居民正处于膳食模式导致

疾病谱改变的关键时期，针对居民在新时期凸显的营养与健康问题，提出如下改善建议：

（1）强化政府主导作用，多部门协作，把居民的营养改善工作纳入各级政府的中长期发展规划，有效预防和控制营养相关性疾病的发生与发展。

（2）健全全国居民营养与健康监测信息系统，发展新时期居民营养与健康监测框架，开发智能化数据收集和分析方法。

（3）制定多元化营养改善体系，分地区、分人群、分年龄段开展精准化的营养改善工作。

（4）开展深入研究，积极研发和推广更加科学、有效的营养调查和干预的方法与技术。

（5）加强各级营养机构的专业队伍建设，不断提高各级营养工作人员的科学知识和技能。

（6）加强营养知识传播与指导，不断提高全社会和居民的健康意识与合理膳食的能力。

——资料来源：赵丽云，郭齐雅，李淑娟，等．加强营养调查与监测，改善中国居民营养与健康状况［J］．卫生研究，2019，48（4）：517－522.

案例分析

1. 膳食调查对我国营养状况的改善可以起到何种作用？

2. 根据上述调查结果，请反思我们在日常生活中该如何改善营养现状，具体措施有哪些？

第一节　称重法

称重法是运用测量工具对食物量进行称重或估计，然后通过“食物成分表”计算摄取的能量及各种营养素的种类和数量，借此来评定能量和各种营养素能否达到供给量标准的要求以及能否满足人体正常营养需要的程度，从而了解调查对象每人每日对各种主副食的摄入量。

实际调查时记录膳食的天数，要根据研究目的与研究者关注的营养素摄入在个体的与个体间的变异来决定。实际上很少调查能超过 3～4 天，随着时间延长，应答者会因疲倦而放弃。特别是在那些季节变化不明显、食物品种少的地区，甚至仅调查 1 天就可以说明问题。但当每日膳食食物不同，要获得可靠的食物消耗量，就要考虑增加调查天数，不过，通常每次调查不超过一周。不同地区、不同季节的人群膳食营养状况往往有明显差异，为了使调查结果具有良好的代表性和真实性，最好在不同季节分次调查，这样准确性较高。一般每年应进行 4 次（每季 1 次），若条件不允许，至少应在冬春和夏秋季各进行 1 次。称重法能测定食物份额的大小或重量，比其他方法准确、细致，更能准确反映被调查者的食物摄取情况，可作为膳食调查的“金标准”，用以衡量其他方法的准确性。

课堂思考

称重调查时，影响调查结果的因素有哪些？称重调查较其他方法有哪些优缺点？

一、称重法调查步骤

（一）记录

准确记录每餐各种食物及调味品的名称。

（二）称量

准确称量每餐所用各种食物的生重，即烹调前每种食物原料可食部分（EP，表示每100g食物中可以食用部分占该食物的比例）的重量和烹调后熟食的重量，得出各种食物的生熟比值。称量个人摄入熟食重量，然后按上述生熟比值计算出所摄入各种食物原料的生重。除此之外，还要注意三餐之外所摄入的水果、糖果、点心、花生、瓜子等零食的称重记录。在进行称重法膳食调查时，具体的计算公式和记录方式（见表3－1）如下所示。

$$\text{可食部（EP）}=\frac{\text{食物重量（W）}-\text{废弃部分重量（W1）}}{\text{食物重量（W）}}$$

$$\text{生熟比}=\frac{\text{生食物重量}}{\text{熟食物重量}}$$

消耗食物生重＝实际消耗食物熟重×生熟比＝（熟食重－熟食剩余量）×生熟比

吃剩饭菜的质量为剩余量；对其生重、熟重和剩余量都要称量准确。

表3－1　食物摄入量记录表

<table>
<tr><th rowspan="2">餐别</th><th rowspan="2">食物名称</th><th rowspan="2">原料名称</th><th rowspan="2">生重（g）</th><th rowspan="2">熟重（g）</th><th rowspan="2">生熟比</th><th rowspan="2">熟食剩余量（g）</th><th colspan="2">实际摄入量</th><th rowspan="2">就餐人数（人）</th></tr>
<tr><th>熟重（g）</th><th>生重（g）</th></tr>
<tr><td rowspan="3">早餐</td><td>米饭</td><td>粳米</td><td>100.0</td><td>300.0</td><td>0.33</td><td>50.0</td><td>250.0</td><td>82.5</td><td rowspan="3">1</td></tr>
<tr><td rowspan="2">豆芽炒肉</td><td>绿豆芽</td><td>150.0</td><td rowspan="2">160.0</td><td>0.94</td><td rowspan="2">20.0</td><td rowspan="2">140.0</td><td>131.6</td></tr>
<tr><td>猪肉</td><td>30.0</td><td>0.19</td><td>26.6</td></tr>
<tr><td rowspan="2">午餐</td><td></td><td></td><td></td><td></td><td></td><td></td><td></td><td></td><td></td></tr>
<tr><td></td><td></td><td></td><td></td><td></td><td></td><td></td><td></td><td></td></tr>
<tr><td>晚餐</td><td></td><td></td><td></td><td></td><td></td><td></td><td></td><td></td><td></td></tr>
</table>

（三）记录每餐的就餐人数

在进行称重法调查时，应注意计算就餐人数。对个人而言，只需要准确记录其一日膳食的摄入情况，而对群体进行调查时，需要考虑到各餐次用餐人数的变化情况，如每餐进餐人数不同，应用人日数进行计算。人日数是指一个人 24 小时所有餐次为一人日。在现场调查中，不一定能收集到整个调查期间被调查者的全部进餐次数，此时，应根据餐次比（早、中、晚三餐所摄入的食物量和能量占全天摄入量的百分比）来折算。通常所选用的餐次比为 0.2∶0.4∶0.4 或 0.3∶0.4∶0.3。计算公式如下：

人日数 = 早餐餐次总人数 × 早餐餐次比 + 中餐餐次总人数 × 中餐餐次比 + 晚餐餐次总人数 × 晚餐餐次比

【举例】 某单位食堂早、中、晚的就餐人数分别为 3000 人、4000 人、3500 人，那么该日的就餐总人日数为多少？

答：该日就餐总人日数 = 3000 × 0.3 + 4000 × 0.4 + 3500 × 0.3 = 3550 人/日

同时，也可以根据各餐就餐人数和各餐的食物消耗量来确定人日数。

【举例】 某食堂某日三餐的就餐人数分别为 120 人、150 人、130 人，三餐食物消耗分别为 30kg、60kg、45kg，那么该日的总人日数为多少？

答：该日的就餐总人日数 $= 120 \times \frac{30}{30+60+45} + 150 \times \frac{60}{30+60+45} + 130 \times \frac{45}{30+60+45} = 136.7$ 人/日

如果被调查对象在年龄、性别、劳动强度上差别较大，则必须折算成相应的“标准人（指轻体力劳动的 60kg 成年男子）”的每人每日各种食物的摄入量。

（四）按“食物成分表”计算平均每人每日的营养素摄入量

$$\text{平均摄入生食物量} = \frac{\text{各种食物实际消耗量(生重)}}{\text{总人日数}}$$

每人每日的营养素摄入量 = 平均摄入生食物量 × 该食物的营养素含量

二、称重法的特点

称重法的主要优点：能测定食物份额的大小或重量，比其他方法准确、细致，能获得可靠的食物摄入量；常把称重法结果作为标准评价其他方法的准确性；摄入的食物可量化，能计算营养素摄入量，能准确地分析每人每日食物摄入量的变化情况。因此，称重法是个体膳食调查的较理想方法。

称重法的局限性：对调查人员的技术要求较高，而且被调查者必须有文化，能较好地配合与合作，因此调查方法也可能会产生应答偏倚，因为受教育较高的个体（他们对膳食与健康较为关注）所占的比例会较大。另外，在外就餐消耗的食物汇报的准确性差；食物记录过程可能影响或改变日常的饮食模式；随着记录天数的增加，记录的准确性也可能会降低；经常发生低报现象，大量的低报估计多发生在一些特定人群（如肥胖人群）；长期记录会给被调查者带来较多的麻烦，有时他们甚至会拒绝合作，影响应答率。因此，称重法不适合大规模的人群膳食营养调查。

第二节 询问法

询问法又称膳食回顾法，目前比较常用，是通过询问的方式对调查对象所提供的膳食情况及食物摄入量进行计算和评价的一种方法。此法适合于个体调查及特殊人群调查，如散居儿童、老人和病人等，这些人在集体食堂或家庭中与其他成员共同进餐时所摄入的食物量和种类，与其他家庭成员之间存在差异，故不可以用集体或全家的食物消耗来估计他们的实际消耗情况。对于了解家庭中的每一个成员的膳食摄入状况，询问法均能得到相对准确的数据。询问法通常包括膳食回顾法和膳食史回顾法两种，两种方法也可以结合使用。

一、膳食回顾法

膳食回顾法是由受试者尽可能准确地回顾调查前一段时间的食物消耗量，询问调查前一天的食物消耗情况称为24小时膳食回顾法，简称24小时回顾法。24小时回顾法是目前最常用的一种膳食调查方法，是通过询问被调查者过去24小时实际的膳食摄入情况，对其食物摄入量进行计算和评价的一种方法。无论是大型的全国膳食调查，还是小型的研究课题，都可以采用这种方法来评估个体的膳食摄入情况。

（一）24小时回顾法的技术要点

24小时回顾法要求每个调查对象回顾和描述24小时内所摄入的所有食物的种类和数量。24小时一般指从最后一餐吃东西开始向前推24小时，食物的摄入量通常选用家用量具、食物模型或食物图谱等进行估算。此法的具体询问方式有多种，即可以通过面对面询问、使用开放式表格或事先编码好的调查表，通过电话、录音机或计算机程序等进行调查。其中最典型的方法是使用开放式调查表进行面对面的询问，由于24小时回顾法的信息是通过调查员引导性提问获得的，故负责24小时回顾的调查员一定要经过认真培训，要掌握某些引导方法以帮助应答者回忆前一天的食物消耗情况。在膳食调查完成后，亦可选用一个食物清单核对表，对其调查结果进行仔细核对，从而避免一些食物或快餐的遗漏。

在实际工作中，一般选用连续的3天进行膳食调查（因为双休日的膳食组成与工作日相差较大，故为了避免膳食因素的干扰，一般必须包括1个双休日），记录消耗的所有食物量，其中包括在外就餐的食物摄入，然后计算每人营养素的摄入量，这样可以得到比较准确的结果。

24小时回顾法一般要求在15～40分钟内完成，以面对面调查的应答率较高；一年中可进行多次回顾，以提供个体日常食物的消费情况，便于结合个体健康状况、职业、教育水平等因素进行比较研究；由于调查主要依靠应答者的记忆能力来完成，因此本方法不适合年龄在7岁以下的儿童和年龄超过75岁的老人，若要对该人群进行膳食调查，可以询问其看护人员；在调查中，家庭主妇和其他家庭成员亦可以帮助调查员提供每个人的食物摄入种类和食物的实际消耗量数据。

24小时回顾法对调查员的要求较高，需要掌握一定的调查技巧，如了解市场上主副食供应的品种和价格，食物生熟比和体积之间的关系，即按照食物的体积能准确估算出食物的生重。在询问共同在家就餐的人员时，一定要耐心地询问每个人的食物摄入情况，即能算出每个人的食物实际摄入量；在询问过程中，要求调查员不但要有熟练的专业技术，而且要有诚恳的工作态度，只有这样才能获得较为理想和准确的食物消耗资料。通常可以借助食物模型等来获取常见食物的原料构成情况（见表3－2）。

表3－2 食物重量折算参照表

食物名称	单位	重量（生重）		备注
		g	两	
大米饭	1小标准碗	75	1.5	碗直径12cm
	1大标准碗	150	3	碗直径16cm
大米粥	1小标准碗	30	0.6	—
	1大标准碗	50	1	—
馒头	1个	100	2	自制品需要看大小折算
面条（湿切面）	1小标准碗	30	0.6	湿面折合面粉重量计算
	1大标准碗	50	1	湿面折合面粉重量计算
面条（干切面）	1小标准碗	75	1.5	干面条按面粉重量计算
	1大标准碗	100	2	干面条按面粉重量计算
包子	1个	50	1	小笼包：3～4个/两
饺子	平均6个	50	1	面粉重量，不包括馅
馄饨	9～10个	50	1	面粉重量，不包括馅
油条	1根	50	1	—
油饼	1个	70～80	1.4～1.6	—
炸糕	1个	50	1	糯米粉35g，红小豆15g
元宵	3个	50	1	每个含糖3g
烧饼	1个	50	1	—

（二）24 小时回顾法调查表的设计

调查表的设计首先要明确调查对象、时间、地点等基本信息，其中应包括食物名称、原料名称、原料编码、原料重量、进餐时间、进餐地点等基本内容，设计的调查表格如表 3－3 所示。

表 3－3　24 小时膳食回顾调查表

序号：				调查日期：		
姓名：		性别：		住址：		电话：
餐次	食物名称	原料名称	原料编码	原料重量（g）	进餐时间 D1	进餐地点 D2
早餐						
中餐						
晚餐						

注：D1：1. 早餐；2. 上午小吃；3. 午餐；4. 下午小吃；5. 晚餐；6. 晚上小吃。
D2：1. 在家；2. 单位/学校；3. 饭馆/摊点；4. 亲戚/朋友家；5. 幼儿园；6. 节日/庆典。

（三）24 小时回顾法的特点

24 小时回顾法的主要优点：所用时间短，应答者不需要较高的文化水平；2 天或更多天的回顾可以提供个体的和个体间的膳食摄入量变异的数据，开放式询问的方式可以得到摄入频率较低的食物信息。此方法常用于评估大的人群组的食物平均摄入量情况，能得到个体的膳食营养素摄入状况，以便与其他相关因素进行比较分析，这种膳食调查结果对于人群营养状况的成因分析亦有较高的应用价值。

24 小时回顾法的局限性：应答者的回顾依赖于短期记忆，对调查者要严格培训，否则不同调查员的调查结果会存在偏倚，从而导致调查者之间的差别很难标准化。除此之外，若回顾膳食不全面，可能对结果有较大的影响，当样本较大、膳食相对单调时，误差将被分散。

二、膳食史回顾法

膳食史回顾法是由美国哈佛大学营养学系的 Burke 教授创立，是为了在人群发育与生长的纵向研究中获得一段时间内的膳食习惯和通常的饮食信息等内容而建立的，用来评估每个个体每日总的食物摄入量与在不同时期通常的膳食模式。理论上，该膳食史可能覆盖过去的任何时期，但通常是指覆盖过去的1个月、6个月或1年。

（一）膳食史回顾法的组成

膳食史回顾法由3个部分组成：第一部分是询问历史，询问调查对象通常的每日膳食摄入模式，在调查时与24小时回顾法相似，可以用一些家用量具、食物模型或食物图谱估计食物重量；第二部分是反复核对，用一份包含各种食物的详细食物清单来反复核对，以确证、阐明其总的饮食模式；第三部分是被调查者记录当前3天的食物摄入量，可以用24小时回顾法。不过，对膳食史回顾法而言，膳食模式与食物核对表是最关键的，而3天的食物记录常被忽略省掉。如果膳食有系统性的季节变化，可以分别询问，以获得包括季节变化在内的长期膳食数据，具体的膳食调查表举例如表3－4所示。

表3－4 膳食史回顾法调查表

姓名：	性别：	年龄：	职业：	住址：			调查日期：
食物种类	摄入量			食物种类	摄入量		
	kg/月	kg/周	g/天		kg/月	kg/周	g/天
米			200	蛋类：鸡蛋	2		67
面粉			200	乳类：牛奶			250
杂粮：小米			50	鱼类：鲢鱼		0.5	71
薯类：土豆		1	143	水果：苹果	3		100
干豆类：绿豆	0.75		25	油：豆油	0.375		12.5
豆制品：豆腐		1	143	酱油	0.25		8
蔬菜：油菜			200	糖：白糖	0.25		8
萝卜			50	零食、糕点	1		33
西红柿			50	瓜子	1		33
肉类：猪肉		1	143				

在设计膳食史回顾法调查表时，专家建议可以选用数据库方法，即利用以前从目标人群中收集到的资料来构造食物种类表和食物份额大小等数据。

膳食史回顾法与24小时回顾法相比，是一种较为抽象的膳食调查方法，因为对于非营养专家进行这样的调查是十分困难的。该法要得到一个习惯性的膳食模式，这对被调查者提出了更高的要求，而对那些在饮食中每天都有较大变异的被调查个体则不适宜用此法，通常不能从儿童、有严重肥胖问题的人群和有精神障碍的人群中得到令人满意的膳食史调查结果。

（二）膳食史回顾法的特点

膳食史回顾法的优点：可以进行具有代表性膳食模式的调查研究，且具有样本量大、费用低、使用人力少等特点，一般不影响被调查者的膳食习惯和进餐方式；此法还可以得到一般食物的摄入频率和数量，并且常常与定量的食物频率法有异曲同工之效，此种方法已被广泛应用于营养流行病学研究中。当食物消耗种类多，随季节变化大时，采用此种方法可以更为全面地掌握居民膳食中食物摄入量的状况和膳食习惯等问题；对于许多慢性病，如心血管疾病、肿瘤、糖尿病等现在普遍存在的健康问题，研究过去的膳食状况就显得尤为重要和有价值了。

膳食史回顾法的局限性：膳食史回顾法要求被调查者能对食物的摄入量做出判断，且要有一个较为规律的膳食模式和饮食习惯，要有较好的记忆力，这些具体的操作都有可能妨碍调查者获得一个具有代表性的人群样本。除此之外，此项调查需要有丰富社会经验与工作技巧的营养专家参与实施。

第三节　记账法

记账法为最早、最常用的膳食调查方法，是其他膳食调查方法的发展基础，这种方法是由调查对象或研究者称量一定时期内的食物消耗总量，并记录同一时期的进餐总人数，通过记账的方式，从而计算出每人每日各种食物的平均摄入量水平的膳食调查方法。

在调查中若无须得到个人的数据，只需要求得平均值，那么记账法最为合适，此种方法较为适用于提供集体就餐的单位（如托幼机构、学校、机关单位、部队等），该方法不需要称量每人摄入的熟重，只需称重总的熟食量，然后减去剩余量，再被进餐人数平均，即可得出平均每人的食物摄入量。

课堂思考

记账法适合什么样人群的膳食调查？较询问法有什么异同点？

一、记账法调查的基本要求

记账法要求被调查单位的伙食账目完整、数据可靠，在记录数据时应详尽、仔细，不可遗漏相关食物消耗数据（如杂粮、零食等）；此法也可用于家庭膳食调查，但由于家庭成员年龄、性别等相关因素差异较大，故此必须按照混合系数折算出相应的“标准人”后再进行食物摄入情况的评价。具体记录方法如下：

（一）食物消耗量的记录

在运用记账法开始调查前，必须称量家庭结存或集体食堂库存的食物（包括库存、冰箱、厨房内所有的食物），然后详细记录每日购入的各种食物和每日各种食物的废弃量，最后在调查结束后要称量剩余食物的重量（包括库存、冰箱、厨房内所有食物）。计算公式如下：

调查期间食物消耗总量 = 最初结存/库存量 + 每日购入量 − 每种食物废弃量 − 最后剩余量

为了保证记录的准确性，调查中应对各种食物的名称和主要调配料等基本信息进行详尽记录；除此之外，若调查的某种食物为市品重（毛重），计算食物营养成分时也应按照市品来计算；在调查中还应注意各种食物的可食部计算，可以根据“食物成分表”中各种食物的可食百分比转换成可食部数据进行推算，具体如表 3−5 所示。

表 3−5 食物消耗量表

食物名称	大米	玉米	猪肉	鸡蛋	鱼类	虾	黄瓜	……
结存数量								
购入食物量								
×月×日								
剩余数量								
废弃数量								
实际总消耗量								

（二）进餐人数登记

在进行家庭调查进餐人数的记录时，应记录每日每餐进食人数，然后计算总人日数，为了调查被调查人员的食物和营养素摄入情况，还需了解进餐者的性别、年龄、劳动强度及生理状况等基本信息，如婴幼儿、孕妇等。对于集体食堂等单位，必须了解被调查期间各餐的进餐人数，然后按照“食物成分表”来进行能量及营养素的计算，具体设计如表 3−6 所示。

表 3−6 记账法调查期间总人日数登记表

人群	男			女			平均每日总人日数
	早	中	晚	早	中	晚	
成人 PAL							
轻							
中							
重							
60 岁 PAL							
轻							
中							
重							

注：PAL 为体力活动水平，一般分为三种：轻体力、中等体力、重体力劳动。

二、记账法的特点

记账法的优点：操作较为简单，所需费用低、人力少，较为适用于大样本的膳食调查，在精确记录食物消耗量和进餐总人数的情况下，能够得到较为准确的膳食调查结果。与其他方法相比较，记账法可以调查较长时期的膳食情况，如一个月、一年或更长，在了解某些慢性病和饮食的相关情况时，可选用为期一年或更长时间的膳食调查，具体的时间长短应根据调查目的而定。除此之外，此方法还适用于全年不同季节的膳食情况调查，且此法较少依赖记账人员的记忆，食物遗漏情况少。

记账法的局限性：记账法的调查结果只能得到全家或集体中人均的食物和营养素摄入量，因调查人群中存在年龄、性别、劳动强度等差异，故难以分析出个人实际膳食摄入情况。

第四节　食物频率法

从 20 世纪 50 年代起，营养学家经过多年的研究发明了食物频率法，成为膳食调查中常用的方法之一。食物频率法是估计被调查者在指定的一段时期内摄入某些食物频率的一种方法，该方法主要以问卷形式调查群体和个体经常性的食物摄入种类，依据调查得到的食物摄入量以及“食物成分表”中能量和营养素的量，推算出该群体或个体的膳食情况，并根据中国居民膳食营养素参考摄入量（DRIs）对该群体或个体做出膳食调查结果的分析与评价。

食物频率法的问卷一般包括两个方面：一是食物名单；二是食物的摄入频率，即在一定时期内所食某种食物的次数，一般是按照每日、每周、每月、每年的频率进行记录。食物名单的确定要根据膳食调查目的，可选择经常食用的食物、含有所要研究某营养成分的食物或被调查者之间存在摄入差异较大的食物；若要研究与营养相关疾病和膳食摄入的关系时，则采用与相关疾病有关的几种食物或含有特殊营养素的食物进行调查分析。

近年来，食物频率法常被应用于了解一定时间内的食物平均摄入量，以此来研究既往的膳食习惯和某些慢性病之间的关系，在实际应用中，食物频率法又可分为定性、定量和半定量的食物频率法。

一、定性食物频率法

定性食物频率法是指通过调查得到被调查者对每种食物特定时期内所吃的次数，而不收集食物摄入量、份额大小等数据。调查期的长短依据调查目的来设定，可以短到几天、一周，或长到一个月、几个月甚至一年以上。调查表格设计应包括食物名称和食物频率两个基本调查内容，食物名称的确定也应根据调查目的而定，一般选择被调查对象经常食用的食物。食物频率调查表可由调查员填写或者具有一定文化水平的被调查者填写，具体设计如表 3－7 所示。

表 3－7　定性食物频率法调查表

食物种类	是否添加（①否；②是）	开始添加时间/月	近一个月内进食的频率（P）
婴儿配方奶粉			
其他奶类（动物奶、奶粉等）			
谷类食物			
豆类及其制品			
蔬菜（胡萝卜、菠菜等）			
蛋类及制品（蛋黄、蛋羹等）			
水产品			
水果（苹果、梨等）			
食用油			
营养补充剂			

注：“食物种类”一栏应有具体的食物名称。P 为：①<1 次/月；②1～2 次/月；③3～4 次/月；④1～2 次/周；⑤3～5 次/周；⑥每天。

二、定量食物频率法

定量食物频率法是指得到不同人群的食物和营养素在特定时期内的摄入量，以此分析膳食因素与疾病的关系。定量调查所提供的食物种类应根据调查目的而定，如要了解某种营养素的摄入情况，就要调查富含这种营养素（如钙、铁、维生素 A 等）的食物，而所提供的食物消耗量可借助于测量辅助物来定量。在采用半定量方法时，研究者常常提供标准（或准确）的食物份额大小模型或图谱来进行参考，从而使受试者在应答时能做出准确估算。在设计调查表时，除了按照调查目的确定的食物名称和食物频率外，还需提供各种食物的每日、每周、每月或每年的摄入量情况（见表 3－8）。

表 3－8　定量食物频率法调查表

<table>
<tr><td>姓名：</td><td>性别：</td><td colspan="2">年龄：</td><td colspan="3">联系地址：</td></tr>
<tr><td rowspan="2">食物类别</td><td rowspan="2">食物名称</td><td colspan="4">进食次数</td><td rowspan="2">每次摄入食物量/g</td></tr>
<tr><td>次/日</td><td>次/周</td><td>次/月</td><td>次/年</td></tr>
<tr><td rowspan="4">1. 谷类</td><td>大米</td><td></td><td></td><td></td><td></td><td></td></tr>
<tr><td>小米</td><td></td><td></td><td></td><td></td><td></td></tr>
<tr><td>玉米</td><td></td><td></td><td></td><td></td><td></td></tr>
<tr><td>……</td><td></td><td></td><td></td><td></td><td></td></tr>
<tr><td>2. 禽类</td><td></td><td></td><td></td><td></td><td></td><td></td></tr>
<tr><td>3. 畜类</td><td></td><td></td><td></td><td></td><td></td><td></td></tr>
<tr><td>4. 蛋类</td><td></td><td></td><td></td><td></td><td></td><td></td></tr>
<tr><td>5. 蔬菜类</td><td></td><td></td><td></td><td></td><td></td><td></td></tr>
<tr><td>6. 水果类</td><td></td><td></td><td></td><td></td><td></td><td></td></tr>
<tr><td>……</td><td></td><td></td><td></td><td></td><td></td><td></td></tr>
</table>

注：食物名称一列可列出常吃的具体食物，为了节省空间这里只做部分列举。

三、食物频率法的特点

食物频率法的优点：该方法的应答者负担较轻，故应答率较高；调查时不受被调查者的饮食习惯影响，调查方法简单且费用较低；能够迅速得到平时食物摄入的种类、频率及每次摄入的平均估计量，反映了长期营养素的摄取模式；可以作为研究某些慢性病与膳食模式关系的依据；其结果亦可作为在群众中进行膳食指导、宣传教育的参考；在流行病学研究中，可以用来研究膳食与疾病的关系。

食物频率法的局限性：该法需要被调查者对食用过的食物进行回忆，应答者的负担取决于所列食物的种类、数量、复杂程度以及量化过程等；与其他方法相比较，对食物份额大小的量化不准确，容易产生偏倚，准确性较差；在编制和验证食物频率调查表时，需要一定的时间与精力；该法不能提供每天之间的变异信息；较长的食物频率表、较长的回顾时间经常会导致食物的摄入量偏高；具有特定文化习俗地区的食物具有特殊性，在所列的食物频率调查表中容易被忽视，故对人群不同亚群组的调查，该法的适用性存在疑问。

第五节　膳食调查结果的分析与评价

膳食调查的目的是了解一定时期内人群的膳食摄入状况以及人们的膳食结构、饮食习惯，借此来评定正常营养需要能够被满足的程度。在膳食调查完成后，对膳食调查结果的分析与评价将成为一项重要工作，是得到准确的食物消费数据，并且在此基础上对营养摄入做出客观评价的基本方法。

膳食调查结果的分析与评价一般包括膳食结构分析与评价、膳食能量和营养素摄入量的计算与评价等。

课堂思考

对膳食调查的结果进行分析时应先从哪个方面着手？评价的指标是什么？

一、膳食结构分析与评价

膳食结构是指各类食物的品种和数量在膳食中所占的比重。将膳食调查结果与“中国居民平衡膳食宝塔”中所提出的理想模式进行比较，从而对被调查者的膳食结构进行分析评价。根据“宝塔”中的分类方法，可以将食物分为10类，即谷薯类、畜禽肉类、蔬菜类、水果类、蛋类、鱼虾类、豆类及其制品类、乳类及其制品类、油脂类和盐。可使用表3－9进行分析评价。

表3－9　膳食结构分析与评价表

食物种类	实际摄入品种	实际摄入量/g	“宝塔”推荐量/g	评价
谷薯类			250～400	
畜禽肉类			50～75	
蔬菜类			300～500	
水果类			200～400	
蛋类			25～50	
鱼虾类			50～100	
豆类及其制品类			30～50	
乳类及其制品类			300	
油脂类			25～30	
盐			6	

在进行食物归类时，应注意有些食物如豆制品和奶制品等需要进行折算才能相加。具体折算公式如下：

$$黄豆量=豆制品摄入量\times蛋白质含量\div35.1\%$$

$$鲜奶量=奶制品摄入量\times蛋白质含量\div3\%$$

“中国居民平衡膳食宝塔”中给出的食物推荐摄入量建议是一个平均值，在具体的实践中无须每天都按照“宝塔”建议量来摄入，但要经常遵循“宝塔”中各层各类食物的大体比例，可以周为单位来平衡膳食结构。除此之外，“宝塔”中给出的各类食物一天的摄入量建议，还要平均分配到三餐中，三餐食物量的分配及时间间隔应与作息时间和劳动状况相一致，如遇特殊情况可以适当调整。

二、膳食能量和营养素摄入量的计算与评价

为了帮助个体和人群安全地摄入各种营养素，避免可能出现的营养缺乏或营养过剩等相关营养问题，营养学家们根据有关营养素需要量的知识提出了适用于不同年龄、不同性别、不同劳动强度及不同生理状态人群的膳食营养素参考摄入量（DRIs），故在进行膳食能量和营养素摄入量评价时，可以根据 DRIs 对个体或群体的营养状况进行分析与评价，并且给出相应建议。

（一）膳食能量摄入量的计算与评价

膳食中能够提供能量的营养素主要包括 3 种，即蛋白质、脂肪、碳水化合物，这 3 种营养素经人体代谢后可释放能量，故又称为“产能营养素”。

1. 能量的营养素来源分布计算与评价

根据 3 种产能营养素的能量折算系数，可以分别计算出蛋白质、脂肪、碳水化合物所提供的能量及所占总能量的百分比，从而判断能量来源的合理性。

$$\text{总能量摄入量} = \text{蛋白质摄入量} \times 4 + \text{脂肪摄入量} \times 9 + \text{碳水化合物摄入量} \times 4$$

$$\text{蛋白质供能比} = \frac{\text{蛋白质摄入量} \times 4}{\text{总能量摄入量}} \times 100\%$$

$$\text{脂肪供能比} = \frac{\text{脂肪摄入量} \times 9}{\text{总能量摄入量}} \times 100\%$$

$$\text{碳水化合物供能比} = \frac{\text{碳水化合物摄入量} \times 4}{\text{总能量摄入量}} \times 100\%$$

在对计算出的结果进行评价时，可根据蛋白质供能比占总能量的 10% ~15%、脂肪占 20% ~30%、碳水化合物占 55% ~65% 的来源依据分析判断营养素摄入量的合理性。

2. 三餐供能比的计算与评价

在进行三餐供能比的计算时，应分别用早、中、晚餐摄入的食物所提供的能量除以一天总摄入能量再乘以 100%，从而得到三餐各提供能量的比例，推荐的比例参考范围为：早餐提供的能量应占全天总能量的 25% ~30%，午餐占 30% ~40%，晚餐占 30% ~40% 为宜。

（二）膳食营养素摄入量的计算与评价

根据膳食调查结果计算出各类食物的摄入量后，再通过查找“食物成分表”计算出每种食物中各种营养素的含量，将不同种类食物中各种营养素的含量相加，就可以得到摄入的各类食物中各种营养素的总含量。如膳食中总蛋白质的含量计算就是摄入的各种食物中蛋白质含量的加和，即

$$\text{膳食中总蛋白质} = \sum [\text{食物量（g）} \times EP \times \text{食物蛋白质含量} \div 100g]$$

其中，EP 为“食物成分表”中可食部比例。

（三）注意事项

（1）“食物成分表”中所列举的数据通常是每 100g 可食部食物的营养素含量，所以在计算中，必须根据摄入量及可食部进行换算后，查“食物成分表”再进行相关营养素摄入量的计算。

（2）在进行食物归类时，应注意有些食物要进行折算后才能相加，如计算乳类摄入量时，不能将鲜奶和奶粉直接相加，应按照蛋白质含量将奶粉折算成鲜奶量再相加；各种豆制品也应折算成大豆的量后再进行相加计算。

（3）如果被调查者摄入零食较多，如儿童、青少年等，在计算三餐供能比例时可将零食单独列出，分析零食的供能比，以给出合理化的建议。

课堂思考

1. “食物成分表”的食物分类和膳食结构分析中的分类有何异同？
2. 阐述 4 种膳食调查方法的技术要点及优缺点比较。

案例

中国居民营养状况调查内容与方法

我国于 1959 年、1982 年、1992 年、2002 年、2010 ~ 2013 年（简称 2012 年）和 2015 ~ 2017 年（简称 2015 年）分别开展了 6 次全国性的居民营养健康状况调查/监测，中国居民营养与健康状况调查由询问调查、医学体检、实验室检测和膳食调查四部分组成。

1. 询问调查：县（区）级调查单位基本信息收集内容包括调查样本地区人口、经济、社会及医疗卫生保健等信息。家庭询问调查问卷包括家庭基本情况登记表、个人健康状况调查表和体力活动调查表。

2. 医学体检：医学体检包括身高（身长）、体重、头围（3 岁以下）、腰围和血压（15 岁以上）。

3. 实验室检测：实验室检测包括样品采集和样品测定两部分。采集所有参加体检对象的血液样品，测定血红蛋白。采集膳食调查对象及 3 ~ 12 岁儿童补充人群的血液样品，分别测定空腹血糖（3 岁及以上）、血脂（3 岁及以上）、血浆维生素 A。对空腹血糖检测结果在 5.5mmol/L 及以上的调查对象，再进行糖耐量检测（测量早晨空腹口服 75g 葡萄糖后 2h 的血糖）。

4. 膳食调查：膳食调查采用 24 小时回顾法、食物频率法和称重法 3 种方法。由经过培训的调查员入户调查。

案例分析

我国全国范围内的居民膳食调查为何要选用 3 种调查方法？

复习与思考

第三章检测题

一、单项选择题

1. 生熟比是指(　　)。

A. 生食物体积/熟食物体积　　B. 熟食物体积/生食物体积

C. 生食物重量/熟食物重量　　D. 熟食物重量/生食物重量

2. 下列关于24小时回顾法说法错误的是(　　)。

A. 24小时回顾法所用时间短，应答者需要较高文化

B. 24小时回顾法常用于评价全人数的膳食摄入量，也适合描述不同组个体的膳食平均摄入量

C. 24小时一般指从最后一餐吃东西开始向前推24小时

D. 3天24小时回顾法不一定需要3天连续进行

3. 记账法的优点为(　　)。

A. 操作简单　　B. 费用高

C. 所需人力多　　D. 不可分析个体膳食摄入量

4. 某幼儿园三餐的能量分别为早餐30%、午餐40%、晚餐30%，某日三餐各有20名、30名、20名儿童用餐，计算该日的总人日数为(　　)人日。

A. 20　　B. 24　　C. 28　　D. 32

5. 如果要了解一所幼儿园幼儿的膳食结构，应采用(　　)方法。

A. 24小时回顾法　　B. 膳食史法　　C. 记账法　　D. 面对面调查法

6. 张某一天摄入的蛋白质为50.0g、脂肪为65.0g、碳水化合物为223.0g，则张某全天的总能量摄入量为(　　)kcal。

A. 1560　　B. 1677　　C. 1778　　D. 1789

7. 下列有关膳食调查方法的表述中不正确的是(　　)。

A. 回顾法是询问调查对象过去24小时实际摄食情况

B. 膳食史法询问过去一段时间一般的膳食模式

C. 记账法是通过称量记录一定时期内的食物消耗总量，并根据同时期的进餐人数，计算每人每天各种食物的平均摄入量

D. 对家庭的调查不适合采用记账法

二、判断题

1. 食物的可食部比例是恒定不变的。(　　)

2. 用称重法调查时，三餐之外的食物可以不记入称重记录。(　　)

3. 通过烹调，食物的重量一定会减少。（　　）

4. 膳食调查称重法适用于大规模的营养调查。（　　）

5. 食物消费量的计算为：实际消费量 = 结存量 + 购进量 - 废弃量 - 剩余量。（　　）

6. 在进行乳类摄入量调查食物归类时，需要将鲜奶折算成奶粉。（　　）

7. 膳食蛋白质 = Σ［食物量（g）×食物蛋白质含量/100g］。（　　）

三、案例分析题

1. 某成年男子体重70kg，从事轻体力劳动，全天需要能量2500kcal，蛋白质75g。该男子早餐的食物称重记录如下：

餐别	饭菜名称	原料名称	食物重量（g）	可食重量（g）	熟食重量（g）	熟食余重（g）
早餐	红豆二米粥	粳米	35	35	726	126
		小米	30	30		
		红小豆	10	10		

查“食物成分表”可知，每100g食品原料中能量和蛋白质的含量如下：

原料名称	可食部	能量（kcal）	蛋白质（g）
粳米	100	343	7.7
小米	100	358	9.0
红小豆	100	309	20.2

该早餐可以提供多少能量和蛋白质？该早餐安排得合理吗？若不合理，如何改进？

2. 李红，女，24岁，从事中等体力劳动，日推荐量摄入量2400kcal，现和父母同住，一般都在家吃饭。请采用称重法调查李红的膳食结构，并简述称重法调查的工作程序。

营养食谱编制 PPT

第四章 营养食谱编制

营养食谱编制也就是营养膳食调配计划的制订，具体来说是指按照不同个人或群体的生理需求特点，结合季节、年龄、性别、经济状况和饮食习惯等特点选择食物，科学分配每日各餐的主食和菜肴的操作过程。

本章以营养食谱编制的流程为主线，具体介绍营养食谱编制的原则及方法，重点介绍运用计算法进行个体营养食谱编制的操作步骤和编制规范以及运用食物交换份法进行群体膳食食谱编制的原则及方法等。通过对本章的系统学习，在掌握营养食谱编制的原则和方法的前提下，提高学生营养配餐的实践应用能力。

学习目标

知识目标

1. 熟知营养食谱编制的流程，领会营养食谱和食谱之间的区别。
2. 掌握营养食谱编制的方法，了解影响营养食谱编制的各种因素。
3. 熟悉营养食谱的分类方法，掌握食谱编制的各种原则。
4. 掌握进行营养食谱调整所需的相关知识。

能力目标

1. 能够根据食谱编制的原则合理地进行营养食谱的编制。
2. 能够灵活运用计算法对个体进行营养食谱的编制。
3. 能够运用食物交换份法对群体进行营养食谱编制。
4. 能够根据各就餐个人或群体的生理特点、年龄、职业、经济状况以及所处区域等实际情况，对初步编制好的食谱进行调整。

案　例

李红的减肥食谱

李红是一名大学三年级学生，她的体重比理想体重多出10kg。最近她从一本女性杂志上读到如何通过低碳水化合物饮食减轻体重的文章，于是准备尝试一下。依据食谱规定，李红可以不受限制地吃瘦肉、鱼肉、禽肉和禽蛋，但需要限制蔬菜、水果、米面类食品。最初的两周时间内，李红惊喜地发现自己果真减轻了1.3kg。但是随后体重停止下降，最近她却发现自己出现疲倦、轻微头疼的症状，同一宿舍的好友还反映她在说话时口中发出比较奇怪的如烂苹果的味道。李红不敢轻视，于是向一位营养师咨询自己的饮食计划是否可取。营养师首先给李红做了膳食评价，发现李红实际上每天需要摄入2000kcal的能量，开始减重饮食计划后每天只摄入1000kcal的能量，其中包括碳水化合物25g、蛋白质130g、45g脂肪，每天只喝3杯水。

案例分析

1. 李红为什么会出现头疼以及呼出像烂掉苹果的奇怪气味?
2. 李红的减重计划有什么问题？怎样科学设计她的减肥食谱?

第一节　食谱编制概述

人体每天都要从饮食中获得所需的营养素。不同的个体由于年龄、性别、生理及劳动状况等不同，对各种营养素的需要量也不同。一个人如果长期摄入某种营养素不足就可能产生相应的营养缺乏，如果长期摄入某种营养素过多也可能产生营养素过量导致的健康问题。因此，科学地安排每日膳食，从而获得品种齐全、数量充足的营养素显得非常重要。营养食谱编制和设计就是实现此目的的重要手段。

一、食谱编制的定义

营养食谱编制也就是营养膳食调配计划的制订，具体来说是指按照不同个人或群体的生理需求特点，结合季节、年龄、性别、经济状况和饮食习惯等特点选择食物，科学分配每日各餐的主食和菜肴的操作过程。

一方面，食谱编制是为了把“膳食营养素参考摄入量”（DRIs）和膳食指南的原则与要求具体化，并落实到就餐者的一日三餐，使人们通过饮食从所摄食物中获得人体所需的能量和营养素，以达到合理营养、促进健康的目的。另一方面，根据人体对营养素的需要，并结合当地食品的品种、生产供应情况、经济条件和个人饮食习惯等合理选择各类食物，编制符合营养原则和要求的食谱，从而达到有效的营养效果，起到节约食物资源，提高人民生活质量和健康水平的作用。

二、营养食谱的分类

按照使用对象不同，营养食谱可分为：个人食谱（只为一个人设计的食谱）和群体食谱（为某些特定人群设计的食谱，如中学生食谱、糖尿病人食谱、白领人群食谱等）；按照使用周期不同，又可分为：一日食谱、一周食谱和循环食谱等。一日食谱是指符合平衡膳食的要求，满足个体或群体的一日营养需要，确保一日营养全面、合理的食谱；一周食谱是指符合平衡膳食的要求，满足个体或群体的每日营养需要，确保营养全面、合理的食谱，并通过一周食谱的设计，保证膳食的平衡性和食物的多样性；循环食谱是指在一日食谱和一月食谱的基础上，依据季节和市场供应情况的变化，循环使用的食谱。

三、制定营养食谱的意义

（1）制作营养餐的基础。营养餐的制作是建立在营养食谱基础之上的。每一份营养食谱，都是通过调查、分析、计算、设计，按照营养食谱设计的要求而形成的，我们只有严格按营养食谱的设计去完成膳食制作，才能保证营养食品的科学性、合理性。

（2）采购食品原料的依据。营养食谱标明了主副食的品种和数量，我们必须严格按照营养食谱中的带量采购原料，才能保证营养餐的科学合理性。因此采购原料必须以营养食谱作为依据，了解食谱中原料的组成和用量，认真组织采购，从而保证企业生产的正常进行，同时还可以有效地控制成本。

（3）膳食调整和评价的基础。每份营养食谱在刚刚设计出来或使用一段时间后，有必要根据消费者身体状况、市场情况、消费规格等对营养食谱进行调整，调整的基础必须是营养食谱，否则就是无的放矢。另外，在对一个个体或群体的膳食结构进行评价时，膳食是否科学合理、能否满足用餐者的实际需要，仍然要通过对营养食谱进行分析，取得第一手资料。因此说营养食谱是膳食调整和评价的基础。

（4）营养普及和推广的重要手段。国家为提高国民身体素质，在对全民进行营养知识普及时，营养机构、餐饮企业在推销它们的营养产品时，医院营养科在给病人开具营养食谱时，都会以设计精美、科学合理的营养食谱为纽带，达到和目标对象有效的沟通交流，最终对营养普及、产品销售起到积极作用。

课堂思考

制定营养食谱要考虑哪些因素？设计好的营养食谱是否可以一直使用下去？

四、制定营养食谱的原则

营养早餐的设计

（一）食谱制定要符合平衡膳食的要求

1. 营养食谱应含有人体所需的充足的营养素

食谱中安排的食物应该含有能量、蛋白质、脂肪、维生素、矿物质等人体所需要的营养素，品种要齐全；同时膳食营养素要达到中国居民膳食营养素参考摄入量（DRIs）中日常供给量标准规定，数量要充足，并允许浮动范围在参考摄入量标准规定的10%以内。

2. 膳食中营养素的比例应和人体需要相适应

由于人体所需的各种营养素在人体内发挥的生理功能不尽相同，相互之间不能互相代替，如蛋白质具有的构成机体组织与调节生理功能的作用是其他任何营养物质所不具备的。另外，营养素与营养素之间在吸收和代谢中又是相互影响的。比如，如果在配餐中不考虑钙、磷两种元素之间的比例，钙多磷少，混合食物中的钙和磷就会形成磷酸钙盐沉淀排出体外，从而影响食物中钙的吸收。一般成人食物中钙磷比应为1∶1～1∶1.5，婴儿膳食的钙磷比应为1.5∶1～2∶1。因此，膳食中含有的营养素应有适当的比例，以符合人体营养生理的需要。

3. 三大产能营养素的来源和食物构成合理

人体所需的蛋白质、糖类、脂肪三大产能营养素，不仅在数量上，而且在质量上要符合人体的需要。我国居民膳食结构以植物性食物为主，为了保证优质蛋白质的摄入，动物性蛋白质和大豆蛋白质应占蛋白质总量的40%以上，最低不低于30%，否则就难以满足人体对蛋白质的生理需要。同样，由于不同食物中的脂肪酸组成不同，为了实现每日膳食中不饱和脂肪酸的供给，必须保证1/2的油脂来源于植物油，这样才能使人体摄入的饱和脂肪酸、多饱和脂肪酸与单不饱和脂肪酸之间的比例达到平衡。

4. 三餐能量分配合理

根据大多数人的工作、生活和生理特点，三餐食物中能量的分配，一般应该以午餐为主，早、晚餐能量需要相近，或晚餐略高于早餐。通常午餐应该占全日总能量的40%，早、晚餐各占30%；或者晚餐占30%～35%，早餐占25%～30%，也就是早、中、晚的供能比为3∶4∶3。但是，现今日常生活中大多数人们因早上和中午时间仓促，早餐比较简单，中餐比较随意，晚餐因时间充裕，膳食过于丰盛，这种饮食习惯很不科学，应该加以纠正。

关于一日几餐才比较合理，这要根据不同人群来加以区别。比如，幼儿园的小朋友，可以采取“三餐二点制”；糖尿病患者采取“少吃多餐制”；晚间工作或学习3～4

小时以上的，或者工作后的睡眠时间距晚餐 5～6 小时者，则需要增加夜宵。课间和夜宵的能量提供应以占日需总能量的 10%～15% 为宜。

（二）食谱制定要考虑人们的经济状况

人们的饮食消费和自身的经济状况紧密相关，因此制定食谱时必须考虑消费者的现实经济状况，追求营养与经济的最高效益。

1. 明确消费标准

膳食调配必须兼顾消费者的经济状况，饮食消费过低可能导致菜品过于简单，不能满足人体对营养的基本需求；饮食消费过高，会超出消费者实际经济承受能力。

2. 权衡营养价值和价格

食物的价格与营养价值之间没有直接联系。食物的价格主要是由生产过程中投入的社会必要劳动时间来决定的，同时还受到资源、产量、市场供求情况的影响；而食物本身的营养价值是和其中含有的营养素的数量、质量密切相关的，含有的营养素种类齐全、各营养素之间的比例与人体需要相匹配，并且数量充足，这样的食物营养价值就比较高；反之则低。

为说明食物价格与营养的关系，并提供选择食物时反映两者关系的指标，可采用“价格—营养指数”来表示。“价格—营养指数”是指单位金额（1 元人民币）可以购得的单位重量（可按照 kg 计）食物中营养物质的量。采购来的食物并不都是可食的，如水产品的鳞、壳，畜禽的骨头、内脏，植物的皮、根等，直接影响经济效益和营养价值因素，如鸡肉的蛋白质含量为 19.3%，超过肥猪肉和牛肉（它们分别为 13.2% 和 18.1%），但这是指经脱毛去内脏处理的纯鸡肉，实际上整鸡只有 66% 为可食部分，蛋白质含量仅为 12.7%。若鸡肉单价超过猪肉或牛肉，则不太经济。再如鲜春笋可食部分仅为 30%，可食部分价格相当于市品价格的 2 倍。因此，考虑食物的营养价值和价格的同时，必须注意可食部分的比例，并作为选择食物的重要因素。我们在选择食物时，尽量选择“价格—营养指数”高的食物。

（三）食谱制定要符合人们的饮食习惯

选择食物，除考虑“价格—营养指数”外，还要考虑到菜品的外观、职业特点、饮食习惯、性别、年龄等因素，同时兼顾饭菜的适口性。

1. 菜品外观要诱人

食物的外观直接影响着饮食者的食欲和情绪。饭菜的感观表现在色、香、味、形、器和触觉等方面，就餐者对食物的感知首先是从食品的外形特征开始的，其次才是菜品的味道。只有当菜品的颜色、形状等外观引起人们食欲，人们吃进富有营养的饭菜后，营养食谱中的营养物质才能发挥预期的营养效能；反之，饭菜的外观形象，如色彩、造型、气味等让人产生厌恶的感觉，那么，就餐者可能就会因此食欲下降，进食情绪差，不能够正常完成饮食活动，甚至拒绝进食该食物。

2. 要考虑就餐者的职业、年龄、性别等因素

就餐者还会因职业、年龄、性别、籍贯、主要经历和饮食习惯等不同，对菜肴色、香、味、形的要求也不太相同。即使对于饮食口味习惯比较定型的成年人来说，同样会因职业和经历的变化而有所改变。不同程度的脑力劳动、体力劳动使就餐者的饮食口味不同，不同的季节、时令和气候变化，也直接影响着就餐者的口味。如中老年人喜欢软、烂、细、润的菜品，儿童和青少年则喜欢香甜、酥脆的菜品。

3. 考虑饮食者的地域因素

我国是一个地大物博、人口众多的国家，不同区域的饮食习俗构成了底蕴深厚的中华饮食文化。了解不同区域的饮食习俗，用以指导人们的科学配餐，是营养工作者必须具备的基本知识。表 4－1 列举了我国一些地区人群的饮食习惯。

表 4－1　我国不同地区人群的饮食习惯

地区	范围	饮食习惯
华东地区	山东、江苏、安徽、浙江、上海、福建、江西	华东居民习以大米为主食，间吃面粉，杂粮甚少，偶尔食之，也只是调剂一下口味。他们擅长烹制糕、米团，糯米做的元宵独具特色。日习三餐，有时还“过中”或“消夜”；平时大多不断荤，节假日食谱更精约，有荤有素，干稀调配。蔬果四时供应充裕，鸡鸭鱼肉每月不缺，嗜好海鲜与野味，城镇居民多有吃零食的习惯。其口味大多清淡，略带微甜，一般不吃辣椒、大葱、生蒜和老醋；有生食、冷食之古风，炝虾、醉蟹、烫毛蚶、生鱼片比较受欢迎。水果多，炒货多，小吃多；喜食糖果、糕点、蜜饯和冷饮，果脯销量不大
中南地区	广东、广西、海南、湖北、湖南、河南	中南地区的主食多系大米，部分山区兼食番薯、木薯、蕉芋、土豆、玉米、大麦、小麦、高粱或杂豆。壮、黎、瑶、畲、土家、毛南等族善于制作粉丝、粽粑和竹筒饭，京族习惯于用鱼露调羹，高山族用大米、小米、芋头、香蕉混合饮更见特色。中南人的食性普遍偏杂，该区居民几乎不忌嘴，烹调选料广博为全国所罕见。肉品所占的份额较高，不仅爱吃禽畜野味，淡水鱼和生猛海鲜的食用量都位居全国前列。制菜习用蒸、煨、煎、炒、煲、糟、拌诸法，湘、鄂两省喜好酸辣甜苦辣，其他省区偏重清淡鲜美，以爽口、开胃、利齿、畅神为佳
华北地区	北京、天津、河北、山西、内蒙古	华北地区民风俭朴，饮食不尚奢华，讲求的是实惠；食风庄重、大方，素有“堂堂正正不走偏锋”的评语。多数城乡一日三餐，面食为主，小麦与杂粮间吃，偶有大米；馒头、烙饼、面条、饺子、窝窝头、玉米粥等是其常餐。旧时华北的蔬菜不是太多，食用量亦少，但来客必备鲜菜，过冬有“储菜”习惯，农户普遍挖有菜窖。由于历史原因所致，蒙古族食风、回族食风和满族食风在此有较深的烙印；京、津地区的一些百年老店多为来此谋生的山东人或河南人开设，有“国菜”之誉的北京烤鸭便是典型的齐鲁风味

续表

地区	范围	饮食习惯
西北地区	宁夏、新疆、青海、陕西、甘肃	习惯一日两餐，以面食为主，不太讲究副食品，口味喜欢酸辣，每餐必有“油泼辣子”，陕甘一带居民喜欢吃“锅盔”，即锅盖大小、4~5厘米厚的烙饼，陕西人喜欢吃羊肉泡馍、宽面条，西安、兰州人爱吃臊子肉面、拉面，饺子为节日待客佳品；西北地区居民饮食中蔬菜摄入量相对较少，加上有饮用高度白酒的习惯，因此高血压和脑卒中的发病率比较高
西南地区	四川、云南、贵州、西藏、重庆	西南地区的居民重视大米和糯米，兼食小麦、玉米、红苕、蚕豆、青稞、荞麦、土豆、红稗和高粱，还有些少数民族采取野生植物的根茎以代粮。其中，米制品小吃很有名气，米线鲜香，糌粑特异，糍粑、粽粑、竹筒饭、荷叶包饭、芭蕉叶包饭多用于待客，“天府小吃席”驰誉一方。一年四季都有蔬菜或野菜，或鲜炒、腌渍。肉类食品平常仅是点缀，但年节的消耗量大。食物构成较为合理，吃得香美而不奢靡。西南是川菜的“势力范围”，菜路广、作料多，以小炒、小煎、干烧、干煸和麻辣香浓的民间菜式著称于世
东北地区	辽宁、吉林、黑龙江	东北特产丰富，烹调原料门类齐全，人们称它“北有粮仓，南有渔场，西有畜群，东有果园”，一年四季食不愁。该地区日习三餐，杂粮和米麦兼备，一“黏”二“凉”的黏豆包和高粱米饭最具特色。主食还爱吃窝窝头、虾馅饺子、蜂糕、冷面、药饭、豆粥和黑、白大面包；以饽饽和萨其玛为代表的满族茶点曾名重一时。蔬菜则以白菜、黄瓜、番茄、土豆、粉条、菌耳为主，近年来大量引种和采购南北时令细菜，市场供应充裕。肉品中爱吃白肉、鱼虾蟹蚌和野味，嗜肥浓，喜腥鲜，口味重油偏咸。制菜习用豆油与葱蒜，或是紧烧、慢熬，用火很足，使其酥烂入味；或是盐渍、生拌，只调不烹，取其酸脆甘香

4. 兼顾饭菜的适口性

俗话说：“菜无定味，适口者珍。”营养食谱中的菜品选择和制作，一定要考虑就餐者的口味习惯，按照就餐者的口味喜好选择和制作菜品。

（四）食谱制定要考虑季节和市场供应因素

烹饪原料是膳食之本，“巧妇难为无米之炊”，没有原材料是无法制作出营养菜品的。因此在制定营养食谱时，如果不熟悉市场原料供应情况，即使设计出再好的营养食谱也无异于空中楼阁，无法完成营养菜品制作。烹饪原料是受市场供应、季节变化、交通运输、保鲜方法等因素影响的。虽然现在食材的保鲜加工和养殖或种植技术比较高，使得有些食材一年四季都有供应，但是，只有时令的烹饪原料才是最佳选择，因为时令的食材不仅外观、品质好，而且时令食材大多是在天然的条件下生长出来的，食材中含有的各种营养素的含量较多，对人有益的食养、食疗成分比较高。

相关链接　搜索

在外就餐会伤身?

最近媒体发出一条新闻,《美国高血压》杂志的一项最新研究发现:每周在外多吃一餐饭,患上前期高血压的风险就会提高6%。而且,年龄越大,这种在外吃饭带来的危险也会越大。

其实这也不是什么新鲜消息了,经常在外就餐容易让人患上肥胖和慢性病的研究结果比比皆是。有研究者分析美国人饮食行为变化和肥胖率变化的趋势认为,在外就餐频率的增加,特别是食用快餐频率的增加,是导致美国肥胖率提高的主要因素之一(Binkley,2004)。还有研究者分析发现,生活环境中的快餐店分布越密集,居民就越容易发胖(Maddock J,2004)。我国4个城市中的调查研究发现,经常吃西式快餐的学生,比一个月吃不到一次的学生肥胖风险明显加大(马冠生等,2012)。

为什么在外就餐会带来这些麻烦?

在外就餐和家庭饮食有很大的不同。人们在外就餐的时候,往往更重视食物好吃不好吃、方便不方便,对健康与否的关注度就没有那么强了,食物比例往往不合理。对美国青少年的调查结果显示,经常吃快餐,就意味着他们吃进去的热量和脂肪更高,水果、蔬菜和牛奶进食少,而汉堡、薯条和比萨吃得多,人也更容易发胖(Paeratakul,2003)。很多测定和计算都发现,相比于家庭制作的食物,餐馆食物中所含的脂肪更多、纤维更少,维生素和矿物质不足。人们在外餐时感觉味道很"足",比家里的饭菜"过瘾",是因为放的盐和增味剂(味精、鸡精、酵母水解物等)更多,吃到的钠非常多,频繁在外就餐可能因钠摄入过量而患高血压、胃癌和肾脏疾病的风险。吃了餐馆食物之后觉得特别渴,喝了很多水还不解渴,这种体验很多人都有过吧。过多的钠既损害皮肤,又促进水肿,还可能带来咽喉不适和莫名的头痛。

即便不考虑营养平衡和卫生,由于成本控制问题,食材品质、蔬菜新鲜度、油脂质量、调味品质量等因素,使外餐产品未必能有自己做的原料品质那么好。所以,在如今社会当中,在家吃饭是一种奢华,有人做饭更是一种幸福,天天在外就餐却未必是福分。

——搜狐网,http://www. sohu. com.

第二节　食谱编制——计算法

计算法是依据人体每日所需能量,以及三大产能营养素的供能比例,通过计算来确定食物的种类和数量,然后再组配成菜肴和主食的形式,最终形成营养食谱的方法。计算法编制营养食谱是营养食谱设计的基本方法,其基本流程如图4-1所示。

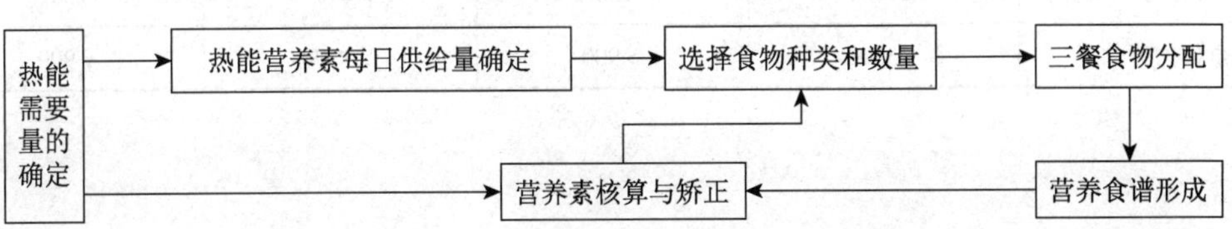

图4-1　计算法编制营养食谱的基本流程

一、热能需要量的确定

利用计算法编制一餐食谱

（一）能量的来源

人体所需能量主要来源于食物中含有的三大产能营养素在体内经生化氧化所释放出的热能，在营养学上，产生能量的单位用“卡（cal）或千卡（kcal）”“焦耳或千焦”（国际单位）表示。两者换算关系为：

1 千卡 =4. 184 千焦耳　　　1 千焦耳 =0. 239 千卡

人体所需要的三大产能营养素又叫“热源质”，包括：糖类、蛋白质和脂类。每克产能营养素在体内氧化所产生的能量值称为“食物的热价”或“食物的能量卡价”，又称“能量系数”。每克产能营养素在体外氧化所产生的能量值称为“物理卡价”，通过“弹式热量计”测定。体外燃烧是在氧的作用下完成的，体内燃烧是在酶的作用下完成的，各营养素燃烧后产热不同，产物也不一样。

每克产能营养素在人体内充分燃烧产能：糖类：4kcal/g；蛋白质：4kcal/g；脂肪类：9kcal/g。

（二）使用“食物成分表”，确定能量需要量

从“食物成分表”中，利用就餐者的具体信息可以直接查出不同人群的能量需要量。如高中学生（中等体力劳动者）每日需要的总能量为 2800kcal（见表 4 –2）。集体用餐对象的能量需要量，也可以根据表格中查到的数据进行计算得到（见表 4 –3）。

表 4 –2　能量供给量速查表

用餐对象（范围）	全日能量需要（kcal）	早餐能量需要（kcal）	午餐能量需（kcal）	晚餐能量需要（kcal）
学龄前儿童	1300	390	520	390
一至三年级学生	1800	540	720	540
四至六年级学生	2100	630	840	630
初中学生	2400	720	960	720
高中学生	2800	840	1120	840
脑力劳动者	2400	720	960	720
中等体力劳动者	2600	780	1040	780
重体力劳动者	>3000	>900	>1200	>900

表 4-3　建议中国成人活动水平分级

活动水平	职业工作时间分配	工作内容举例	体力活动水平（PAL）	
			男	女
轻	75%时间坐或站立 25%时间站着活动	办公室工作、修理电器钟表、售货员、酒店服务员、化学实验操作、讲课	1.55	1.56
中	75%时间坐或站立 25%时间特殊职业活动	学生日常活动、机动车驾驶、电工安装、车床操作、精工切割	1.78	1.64
重	40%时间坐或站立 60%时间特殊职业活动	非机械化农业劳动、炼钢、舞蹈、体育运动、装卸、采矿等	2.10	1.82

（三）不同人群日需总能量计算

可以利用公式计算不同人群日需总能量。计算公式为：

每日所需的总能量 = 标准体重（kg）×每日每千克体重所需能量

标准体重（kg）= 身高（cm）- 105

成人每日每千克体重所需要的能量和成人的实际体重、身高有密切的关系。具体的对应关系如表 4-4 所示。

表 4-4　成人每日能量供给量（kcal/kg 标准体重）

体型	体力活动			
	极轻体力活动	轻体力活动	中体力活动	重体力活动
消瘦	30	35	40	40～45
正常	20～25	30	35	40
肥胖	15～20	20～25	30	35

注：年龄超过 50 岁者，每增加 10 岁，比规定值酌减 10% 左右。

人的体型可以根据体质指数（BMI）来判断。成人体质指数计算公式为：

$$体质指数（BMI）= 体重（kg）÷ 身高^2（m^2）$$

以上体质指数（BMI）计算公式，仅适合 18～65 岁的成年人。世界卫生组织把亚洲成人体重分级为：正常者 BMI 为 18.5～23；肥胖者 BMI 为 25～30；超重者 BMI > 23；极度肥胖者 BMI > 30；消瘦者 BMI < 18.5。

例题 4-1　某大学一名大二的学生，男性，21 岁，身高 178cm，体重 78kg，求其每日所需的能量。

解：根据中国成人活动水平分级标准，此人为中等体力劳动者。

（1）标准体重 = 178 - 105 = 73（kg）

（2）体质指数（BMI）= 78 ÷（1.78 × 1.78）= 24.6（kg/m^2）

和世界卫生组织把亚洲成人体重分级标准相比较可以看出，由于24.6 > 23，故此人属于超重。

（3）查表得知超重、中等体力劳动者每日每千克体重所需的能量为30kcal/kg，

因此：日需总能量 = 73 × 30 = 2190（kcal）

（四）每餐需要能量的计算

根据三餐能量分配的比例（早餐占30%，午餐占40%，晚餐占30%），可以计算出每餐所需的能量。

例题4－2 已知脑力劳动者的日需要总能量为2400kcal，请你计算出此人午餐能量的需要量（保留1位小数）。

解：根据三餐能量分配的比例（早餐占30%，午餐占40%，晚餐占30%）

此人午餐所需的能量为

$$N_{午餐} = 2400 \times 40\% = 960\ (kcal)$$

二、产能营养素日需供给量的计算

依据平衡膳食的原理确定三大产能营养素在膳食中的供能比为：蛋白质占总能量的10%～15%，脂肪占总能量的20%～30%，碳水化合物占总能量的55%～65%。在实际工作中，要依据用餐者的年龄、性别、职业、劳动强度、体型等具体情况来确定一个比例。比如，蛋白质占15%，脂肪占26%，碳水化合物占59%，但是不管三者能量比例如何分配，其比例相加之和应为100%。据此，可以计算出每天蛋白质、脂肪和糖类的供给量。

（一）计算一人一日产能营养素的需要量

例题4－3 80岁以上中等体力活动的老年人，一天能量需要量为1900kcal，请计算出此人一日脂肪的需要量（要求写出计算过程，结果保留一位小数）。

计算步骤：

（1）利用脂肪在膳食中的供能比为总能量的20%～30%，计算出每日脂肪的能量供给。

（2）利用脂肪的产能系数为9kcal/g，计算出此人午餐脂肪的需要量。

解：根据题意可知：$N_{日需总能量} = 1900kcal$；脂肪的供能比值取20%，脂肪的产能系数为9kcal/g；午餐的供能比为40%。则：

（1）此人一日需要脂肪提供的能量

$$N_{脂肪} = 1900 \times 20\% = 380\ (kcal)$$

（2）此人一日脂肪的需要量

$$m_{脂肪} = 380 \div 9 = 42.2\ (g)$$

（二）计算一人一餐碳水化合物需要量

例题4－4 以30岁中等体力活动的成年健康男性为例，计算其早餐碳水化合物的需要量。设定其早餐提供的能量占全日能量的30%，碳水化合物提供的能量占全日能量的60%（要求写出计算过程，结果保留一位小数）（见表4－5）。

表4－5 18～50岁男性能量推荐值

体力活动水平	能量（kcal）
轻	2400
中	2700
重	3200

计算步骤：

（1）利用早餐的供能比为30%，计算出此人早餐碳水化合物的能量供给。

（2）利用碳水化合物在膳食中的供能比为总能量的55%～65%，计算出早餐碳水化合物的能量供给。

（3）利用碳水化合物的产能系数为4kcal/g，计算出此人早餐碳水化合物的需要量。

解：（1）确定早餐的能量需要：经查表：30岁中等体力活动的成年男性一天能量需要量为2700kcal，早餐占全天总能量的30%。

$$N_{早}=2700\times30\%=810\ (\text{kcal})$$

（2）根据能量需要量计算出早餐中碳水化合物所提供的能量。

$$N_{糖}=810\times60\%=486\ (\text{kcal})$$

（3）将能量转化为碳水化合物克数。

$$m_{糖}=486\text{kcal}\div4\text{kcal/g}=121.5\text{g}$$

答：该成年男性早餐需要碳水化合物121.5g。

三、主食品种和数量的确定

在我国的膳食结构中，主食是以大米、小麦、玉米、燕麦、小米等谷类为原料制作的饭、粥、糕、饼等食物。谷类原料中含有的营养素主要是碳水化合物，人体所需的糖类主要是从主食中得到。虽然人体所需要的糖类还可以从蔬菜、水果、含糖饮料和食用糖中摄取，但是，这些原料中的含糖量并不是很多。比如，一般每日需要500～800g的水果和蔬菜，其中一半为绿色蔬菜，蔬菜水果中糖类含量一般在5%左右，按照每日600g蔬菜水果供应，则由蔬菜和水果提供的糖类为30g，食用糖每日也不应该超过50g。所以，主食供给量的确定可以由糖类决定。

（一）食物中糖类的计算

我们只要知道了原料的质量，就可以利用食物的重量（单位 g）和“食物成分表”中每百克原料中含糖类的百分比，求出原料中糖的质量。其公式计算为：

$$m_{糖} = 原料质量（g）\times 每百克食物中的含糖比$$

同样，知道了人体需要的糖类的重量，就可以求出需要原料的质量。即：

$$M_{原料} = 糖的质量（g）\div 每百克食物中的含糖比$$

例题 4－5 制作一个馒头需要面粉 48g，请计算出这个馒头提供给人的糖类有多少（每百克面粉中含有糖类 75.8g）。

解：根据公式 $m_{糖} = 48 \times 75.8\% = 36.4$（g）

（二）主食品种和数量的确定原则

（1）制作主食所用粮食的量必须参照就餐者的能量需要量确定。如一个日需总能量为 2400kcal 的就餐者，需要由粮食提供的能量应为 1320～1560kcal，即需要粮食 377～445g。

（2）确定每日所需主食数量后，要保证在三餐中的占比合理。根据三餐能量的分配比，即早餐、中餐和晚餐的供能各占总能量的比为 30%、40% 和 30%。一般来说，每日每人所需粮食的量约为 420g，则三餐分配约为：早餐 105～126g、中餐 168g、晚餐 126～147g。

（3）粮食进食量受副食的影响很大，在搭配时应该考虑副食的搭配因素。人们平常进食的主食如馒头、米饭、水饺、包子、烙饼等，由于品种不同，对粮食需要数量也不尽相同。同时，人们进食的副食中，含有的部分产能营养素同样可以提供给人体能量。因此，要按照营养和能量合理分配的原则，在考虑主食粮食用量时还要兼顾副食的搭配因素。

（三）主食带量食谱设计

主食品种和数量主要根据提供的各类主食选料中碳水化合物的含量来确定。

例题 4－6 已知高中年级学生早餐需要的碳水化合物为 126g，请为其安排一日早餐主食的带量食谱（食物品种可任选两种）。

解：已知早餐碳水化合物需要 126g，查“食物成分表”得知，每百克大米和面粉含有的碳水化合物分别为 78.6%、75.8%。设给此中学生早餐吃稀饭和馒头，由稀饭和馒头提供的碳水化合物的比为 1:4。则：

$$m_{大米} = 126 \times 1/5 \div 78.6\% = 32（g）$$

$$m_{面粉} = 126 \times 4/5 \div 75.8\% = 133（g）$$

因此，此中学生早餐主食的带量食谱为：稀饭（大米 32g），馒头（面粉 133g）。

四、副食品种和数量的确定

（一）副食品种和数量确定的原则

（1）副食的食用量应该在确定好主食的基础上决定。例如，某人日需总能量为2400kcal，一般来说，每日每人所需粮食的量约为420g。按照蛋白质10%～15%的供能比计算，此人日需总的蛋白质为60～80g。而420g粮食中含有蛋白质约42g（每百克粮食中约含蛋白质10g），占蛋白质总需要量的50%左右。如按照动物性食物提供的蛋白质占30%左右，豆类和其他植物性食物提供的蛋白质占20%，则动物性蛋白质的提供不应低于18～24g，即需要动物性食物120～160g（动物性食物含有蛋白质大约在10%～20%，这里取15%计算），大豆及其制品为35～40g，以及蔬菜420g左右，烹调用油为22g左右。这种搭配不仅能够完全满足蛋白质、脂肪和能量的需要，而且能够基本满足矿物质和维生素的需要。

（2）菜品的定量主要是参照各类副食品的定量进行核定。由于常用菜单中的菜品组成（主配料配比）总是固定的，所以菜品的定量只能做到基本一致。为了缩小食品定量和营养食谱中饭菜定量之间的差距，制作食品时应该适当降低饭菜分配定量的起点额。比如，包子不能都以80g面粉原料为起点单位量，应有以40g、20g定量的包子，当然，包子中的馅心也应随之发生变化。同样，副食的定量应该适当降低起点额，如将饭店或餐馆中的一个例份菜肴分成1/2餐份、1/3餐份或1/4餐份。这样不但可以使定量分配更接近实际需要，而且可以减少浪费。

（二）副食品种和数量确定步骤

（1）计算主食中蛋白质的质量。

（2）求副食中应该提供的蛋白质的量（用标准摄入蛋白质的标准减去主食中蛋白质）。

（3）求各种副食应该提供的蛋白质的质量（按副食中蛋白质的2/3由动物性食物提供，1/3由豆制品提供）。

（4）求各种副食的供给量（查“食物成分表”计算）。

（5）设计蔬菜的品种和数量，形成食谱。

（三）副食带量食谱设计

例题4－7　某公司职员，晚餐需要蛋白质31.5g，他晚餐吃了鸡丝面（面粉40g）和红糖窝窝头（玉米面90g，红糖30g），副食吃鸡肉25g、猪肉20g，其余吃豆腐。请为其设计一日晚餐副食的带量食谱。

解：已知早餐蛋白质的需要量为31.5g，主食原料为面粉40g，玉米面90g，副食原料为鸡肉25g，猪肉20g。查“食物成分表”得知，每百克面粉、玉米面、鸡肉、猪肉和豆腐中含有的蛋白质分别为10.9%、9.2%、19.1%、21.3%、11%。

（1）求主食原料中含有的蛋白质的质量。

$$m_{面粉}=40\times10.9\%=4.36\ (g)$$

$$m_{玉米面}=90\times9.2\%=8.28\ (g)$$

（2）求主食原料中含有的蛋白质的质量。

鸡肉：$m_{猪肉}=25\times19.1\%=4.78\ (g)$

猪肉：$m_{鸡肉}=20\times21.3\%=4.26\ (g)$

豆腐：$m_{豆腐}=31.5-(4.36+8.28+4.78+4.26)=9.82\ (g)$

（3）求豆腐应该提供的蛋白质重量。

豆腐的重量：$m_{豆腐}=9.82\div11\%=89.3\ (g)$

（4）搭配蔬菜，设计食谱。

由于题目中已经安排此人吃鸡丝面，所以鸡肉就不做他用了。猪肉和豆腐，我们只要配以一些植物性原料，可以设计多种菜品，如青椒炒肉片、茭瓜炒肉丝、肉末豆腐、麻辣豆腐，等等。这里我们选择肉末豆腐，然后再配一些蔬菜，如青椒炒茭瓜（青椒20g、茭瓜50g）、蒜泥空心菜（空心菜80g）。

（5）此员工晚餐的带量食谱如下。

主食：鸡丝面（面粉40g、鸡肉4.78g），红糖窝窝头（玉米面90g，红糖30g）。

副食：肉末豆腐（猪肉4.26g、豆腐89.3g），青椒炒茭瓜（青椒20g、茭瓜50g），蒜泥空心菜（空心菜80g）。

水果：果盘（葡萄、苹果、橘子共计50g）。

五、一日食谱和一周食谱的形成

通过计算法掌握了一餐食谱的设计方法之后，就可以根据核定的每日每餐饭菜用量以及就餐总人数，计算出每日每餐食物用料的品种和数量，从而设计出一周（随营养食谱的周期而定）每日的食物用料计划。在设计各种类别的营养食谱时，要以营养配餐的十大平衡理论为指导，科学设计食谱，使所设计出来的食谱满足人体平衡膳食的需要。

（1）一餐食谱的确定。一般选择1~2种动物性用料，一种豆制品，3~4种蔬菜，1~2种粮谷类食物，根据选择的食物就可以计算并设计出带量食谱。

（2）一日食谱的确定。一般选择两种以上的动物性用料，1~2种豆制品及多种蔬菜，两种以上的粮谷类食物原料。

（3）一周食谱的确定。应该选择营养素含量丰富的食物，精心搭配，以达到膳食平衡。

第三节　食谱编制——食物交换份法

食物交换份法就是将常用食物按其营养素含量的近似值归类，计算出每类食物每份所含的营养素值，然后将每类食品的内容，按单位数量列出表格供交换使用。最后根据不同热能需要，按各种营养素合理分配比例，计算出各类食品的交换份数和实际食物的重量。凡按表中所列热量标准规定的各类食品单位数量进食者，一般均能达到较为合理的平衡膳食。

一、食物的分组

可以将常用食物大致划分为4组。

（1）谷薯组：富含碳水化合物的谷类食物，如大米、面粉、玉米、小米、马铃薯等，主要提供碳水化合物、蛋白质和B族维生素等。

（2）果蔬组：富含无机盐、维生素和植物纤维的食物，如芹菜、大白菜、黄瓜、花椰菜、苹果、番茄等，主要提供膳食纤维、维生素C、胡萝卜素、矿物质等。

（3）肉蛋组：富含蛋白质的食品，如猪肉、牛肉、鸡肉、鱼肉、鸡蛋等，主要提供优质蛋白质、脂肪、矿物质、B族维生素和维生素A等。

（4）热能组：供给热能的食品，如食用油、食糖等，主要提供脂肪和碳水化合物。

二、确定单位食品中的营养素含量

根据食物交换份法的定义，确定每类交换份的食品所含的能量要相似，每个交换份的同类食品中蛋白质、脂肪、碳水化合物等营养素含量相近。在用食物交换份法设计食谱时，可以查阅相关表格，在同类的各种食品中相互交换。食物交换份法设计食谱的步骤为：①先确定就餐者的日需总能量；②查表得出各类食品的份数；③根据表格中的数据，确定每类具体食品的质量；④合理分配食物到各餐中去，通过组配，形成营养食谱。

调整食谱时可以适当更换个别食物品种，也可以进行同类食物的更换，即遵循谷换谷、豆换豆、蔬换蔬、果换果的原则。各组别每单位交换食品的营养素含量如表4－6所示。

表 4-6　每单位交换食品的营养素含量

组别	类别	交换份（g）	每份质量（g）	能量（kcal）	蛋白质（g）	脂肪（g）	糖类（g）
谷薯组	谷薯类	1	大米或米粉约 25	90	2.0	1	20.0
果蔬组	蔬菜类	1	甲种蔬菜 400~600 乙种蔬菜 100~350	90	5.0	—	17.0
	水果类	1	200~250	90	1.0		21.0
肉蛋组	大豆类	1	25	90	9.0	4.0	4.0
	乳类	1	160	90	5.0	5.0	6.0
	肉蛋类	1	50	90	9.0	6.0	
热能组	硬果类	1	15	90	4.0	7.0	2.0
	油脂类	1	10	90	—		10
	食糖类	1	20	90	—	—	20

三、列出各类食品单位交换物质量

（1）谷薯组食品的热能等值交换份。每份谷、薯类提供蛋白质 2g、碳水化合物 20g、热能 90kcal（376kJ）。根茎类一律以净食部计算（见表 4-7）。

表 4-7　谷薯组食物每份食品的等值交换份

食品名称	重量（g）	食品名称	重量（g）
大米、小米、糯米、薏米	25	干粉条、干莲子	25
高粱米、玉米糁	25	油条、油饼、苏打饼干	25
面粉、米粉、玉米面	25	烧饼、烙饼、馒头	35
燕麦片、莜麦面	25	生面条、魔芋生面条	35
荞麦面、苦荞面	25	马铃薯	100
各种挂面、龙须面	25	湿粉皮	150
通心粉	25	鲜玉米	200
绿豆、红豆、芸豆	25		

（2）果蔬组食品的热能等值交换份。每份蔬菜类提供蛋白质 5g、碳水化合物 17g、热能 90kcal（376kJ）。每份蔬菜一律以净食部计算（见表 4-8）。

表 4-8　果蔬组食物每份食品的等值交换份

食品名称	重量（g）	食品名称	重量（g）
白菜、圆白菜、菠菜、油菜	500	白萝卜、青椒、茭白、冬笋	400
韭菜、茴香、茼蒿	500	倭瓜、南瓜、菜花	350

续表 4-8

食品名称	重量（g）	食品名称	重量（g）
芹菜、苤蓝、莴苣、油菜	500	鲜豇豆、扁豆、洋葱、蒜苗	250
西葫芦、番茄、冬瓜、苦瓜	500	胡萝卜	200
黄瓜、茄子、丝瓜	500	山药、荸荠、藕、凉薯	150
芥蓝菜、瓢菜	500	慈菇、百合、芋头	100
蕹菜、苋菜、龙须菜	500	毛豆、鲜豌豆	70
绿豆芽、鲜蘑、水浸海带	500		

（3）肉蛋组食品热能等值交换份。每份肉蛋类食品提供蛋白质 9g、脂肪 6g、热能 90kcal（376kJ）。除蛋类为市品重量，其余一律以净食部计算（见表 4-9）。

表 4-9　肉蛋组食物每份食品的等值交换份

食品名称	重量（g）	食品名称	重量（g）
热火腿、香肠	20	鸡蛋（1 个带壳）	60
肥瘦猪肉	25	鸭蛋、松花蛋（1 个带壳）	60
熟叉烧肉（无糖）、午餐肉	35	鹌鹑蛋（6 个带壳）	60
酱牛肉、酱鸭、大肉肠	35	鸡蛋清	150
瘦猪、牛、羊肉	50	带鱼	80
带骨、排骨	50	草鲤鱼、甲鱼、比目鱼	80
鸭肉	50	大黄鱼、黑鲢、鲫鱼	80
鹅肉	50	对虾、青虾、鲜贝	80
兔肉	100	蟹肉、水发鱿鱼	100
鸡蛋粉	15	水发海参	350

（4）热能组食品热能等值交换份。每份油脂提供脂肪 10g、热能 90kcal（376kJ）（见表 4-10）。

表 4-10　热能组食物每份食品的等值交换份

食品名称	重量（g）	食品名称	重量（g）
花生油	10	芝麻酱	20
玉米油	10	花生米	20
菜籽油	10	核桃	20
猪油	10	杏仁	20
牛油	10	葵花籽仁	30
黄油	10	蔗糖	20

（5）大豆类食品热能等值交换份。每份大豆及其制品提供蛋白质9g、脂肪4g、碳水化合物4g、热能90kcal（376kJ）（见表4－11）。

教学案例：大豆及发酵制品

表4－11　豆类食物每份食品的等值交换份

食品名称	重量（g）	食品名称	重量（g）
腐竹	20	北豆腐	100
大豆	25	南豆腐（嫩豆腐）	150
大豆粉	25	豆浆	400
豆腐丝、豆腐干	50		

四、列出不同能量需要量的食品交换份数

根据每个人日需总能量的不同，必须严格按照产能营养素热能供给量的比例安排等价交换的数量，然后就可以进行食物选择。不同热能的食品交换如表4－12所示。

表4－12　不同能量需要量所需的各组食品交换数

能量（kcal）	交换份	谷薯组	果蔬组	肉蛋组	热能组
1200	13.5	6	2	4	1.5
1300	14.5	7	2	4	1.5
1400	16	8	2	4	2
1500	17	9	2	4	2
1600	18	10	2	4	2
1700	19	11	2	4	2
1800	20	12	2	4	2
1900	21	12.5	2	4	2.5
2000	22	13.5	2	4	2.5
2100	23.5	14.5	2	4.5	2.5
2200	24.5	15.5	2	4.5	2.5
2300	25.5	16	2	4.5	2.5
2400	27	17	2.5	4.5	3
2500	28	18	2.5	4.5	3
2600	29	19	2.5	4.5	3
2700	30	19.5	2.5	4.5	3
2800	31	20	3	4.5	3.5
2900	32	21	3	4.5	3.5
3000	33.5	22.5	3	4.5	3.5
3100	34.5	23	3.5	4.5	3.5
3200	35.5	24	3.5	4.5	3.5

五、用食品交换份法编制营养食谱

在编制营养食谱时，要根据不同年龄、性别、劳动强度，来确定不同人每日所需要的能量，根据所需要能量，从表4－12中查出各类食品的交换数，再根据表4－7和表4－10确定每日具体食物的质量，并合理地将这些食物分配到一日三餐中去，即可设计出科学的营养食谱。

例题4－8 应用食物交换份法为一名35岁的机动车驾驶员设计一日营养食谱。

解题步骤：

（1）查表得，机动车驾驶员的体力活动类型为轻体力活动强度，每日需要的总能量为2400kcal。

（2）根据食物交换表，此人需要总交换份为27份，其中谷薯类17份、肉蛋类4.5份、蔬果类2.5份、热能3份（见表4－13）。

表4－13 此机动车驾驶员全日食物原料选择

食物组	谷薯类		肉蛋类		蔬果类		热能类	
交换份	17		4.5		2.5		3	
原料	名称	质量/份	名称	质量/份	名称	质量/份	名称	质量/份
	大米	200/8	豆腐	50/0.5	青椒	100/0.25	油脂	30/3
	面粉	150/6	牛奶	240/1.5	冬瓜	100/0.2	—	—
	面包	100/3	鸡蛋	30/0.5	雪梨	100/0.5	—	—
	—	—	瘦肉	50/1	橘子	50/0.25	—	—
	—	—	鸡肉	25/0.5	大白菜	100/0.2	—	—
	—	—	鱼肉	40/0.5	芹菜	100/0.2	—	—
	—	—	—	—	西红柿	100/0.2	—	—
	—	—	—	—	胡萝卜	50/0.25	—	—
	—	—	—	—	萝卜	100/0.25	—	—
	—	—	—	—	蘑菇	100/0.2	—	—

（3）将所选择的食物原料分配至三餐中去，然后经过设计组配，形成一日食谱（见表4－14）。

表 4－14　此机动车驾驶员的一日食谱

餐次	食物名称	原料组成	质量（g）	烹调方法
早餐	白粥	大米	50	煮
	牛奶	牛奶	30	煮
	煮鸡蛋	鸡蛋	24	煮
	杂粮面包	面包	100	—
	葱油萝卜丝	萝卜 麻油	100 5	凉拌
午餐	米饭	大米	175	煮
	炒三丁	鸡肉 青椒 胡萝卜	25 100 50	炒
	芹菜炒肉丝	芹菜 肉丝	100 25	炒
	白菜肉片汤	白菜 瘦肉 西红柿 植物油	100 25 50 15	氽
晚餐	馒头	面粉	125	蒸
	冬瓜鲫鱼汤	鲫鱼 冬瓜	50 100	炒
	蘑菇烧豆腐	西红柿 豆腐 蘑菇 植物油	50 50 100 10	烧
加餐	水果	橘子 鸭梨	100 50	—

第四节　食谱编制——营养配餐软件法

营养配餐软件是指利用计算机语言开发的一款用于膳食营养菜谱组件，根据不同用户进行科学配餐的软件。它包括营养学、计算机学、医学三个方面内容，需要解决菜谱中营养成分的计算、加工营养损耗以及配餐对象的饮食习惯等问题。借助营养配餐软件，可以方便、准确、高效地完成一系列的营养配餐任务，并通过软件的快速计算功能，分析就餐人员的营养需要，从而指导配餐的过程。

一、营养配餐软件的种类

营养配餐软件一般适用于医院、疗养院、军队、学校、幼儿园及有配餐用餐需要的单位食堂或个人等。目前，现行的营养配餐软件有很多种，如“自动配餐王”软件、“营养之星”软件、“营养配餐伴侣”小程序等。在选择营养配餐软件时，应考虑软件是否强化了智能配餐功能模块、是否强化了交流系统、基础数据是否翔实而准确、是否有带量分析表和输出打印功能、评价元素的的精细化和多样化、膳食配餐标准的灵活性等因素。

利用营养配餐软件编制一周食谱

二、营养配餐软件的使用

（一）“自动配餐王”软件的使用流程

（1）进入“客户档案”，输入信息（见图4－2）。

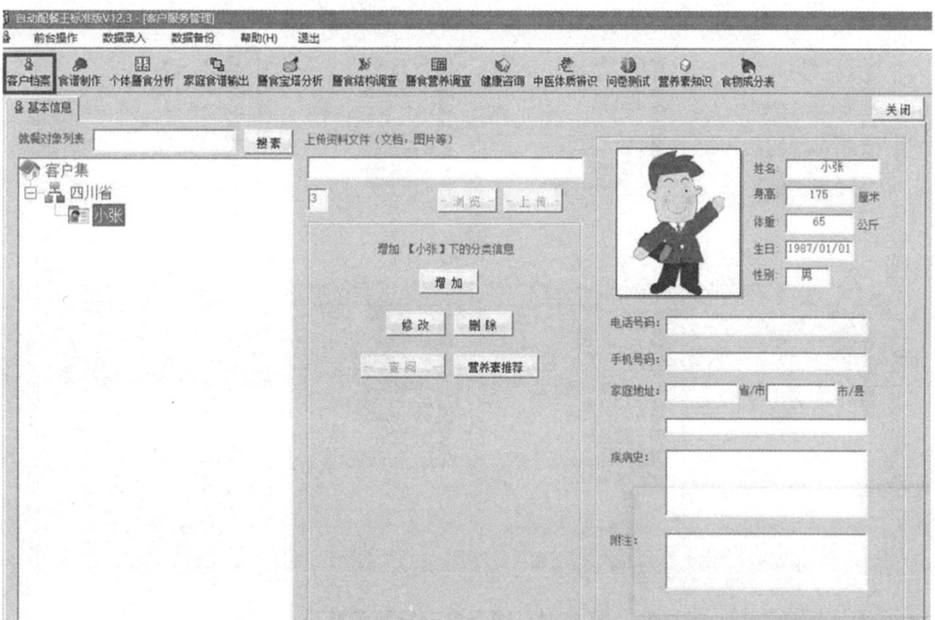

图4－2　客户档案界面示意

（2）进入“食谱制作”，选定用餐者，确定用餐时间及餐次比（见图4－3）。

（3）输出食谱（见图4－4）。

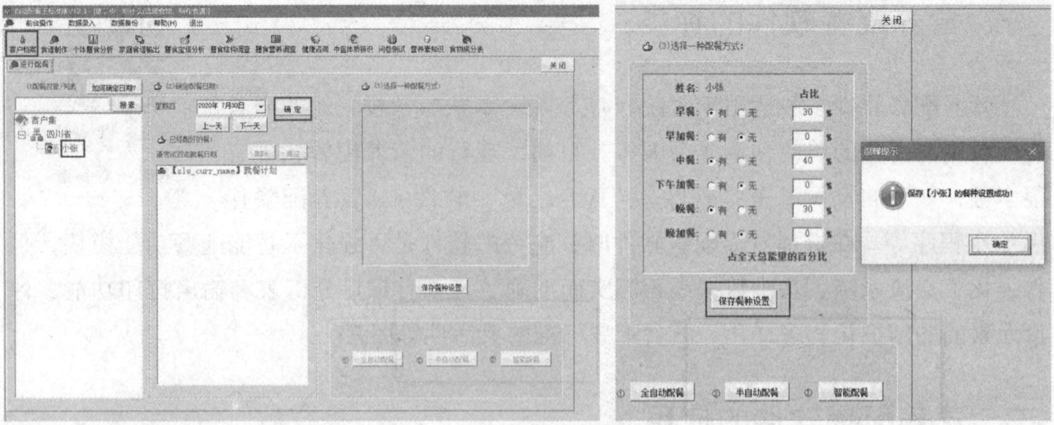

图4－3　食谱制作界面示意

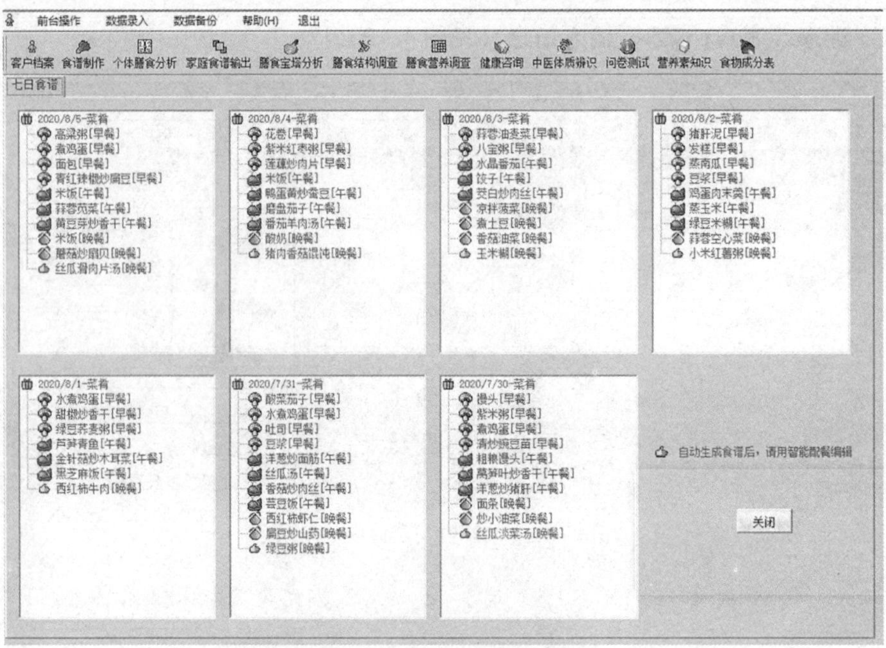

图4－4　输出食谱界面示意

（二）“营养配餐伴侣”软件的使用流程

（1）微信小程序搜索“营养配餐伴侣”（见图4－5）。

（2）输入账号、密码登录（见图4－6）。

（3）选择食品种类进行营养成分分析及营养配餐计算（见图4－7）。

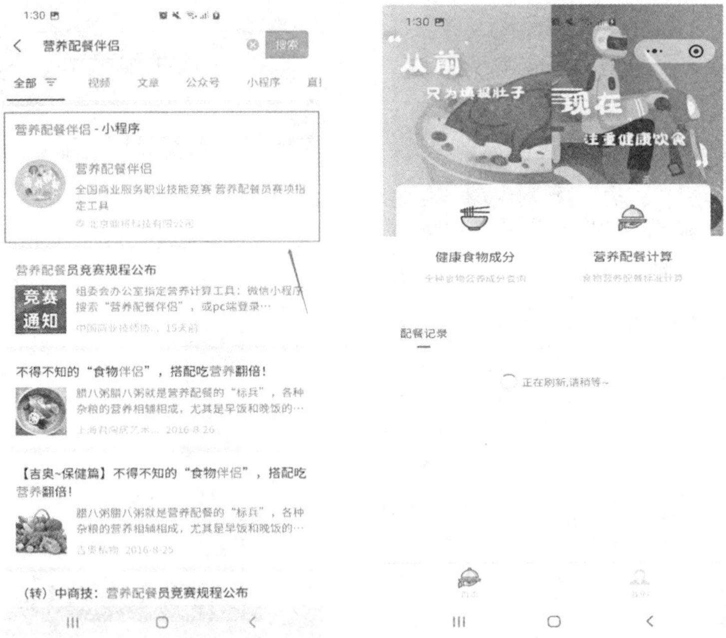
营养配餐伴侣
搜索
全部
视频
文章
公众号
小程序
营养配餐伴侣 - 小程序
营养配餐伴侣
全国商业服务职业技能竞赛 营养配餐员赛项指定工具
营养配餐员竞赛规程公布
竞赛通知
组委会办公室指定营养计算工具：微信小程序搜索“营养配餐伴侣”，或pc端登录…
不得不知的“食物伴侣”，搭配吃营养翻倍！
腊八粥腊八粥就是营养配餐的“标兵”，各种杂粮的营养相辅相成，尤其是早饭和晚饭的…
【吉奥~保健篇】不得不知的“食物伴侣”，搭配吃营养翻倍！
腊八粥腊八粥就是营养配餐的“标兵”，各种杂粮的营养相辅相成，尤其是早饭和晚饭的…
（转）中商技：营养配餐员竞赛规程公布
从前
只为填饱肚子
现在
注重健康饮食
健康食物成分
营养配餐计算
配餐记录
正在刷新,请稍等~

图 4－5　微信小程序搜索界面示意

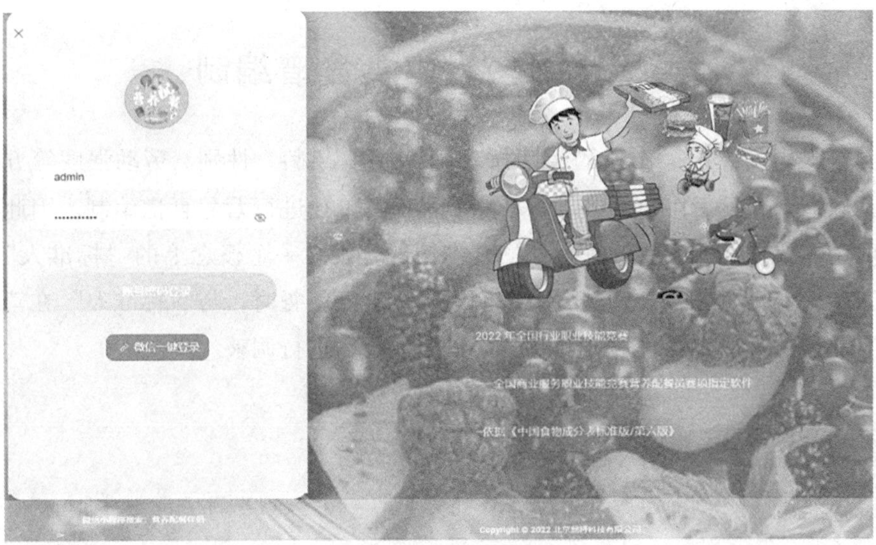
admin
微信一键登录
2022 年全国行业职业技能竞赛
全国商业服务职业技能竞赛营养配餐员赛项指定软件
依据《中国食物成分表标准版/第六版》

图 4－6　登录界面示意

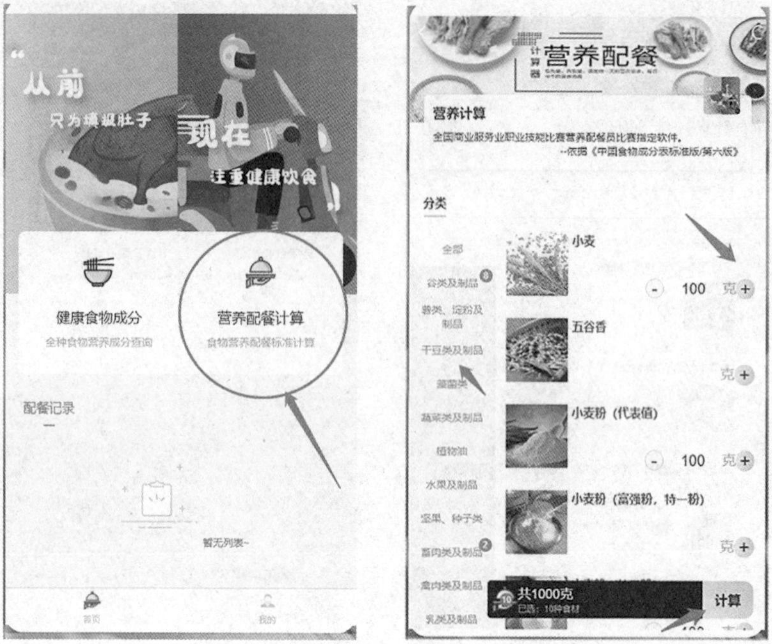

图4－7　营养配餐计算界面示意

第五节　多人膳食食谱编制

在对多人用餐营养食谱进行设计时，由于就餐者年龄、性别、劳动强度等方面存在的差异比较大，实际工作中不可能为每一个就餐者单独进行营养食谱编制。因此，在食谱编制时，需要根据大多数就餐人员的基本情况，设立一个概念上的“标准人”，以这一“标准人”的营养素需要作为食谱编制时的标准。就餐时，与“标准人”在营养素的需要量有差异的其他人群，则可以根据“折合系数”进行调整。

课堂思考

进行多人用餐食谱编制时如何操作才能保证每一个人均吃得营养科学？

多人用餐单位食谱编制步骤为：①了解用餐单位就餐人员基本情况；②确定劳动强度分级，统计就餐总人数；③确立标准人基本情况；④计算不同就餐人员的“折算系数”；⑤计算标准人日数；⑥按标准人的营养需要编制食谱；⑦进行一周食谱评价。

下面以一个实例来对多人用餐的营养食谱编制逐步进行解释说明。

例题4-9 请用多人用餐的营养食谱编制方法，为某企业食堂编制一份营养食谱。

（1）了解用餐单位就餐人员基本情况。经调查，某通信产品生产企业的食堂，就餐总人数共计1428人，男性1120人，女性308人，经过统计，该企业员工的年龄和岗位分布情况如表4-15所示。

表4-15 某通信产品生产企业员工基本情况一览

年龄（岁）	职业	人数	
		男	女
20~49	操作工	982	276
	司机、食堂工人	66	18
	勤杂人员	20	—
30~59	管理干部	52	14

（2）确定劳动强度分级，统计就餐总人数（见表4-16）。

表4-16 某通信产品生产企业员工劳动强度分级人数

年龄（岁）	职业	劳动强度	能量需要（kcal）		人数	
			男	女	男	女
20~49	操作工	中体力劳动	2700	2300	982	276
	司机、食堂工人	中体力劳动	2700	2300	66	18
	勤杂人员	重体力劳动	3200	—	20	—
30~59	管理干部	轻体力劳动	2300	1900	52	14

（3）确立标准人基本情况。从表4-16可以看出，该企业就餐人员最多的人群年龄在20~49岁，操作工岗位，属于中体力劳动，因此暂且把其定为“标准人”。在有些企业食堂中，如老年公寓食堂，最多的就餐者为轻体力劳动，这种情况下就可以选择轻体力的就餐者作为“标准人”。

（4）计算不同就餐人员的“折算系数”。把就餐人员中20~49岁的男性操作工确立为“标准人”，20~49岁男性操作工的能量需要量为2400kcal，即标准系数1。其他各类人员的能量需要量与之相比较即得出“折合系数”（见表4-17）。

表4-17 某通信产品生产企业员工折合系数一览

年龄（岁）	职业	劳动强度	能量需要（kcal）		人数	
			男	女	男	女
20~49	操作工	中体力劳动	2700	2300	1	0.852
	司机、食堂工人	中体力劳动	2700	2300	1	0.852
	勤杂人员	重体力劳动	3200	—	1.185	—
30~59	管理干部	轻体力劳动	2300	1900	0.852	0.704

（5）计算标准人日数（见表4－18）。由于多人用餐食谱是按照每标准人编制的，对一个多人用餐的单位来说，需要确定每日食谱中各种原料的购买量，计算出标准人日数的目的就是能够让采购人员精确地知道一日食物原料的购买量。

表4－18　某通信产品生产企业员工标准人日数一览

年龄（岁）	职业	劳动强度	能量需要（kcal）		人数	
			男	女	男	女
20～49	操作工	中体力劳动	2400	2100	982	235.2
	司机、食堂工人	中体力劳动	2700	2300	66	15.3
	勤杂人员	重体力劳动	3200	—	23.7	—
30～59	管理干部	轻体力劳动	2300	1900	44.3	11.9
标准人日数合计					1116	262.4
标准人日数总计					1378.4	

从表4－18可以看出，通信产品生产企业食堂的采购员，可以按照1378.4标准人核算一日食物原料的购买量。

（6）按标准人的营养需要编制食谱。根据标准人的能量需要计算出标准人的营养素需要量，然后按照前面讲述的编制营养食谱的方法进行营养食谱编制，具体要求与步骤和前面介绍的方法一样。

（7）进行一周食谱评价。一般情况下，多人用餐单位食谱编制都是按照一周为食谱周期的。因此在进行食谱确定时，要根据就餐的营养需要，对一周食谱中所含有的营养素是否符合人体需要，是否达到平衡膳食的要求等方面进行评价。对于三大产能营养素来说，每天都要按照一定的比例提供，而对于维生素A、矿物质等一些微量元素，只要保证一周平衡就可以了。除膳食中营养素的比例、数量和种类达到人体需要之外，还应该注意烹饪原料的种类分布，尽量做到品种多样，种属相差要远；同时注重菜品的口味、色彩、烹调方法的搭配，使菜品富于变化；且要兼顾就餐规格标准等要素，如有需要及时调整。

相关链接　搜索

“一老一小”，营养先行

为了对特殊人群的特别问题给予指导，《中国居民膳食指南（2022）》（以下简称指南）还制定了9种特定人群膳食指南，包括孕妇、乳母、0～6个月婴幼儿、7～24个月婴儿、3～6岁儿童、7～17岁青少年、老年人、高龄老人以及素食人群。在9种特定人群中，要特别注重高龄老年人和婴幼儿这“一老一小”群体的膳食营养。

针对“一老”人群，指南指出，高龄老年人要注重食物多样性，鼓励多种方式进食；在食物的选择上多选择质地细软、能量和营养密度高的食物；要经常监测体重，进行营养评估和膳食指导。

针对“一小”人群，指南指出，母乳喂养是婴儿出生后的最佳喂养方式，应坚持 6 月龄内纯母乳喂养，婴儿满 6 月龄起必须添加辅食，从富含铁的泥糊状食物开始，并坚持母乳喂养到 2 岁或以上。

——资料来源：中国青年网，https：//baijiahao. baidu. com/s？id =1732030077014183182&wfr = spider&for = pc.

第六节　食谱调整

食谱编制的后期工作就是根据就餐者的具体情况，对初步形成的食谱中食物的品种、数量、烹调方法等方面进行调整，通过增加、减少或更换食品原料的种类和数量调整，使营养食谱中含有的各种营养素的品种、比例和数量更加接近于用餐者（或用餐人群）的 DRIs 量，直至使数值相差不超过 10% 为好。一般情况下，每天的能量、蛋白质、脂肪和碳水化合物的量出入不应过大，其他营养素以一周为单位进行计算、评价即可，不必严格要求每份营养餐食谱的能量和各种营养素均与 DRIs 保持一致。

课堂思考

营养食谱设计好后是否可以立即投入使用？为什么？

一、食谱评价的内容

根据营养食谱制定的原则，食谱的评价包括以下几个方面内容：五大类食物是否齐全，是否做到食物的多样化；各类食物的数量是否充足；全天能量和营养素摄入是否适宜；三餐能量分配是否合理；早餐中的蛋白质和能量是否满足人体需要；优质蛋白质占总蛋白质的比例是否合理；三大产能营养素的供能比是否适宜等。

二、食谱评价的过程

（1）食物归类，列出每种食物的数量。按类别将食物归类排序，看食物种类是否齐全，是否含有谷薯类、肉蛋类、果蔬类、热能类的食物。缺少的应予以补充，过量的应该适当减少。

（2）计算出每种食物含有营养素的量。首先从“食物成分表”中查出各种食物每百克的能量及各种营养素的含量，然后计算出营养食谱中各种食物所含有的能量和营养素的量。

（3）汇总全天能量与营养素摄入。

（4）把结果与中国居民膳食营养素参考摄入量中同年龄、同性别人群的水平进行比较、评价。

（5）通过产能营养素的能量折算系数，计算出三大产能营养素的供能及占总能量的比例，将计算出的各种产能营养素分类相加，利用蛋白质、脂肪和碳水化合物的供能比例，计算出三大产能营养素的产能，进而计算出其各占提供能量的百分比，将所得的数值和 DRIs 中值相比较，然后科学评价。

（6）计算动物蛋白及豆类蛋白占总蛋白质的比例。计算出食谱中的动物蛋白质和豆类蛋白质的量，然后求出动物蛋白质和豆类蛋白质之间的百分比，看动物蛋白质是否占到了 30% 左右。

（7）计算三餐提供能量比。根据食谱分别计算出三餐中提供的能量，然后求出膳食实际提供的三餐能量供能比，之后和 DRIs 中规定的早、中、晚三餐能量分配比 30%、40% 和 30% 相比较，看数值是否相近。最后根据评价的结果，参照膳食营养素参考摄入量，重新调整各餐的食物分配和菜肴搭配，适当地增减食物种类和数量，使得调整后的营养食谱中，膳食营养素的搭配比例更趋合理。

复习与思考

一、名词解释

1. 营养食谱编制
2. 体质指数（BMI）
3. 食物交换份法

第四章检测题

二、填空题

1. 按照传统风味流派分类方法，中国菜肴的四大菜系是鲁、川、粤和__________。

2. 某中等体力劳动的妇女，身高 155cm，每日能量推荐为每千克标准体重 40kcal，其每日所需能量为__________kcal。

3. 儿童蛋白质供能占总能量的比例一般按__________计算。

4. 东北地区的居民喜欢吃面食，对__________菜也情有独钟。

三、选择题

1. 幼儿膳食不宜选择（　　）。

A. 粗粮食品　　B. 时令蔬菜　　C. 新鲜水果　　D. 辛辣食品

2. 主食量所提供的能量应占总能量的(　　)。

A. 50%　　B. 25%　　C. 55% ~65%　　D. 15%

3. 主食用量必须参照就餐人员的(　　)确定。

A. 进食量　　B. 人数　　C. 饮食习惯　　D. 男女比例

4. 营养配餐的“定量”是指(　　)。

A. 菜肴种类　　B. 烹饪时间　　C. 火候　　D. 标准称量

5. 以下体力活动属于轻体力劳动的是(　　)。

A. 讲课　　B. 学生日常活动　　C. 舞蹈　　D. 机动车驾驶

四、 判断题

1. 按照中国的标准，BMI < 18.5 为营养不良。(　　)

2. 只有在蛋白质满足最低需要量要求时，增加能量才会对蛋白质发挥有效的节约作用。(　　)

3. 成人能量和营养素需要的膳食目标制定的根据，是中国居民能量与营养素参考摄入量。(　　)

4. 轻体力劳动的成年人（体型为消瘦）每日能量的需要量为每千克标准体重35kcal。(　　)

5. 华北地区人的口味较重，食盐摄入量高，应予以纠正。(　　)

6. 回族居民饮食具有伊斯兰清真风格，饮酒但是不能吃猪肉、狗肉等食品。(　　)

五、 简答题

1. 制定营养食谱的原则有哪些？

2. 食谱编制的意义是什么？

3. 营养食谱评价的步骤是什么？

六、 案例分析题

在外就餐的危害

一项研究分析了 CADIA Study（一项以心血管风险为目标的大型流行病学研究）中的数据，发现越经常吃快餐，就越可能出现肥胖和胰岛素抵抗问题（Pereira M. A.，2005）。美国研究者对 1987 ~1990 年间全国营养健康调查数据进行分析发现，消费者每周在外多吃一次饭，每年就会增加 2 磅（0.91kg）的体重（Todd J.，2010）。我国研究者的调查也发现，经常在外吃午餐、晚餐和夜宵的人，超重肥胖率显著比很少在外就餐的人高（游凯等，2013）。

请根据以上案例，回答如下问题：

经常吃快餐对人体会产生哪些危害？如何科学地进食快餐？

不同人群的营养食谱设计 PPT

第五章 不同人群的营养食谱设计

营养食谱设计可将各类人群的膳食营养素参考摄入量具体落实到用膳者的每日膳食中，使他们能按需要摄入足够的能量和各种营养素，同时又防止营养素或能量的过高摄入，根据群体的营养素需要，结合具体情况，合理选择各类食物，达到平衡膳食。

教学案例：日常生活中的营养学观念

本章介绍了不同人群食谱设计的相关知识和技能。通过本章的学习，能利用所学指导不同人群养成良好的生活方式和饮食习惯，能在日常生活中对不良饮食习惯进行纠正。本章的重点是掌握不同人群的配餐原则，熟悉不同人群的营养需求，了解不同人群的生理特点。

学习目标

知识目标

1. 熟知营养食谱，掌握不同人群的营养需求和配餐原则。
2. 了解不同人群的生理特点。
3. 了解特殊环境下（高低温、有毒）常人的生理特点。
4. 了解运动员的生理特点及营养需求。

能力目标

1. 能按照不同人群的营养需求设计营养食谱。
2. 能开展不同人群的营养指导。
3. 能在教师的指导下，深入探究食谱的设计与开发。
4. 能对高低温条件下工作的人群进行营养配餐。
5. 能对运动员进行营养配餐。

案 例

“两低一高”的营养配餐干预

选取2013年8月到2014年8月在南京市妇幼保健医院营养不良营养科减肥门诊晶型减重且体重指数（BMI）≥28的单纯性肥胖妇女作为营养干预方案的研究对象，年龄18~52岁，排除妊娠妇女、哺乳期妇女、严重肝肾病及多囊卵巢综合征引起的继发性肥胖患者。

试验组每位减重患者均接受专业营养师的个体化咨询和指导，根据基础代谢率的不同设计“两低一高”特制营养食谱，供能比为蛋白质35%、碳水化合物35%、脂肪30%。根据专业营养配餐软件进行食物等量换算，制定每日三餐食物，食物搭配类型规定如下：

早餐：淡豆浆或豆腐脑200~400mL，鸡蛋1~2个，蔬菜或菌菇类100~200g；

中晚餐：蔬菜200~250g（根茎类蔬菜除外），肉类100~150g；

全天烹调用油20~25g；同时，添加营养代餐粉（热量80kcal，蛋白质6g，脂肪1.4g，碳水化合物8g）1份作为“两低一高”营养构成的强化，口服善存成人型复合维生素矿物质片1粒/d。

此营养干预进行45天后，得出：“两低一高”的营养配餐干预方式能够有效减轻单纯性肥胖女性的体质量、体脂肪及内脏脂肪，而不影响瘦体质量、蛋白质和水分含量，是科学、健康的减重营养干预方式。

——资料来源：戴永梅，苗苗，张悦．复合型营养干预对单纯性肥胖妇女减重效果的研究［C］．第十二届全国营养科学大会论文汇编，2015.

案例分析

1. 学习营养食谱设计的必要性是什么？

2. 营养食谱设计需要从哪些方面着手？

第一节　母婴营养食谱设计

一、乳母营养食谱设计

正常情况下，新生儿在出生8小时后应该开始得到母乳的喂哺，即进入哺乳期。因此，一个产妇从孕妇进而变为乳母的过渡时间是短暂的。

乳母膳食摄入对乳母及婴儿健康的意义非常重要。乳母一方面要逐步补偿妊娠、分娩时所损耗的营养储备，促进各器官、系统功能的恢复；另一方面还要分泌乳汁、哺育婴儿。如果营养不足，将会影响母体健康，减少乳汁分泌量，降低乳汁质量，影响婴儿生长发育。研究表明，母体健康以及母乳分泌量和母乳营养成分受乳母营养状态的影响，因此，应根据泌乳期生理特点及乳汁分泌的需要，合理安排饮食，保证充足的营养供给。

（一）乳母的生理特点

1. 泌乳活动

一般乳母平均每日可分泌800～1000mL乳汁，产后2个月泌乳量逐渐增加，9个月后逐渐减少。母乳量的多少与乳母的营养状况有直接关系，因此产后必须摄入营养丰富的食物；若限制产妇的饮食，则会影响到母婴的健康。

2. 乳母动用机体储备补充乳汁

为维持乳汁成分的恒定，保证乳汁质量，乳母除了从饮食中补充营养外，还必须动用在肝、骨骼及其他器官中所存在的营养素。当营养供应不足时，就会破坏本身的组织来满足婴儿对乳汁的需要，所以为了保护母亲和分泌乳汁的需要，必须供给乳母充足的营养。研究表明，乳母每日通过泌乳要损失约300mg的钙，如此时膳食供应不足，则要从乳母的牙齿、骨骼组织储备中摄取，以维持乳汁分泌的平衡。这样，3个月就要动用母体储存量的2%，将会造成乳母骨痛、牙齿松动、骨软化症等。

3. 乳母的基础代谢率增高

哺乳期处于基础代谢的活跃阶段，哺乳妇女比普通未哺乳妇女基础代谢要高出20%。每日泌乳活动所消耗的热能约为700kcal，在分娩后的4～6个月中，婴儿的体重比出生时增加了1倍，乳母分泌乳汁所消耗的能量约等于整个孕期能量消耗的总和。

（二）乳母的营养需要

乳母的营养是乳汁分泌的物质基础，直接关系到乳汁分泌的质与量。健康而营养状况良好的哺乳期妇女，其膳食状况并不明显影响乳汁中所有的营养素。

1. 能量

乳母对能量的需求有所增加，除要满足其自身的能量外，还要供给乳汁所含的能量和分泌乳汁的过程本身需要的能量。通常，哺乳期妇女维持泌乳所需的额外能量与其泌乳量呈正比关系。人乳的能量为67～77kcal/100mL，按照世界卫生组织估计的哺乳期妇女产乳效率80%计算，每产生100mL乳汁需要能量约为85kcal。在哺乳的前6个月，平均泌乳量每日为750mL，其后的6个月每日约为600mL。一般情况下，哺乳期妇女在妊娠期所储存的脂肪可在哺乳期提供能量为100～200kcal/日；同时哺乳期妇女的体脂丢失为0.5～1.0kg/月。

中国营养学会推荐哺乳期妇女应每日增加能量摄入500kcal，其中最好有100kcal来自蛋白质。衡量乳母摄入的能量是否充足，可根据母乳量和母亲的体重来判断的。泌乳量应能使婴儿饱足，而母亲应逐步恢复至孕前的体重。如果母亲较孕前消瘦或孕期储存的脂肪不减，表示能量摄入量不足或过多。

2. 蛋白质

乳母摄入适量的蛋白质对维持婴儿的生长发育、免疫和行为功能等十分重要。人乳中蛋白质的含量约为 1.2g/100mL。若平均泌乳量每日以 750mL 计算则含蛋白质 9.0g，但是母体内膳食蛋白质转变为乳汁蛋白质的有效率为 70%，故分泌 750mL 的乳汁需要消耗膳食蛋白质 13g。如果膳食蛋白质生理价值不高，则转变成乳汁蛋白质的效率更低。

乳母膳食中蛋白质的营养状况对乳汁的分泌影响很大。如果膳食中蛋白质的质和量不理想，可使乳汁分泌量减少，并影响到乳汁中蛋白质氨基酸的组成，表现为赖氨酸和蛋氨酸含量降低，这说明供给乳母足量、优质的蛋白质是非常重要的。考虑到大多数中国人摄入的膳食蛋白是以植物性蛋白为主，故中国营养学会推荐哺乳期妇女应比非妊娠妇女每日多摄入 20g 膳食蛋白质，达到每日 85g，其中一部分应为优质蛋白质，如牛肉、鸡蛋、肝和肾等。

3. 脂肪

乳母能量的摄入和消耗相等时，乳汁中脂肪酸与膳食脂肪酸的组成相似。乳中脂肪含量与乳母膳食脂肪的摄入量有关，当哺乳期妇女膳食中能源不足，而动员自身脂肪组织作为能量来源时，乳汁中的脂肪酸组成就与人体的储备脂肪组织相似。婴儿的吸吮也会影响母乳中脂肪含量，每次哺乳过程中后段脂肪含量比前段含量高，有利于控制婴儿的食欲。脂类与婴儿的脑发育有密切关系，尤其是其中的不饱和脂肪酸，如 DHA（DHA 主要存在于深海鱼和鱼油中），对中枢神经的发育特别重要，脂溶性维生素的吸收也需要脂类，所以乳母的膳食中要含有适量的脂类，并且动物性与植物性脂肪应适当搭配。

目前，我国还没有关于脂肪的每日推荐摄入量，但其所供给的能量应低于摄入总能量的 1/3。乳母摄入脂肪的量以占总能量 27% 为合适。

4. 矿物质

（1）钙。母乳中钙的含量较为稳定，每天从乳汁中排出的钙约为 300mg，如乳母的钙供给不足就会动用自身骨骼中的钙来满足乳汁中钙含量，导致乳母出现腰腿酸痛、抽搐，甚至发生骨质软化症。为保证乳汁中正常的钙含量，并维持母体钙平衡，应增加乳母钙的摄入量。乳母每天钙的适宜摄入量为 1200mg/d，除多食用富含钙质的食物（如乳类、豆类以及其制品）外，也可用钙剂、骨粉等补充。

（2）铁。尽管铁不能通过乳腺进入乳汁，一般情况下，乳母也没有月经失铁，但哺乳期仍需要食用含铁较高的膳食来补充，目的是恢复孕期铁丢失（胎儿铁储备和产时出血），建议每天膳食中铁的适宜摄入量为 25mg/d。

（3）碘和锌。乳汁中碘和锌的含量受乳母膳食影响，且这两种微量元素与婴儿神经系统的生长发育及免疫功能关系较为密切。中国营养学会推荐乳母碘和锌的摄入量分别为：200μg/d 和 21.5mg/d，均高于非孕妇女。

5. 维生素

（1）维生素 A。乳母 V_A的摄入量可以影响乳汁中 V_A的含量，因为 V_A可以少量通过乳腺进入乳汁，尤其产后 2 周内的初乳富含 V_A，随着成熟乳汁的产生，V_A含量逐渐下降，平均为 60μg/100mL。通过膳食补充 V_A可使乳汁中 V_A含量提高数倍，但是乳母膳食 V_A转移到乳汁中的数量有一定限度，超过一定限度则乳汁中 V_A的含量将不再按比例增加。乳母膳食 V_A的推荐摄入量每日为 1200μg RE，可耐受最高摄入量每日为 3000μg RE。我国膳食中 V_A一般供应不足，因此乳母需要注意膳食的合理调配，多选用富含 V_A的食物。

（2）维生素 D。V_D几乎不能通过乳腺进入乳汁，因此母乳中 V_D含量很低。目前认为哺乳期妇女无须额外补充 V_D，只要能保证婴儿多晒太阳或适量补充鱼肝油及其他 V_D制剂即可。

（3）维生素 E。V_E有促进乳汁分泌的作用，乳母膳食 V_E适宜摄入量每日为 14mg α－生育酚，通过多吃植物油，特别是豆油、葵花籽油和豆类，能够满足需要。

（4）维生素 B_1。维生素 B_1是乳母膳食中很重要的一种维生素，母乳中硫胺素含量平均为 0. 02mg/100mL。不论乳母的营养状况如何，补充硫胺素后乳汁中含量明显增高。已证明该种维生素能够改善乳母的食欲和促进乳汁分泌。如果乳母的膳食中缺乏这种维生素，就会导致乳汁中缺乏维生素 B_1，严重时可使母乳喂养的婴儿发生婴儿型脚气病。由于膳食中硫胺素被转运到乳汁的有效率仅为 50%，故应特别注意增加乳母维生素 B_1的供给。乳母膳食维生素 B_1的参考摄入量为每日 1. 8mg，通过日常膳食不易达到，应增加富含维生素 B_1食物的摄入量，如通过多吃瘦猪肉、粗粮和豆类等增加维生素 B_1的摄入量。

（5）维生素 B_2。母乳中维生素 B_2的含量平均为 0. 03mg/100mL。维生素 B_2的情况与维生素 B_1相似，乳汁中的浓度可反映乳母的膳食摄入情况，如果给乳母补充维生素 B_2，则乳汁中维生素 B_2的含量就会明显增加。乳母膳食维生素 B_2的参考摄入量为每日 1. 7mg，多吃肝、奶、蛋以及蘑菇、紫菜等食物可改善维生素 B_2的营养状况。

（6）其他维生素。乳汁中维生素的含量在一定范围内可反映乳母营养水平。V_C就是其中之一，在正常的膳食条件下，乳汁中 V_C的含量平均 5. 2mg/100mL。乳中 V_C浓度有明显的季节性波动，这反映乳汁中 V_C含量与乳母的膳食有密切关系。我国膳食 V_C推荐摄入量每日为 135mg，只要经常吃新鲜蔬菜和水果，特别是鲜枣与柑橘类，就容易满足需要，V_C的可耐受最高摄入量每日≤1000mg。其他有关的维生素，如烟酸，参考摄入量为每日 18mg，通过膳食的合理搭配通常能够满足需要，烟酸的可耐受最高摄入量每日 35mg。乳母的叶酸需要量也高于正常未孕的妇女，给营养不良的母亲补充叶酸可增加乳汁中叶酸的含量，但对营养状况良好的乳母则无此效果。膳食叶酸参考摄入量每日为 500μg，可耐受最高摄入量每日 1000μg。

6. 水分

乳母摄入的水量与乳汁分泌量有密切关系，如水分摄入不足将直接影响乳汁的分泌量。

乳母每天应多喝水，还要多吃流质的食物，如肉汤、各种粥等，用以补充乳汁中的水分。

（三）乳母的营养配餐原则

由于乳母要分泌乳汁、喂养婴儿，消耗能量与各种营养素较多，因此乳母在选择食物时，应合理搭配膳食，做到品种多样、数量充足、营养价值高。哺乳期膳食调配应参考我国营养学会推荐摄入量，增加各种营养素摄入量，尤其是蛋白质、钙、锌、铁、碘和 B 族维生素，注意各营养素间的合适比例，如蛋白质、脂肪、碳水化合物供热比应分别为 13% ~15% 、27% 、58% ~60% 。

母乳是婴儿最理想的食品，能满足 4 ~6 个月内婴儿的生长发育需要，并与其消化能力相适应。如果乳母营养不足，不但会影响母体健康，也会因为乳汁质量降低而影响婴儿生长发育。因此，合理膳食对乳母非常重要。在哺乳期间，乳母膳食安排要注意以下几点。

1. 食物种类齐全、多样化

应该尽量做到食物种类齐全，不偏食，主食应粗细搭配，副食应多样化，一日以4 ~5 餐为宜。食物要多样化，保证各种营养素的供给。只有选择多种不同的食物原料才能保证各种营养素的供给。特别是营养价值比较高的鱼、肉、蛋、乳、豆类等，每天都要保证一定的量，避免只吃一种或两种食物。有些地区，妇女产后只吃红糖、鸡蛋、小米，或只喝鸡汤，这不但不利于产妇营养素的供给，乳汁分泌的质和量都会因此受到影响。

2. 供给充足的优质蛋白质

动物性食品如鱼、禽、蛋、瘦肉可提供丰富的优质蛋白质，乳母宜多食用，每日 200 ~250g。每天摄入的蛋白质应保证 1/3 以上来自动物性食品。大豆类食品能提供丰富的优质蛋白质和钙质，也应充分利用，尤其对于经济条件受限制者，更应多摄入大豆及其制品，以补充蛋白质。

3. 适当增饮奶类，多喝汤水

奶类含钙量高，易于吸收利用，是钙的最好食物来源。鱼汤、鸡汤、肉汤的营养丰富，含有可溶性氨基酸、维生素和矿物质等营养成分，还能刺激消化液的分泌，改善食欲，帮助消化，促进乳汁的分泌，故乳母每天应多饮汤水。

4. 摄入足够的新鲜蔬菜、水果和海产品

新鲜的蔬菜和水果含有多种维生素、无机盐、纤维素、果胶、有机酸等成分，海产品可以供给适量的碘和锌。这些食物可预防微量元素缺乏，防止便秘，促进泌乳，是乳母每日膳食不可缺少的食物，每天要保证供应 500g 以上。乳母还要多选用绿色蔬菜，有些地区产后有禁吃蔬菜和水果的习惯，应予以纠正。

5. 注意烹调方法

对于动物性食品，如畜、禽、鱼类，以炖、煨、煲等烹调方法为最好，少用油煎、

炸、烤等烹调方法。乳母分泌乳汁，每天水的需要量增加，经常供给一些汤汁，如鸡、鸭、鱼、肉汤，既可以增加水分的摄入，也有利于补充营养，促进乳汁分泌。烹调蔬菜时，注意尽量减少维生素 C 等水溶性营养素的损失。

乳母要少吃盐和腌制食品、刺激性大的食品（如某些香辛料）、污染食品等。乳母吸烟、饮酒、喝咖啡或长期服用某些药物，可通过乳汁影响婴儿的健康，特别需要加以注意。

（四）乳母食谱举例

乳母一日食谱举例如表 5－1 所示。

表 5－1　乳母一日食谱举例

餐别	食物	数量
早餐	赤豆粥	赤小豆 10g，粳米 100g
	花卷	面粉 50g
	煮鸡蛋	鸡蛋 50g
	凉拌黄瓜	黄瓜 100g
早点	牛奶	牛奶 250mL
	强化钙奶饼干	25g
午餐	米饭	粳米 150g
	花生排骨汤	花生 25g，猪排骨 100g
	炒卷心菜	卷心菜 200g
午点	西红柿鸡蛋面	面条 50g，鸡蛋 50g，西红柿（青菜）100g
晚餐	小米粥	小米 50g
	馒头	面粉 50g
	黑木耳炒青菜	青菜 200g，黑木耳 10g
晚点	鲫鱼汤	鲫鱼 100g

相关链接　搜索

产褥期营养摄入的误区及新模式

“坐月子”是一种产妇康复护理传统知识实践，是中国民间对产褥期的一种俗称，也是改善女人体质的最好时期。然而，研究发现，产妇在产褥期出现的多种健康问题可能与传统“坐月子”过程中的某些错误认识有关。这些误区主要包括产妇“坐月子”期间不能吃蔬菜、水果及生、冷、硬和酸的食物；不能喝白开水，只能喝桂圆汤、鸡汤和红糖水；不能刷牙、洗头、洗澡；不能下床活动，卧床也要遮挡严实等。因此大多数妇女在整个产褥期几乎只摄入小米、面条、鸡蛋等食品，而富含矿物质和维生素的蔬菜、水果等很少或根本不摄入。这些不合理的饮食行为习惯可直接或间接地影响产妇康复，还可能导致一些肛肠类疾病（便秘、痔疮等）和产后过度肥胖等疾病的发生，应引起足够的重视。调查显示，产妇产褥期感染率约为 10%，约有 20% 的产妇在“坐月子”期间不吃任何蔬菜，80% 左右的产妇不吃任何水果，60% ~80% 的产妇不刷牙、不洗澡。

产褥期是妇女一生中非常特殊的时期，合理的营养和膳食摄入对产妇及婴儿的健康都有着重要的意义。产妇的饮食需做到多样化，每餐应尽量做到清淡为主、干稀搭配、粗细搭配和荤素搭配，以保证各种营养的摄入量充足。产后胃液分泌减少会造成产妇食欲不佳，喜欢进食流质或半流质饮食，所以膳食应以汤类、粥和果汁为主，使之更易于消化和吸收。适量的食用蔬菜、水果不仅能增加营养、帮助消化，而且可以提供丰富的维生素、矿物质和纤维素，以弥补体内营养素的缺乏。

——资料来源：胡玉华，祁娜，姚鑫．产褥期产妇膳食营养模式研究进展［J］．食品与机械，2013（4）：254－257.

二、婴儿的营养

（一）婴儿期的生理特点

婴儿期指从出生到1周岁以前，是从母乳营养到逐渐依赖其他食物营养的过渡期，也是儿童生长发育最快的一年。婴儿的体重、身高、大脑增长速度快，1岁时体重将增至出生时的3倍，身长为出生时的1.5倍左右，在出生时胸围比头围要小1～2cm，到婴儿4个月末时，胸围与头围基本等同。婴儿期也是大脑的迅速发育期，脑神经细胞数目继续增加，细胞体积逐渐增大，至1周岁时，脑重量达900～1000g，接近成人脑重的2/3。所以，这一时期是人一生中生长发育的第一个高峰期。

尽管婴儿的生长发育速度很快，但是其消化道及泌尿系统发育尚未完全，在对食物的消化、吸收和废物的排泄方面功能还不完善。婴儿口腔狭小，出生时涎腺细胞不发达，唾液分泌量少，到3～4月唾液腺才逐渐发育完全，唾液内淀粉酶含量开始增加。同时，婴儿期婴儿的乳牙萌生还不完全，到12个月有6颗左右。另外，婴儿的胃容量很小，出生时仅为25～50mL，出生6个月后可达200mL，消化功能也不完善，胃肠道的消化酶分泌及蠕动能力远不如成人。婴儿对母乳以外的食物耐受性较差，容易发生过敏反应而导致腹泻，影响营养素的吸收，这种不耐受性往往易与肠道感染相混淆。

（二）婴儿的营养需要

营养是保证婴儿生长发育的物质基础，每个细胞的增长和细胞数量的增多都需要大量的营养素作为细胞构成的最基本物质，而每个细胞的新陈代谢和功能发挥也都需要这些营养素作支撑。与成人相比，除了维持生命需要的各类营养物外，婴儿需要相对更多的营养素和能量，以保证生长发育。如果长期营养供应不足，生长发育就会受阻，甚至停滞不前，不仅影响婴儿当时的健康状况，还可能由于失去发育的最佳时期而影响成长后的健康，故婴儿期营养对其一生的体质都具有重要意义。

婴儿期生长所需要的营养，在其最初阶段，主要依靠出生前在母体内储备的营养。但这个储备很快就会被消耗掉，因此在婴儿期，母乳和饮食提供营养是非常重要的。

1. 能量

婴儿的总能量消耗包括基础代谢、体力活动、食物的特殊动力作用、能量储存及排泄耗能和生长发育消耗能量。《中国居民膳食营养素参考摄入量》建议 0~12 个月婴儿的能量 AI 为每体重 95kcal/（kg·d）。

能量供给不足时，其他营养素在体内的利用会受到影响，同时机体还会动用自身的能量储备，甚至消耗自身组织来满足生理需要，因此导致生长发育迟缓、消瘦、活动力减弱或消失，甚至死亡。相反，能量供给过多又可导致肥胖。因此，为了使婴儿时期体重能按正常比例增加，能量摄入应与需要平衡。

2. 蛋白质

婴儿每日每千克体重对蛋白质的需要量比成人要多，出生头 2 个月，50% 蛋白质用于长身体。1 岁以后生长速度下降，约有 11% 的蛋白质用于生长发育。因此婴儿必须从摄取的饮食中获得各种必需氨基酸。除成人的 8 种必需氨基酸外，婴儿早期肝脏功能不成熟，还需要由食物提供组氨酸、半胱氨酸、酪氨酸以及牛磺酸。人乳所含必需氨基酸的量和比例符合婴儿需要。《中国居民膳食营养素参考摄入量》建议婴儿蛋白质 AI 因喂养方式而异，人乳喂哺的婴儿蛋白质 AI 为 2.0g/（kg·d），牛乳喂养时为 3.5g/（kg·d），大豆或谷类蛋白质喂养时为 4.0g/（kg·d）。

婴儿期蛋白质供养不足，不仅会影响身体的生长和发育，甚至会影响大脑的发育而导致智力低下。蛋白质供养不足能够导致婴儿的体重和身高增长缓慢，肌肉发育松弛，严重时还会出现贫血症状和免疫力低下。如果婴儿期严重营养不足，会引发营养不良性水肿和各种并发疾病。

3. 脂肪

婴儿需要各种脂肪酸和脂类，初生时脂肪占总能量的 45%，随月龄的增加，逐渐减少到占总能量的 30%~40%。同必需氨基酸一样，必需脂肪酸（亚油酸和 α-亚麻酸）也是人类生长发育所必需的、只能从食物中摄取的一类脂肪酸。婴儿神经系统的发育需要必需脂肪酸的参与，所以必需脂肪酸提供的能量不应低于总能量的 1%~3%。此外，长链多不饱和脂肪酸花生四烯酸（AA）和二十二碳六烯酸（DHA）大量存在于视网膜和脑中，也是婴儿正常生长发育所必不可少的。

婴儿期因新陈代谢较快，对脂肪的需求也高于成人，所以在婴儿 4 个月龄以后应该添加一些富含脂肪的食物来补充其营养摄取。蛋黄、黄油、芝麻、肉类等食物中富含一定脂肪，将这些食物做成粥或糊状喂养婴儿，可以达到补充脂肪的目的。

脂肪摄入不足可导致必需脂肪酸缺乏和能量不足；脂肪摄入过多则可引起食欲不振、消化不良及肥胖。

4. 碳水化合物

碳水化合物是人体主要的能量营养素，能够帮助完成脂肪氧化，节约蛋白质消耗，同时它还是脑细胞代谢的基本物质。婴儿需要的碳水化合物较成人多，每日每千克体重约需12g。乳类中所含的乳糖对婴儿特别相宜，因乳糖可在肠道内全部溶解，易吸收，又可引起酸性发酵，有助于钙的吸收和促进乳酸杆菌生长，有效抑制病菌或病毒在肠道中生长。由于缺乏淀粉酶，婴儿最初3个月对淀粉不容易吸收，所以米、面等淀粉食物应在4月龄后开始添加。4个月龄以后的婴儿可以添加米粥类、面汤、薯泥等食物，接近周岁时可以让孩子吃一些馄饨、饺子、馒头、米饭、面包之类的食物，这些食物中含有丰富的碳水化合物，能够满足身体发育的需要。

如碳水化合物长期供养不足，可导致营养不良。但碳水化合物的摄取量也必须合理，如果碳水化合物进食过多、蛋白质摄取不足，婴儿的体重就会增长过快，体形发胖，而肌肉发育松弛，同时身体的抵抗能力变差，容易生病。

5. 矿物质

矿物质是人体必需的营养物质，在婴儿时期具有极为重要的作用。较容易缺乏的矿物质有以下几种：

（1）钙。钙是人体发育必需的营养素，只有摄取足够的钙，才能保证促进骨骼、牙齿的生长和坚硬。婴儿出生时体内钙含量占体重的0.8%，到成年时增加为体重的1.5%～2.0%（达700～1200mg）。这表明在生长过程中需要储留大量的钙。婴儿每日每千克体重约需钙400mg，生长速度快、个头大的孩子对钙的需要量更多。4～6个月龄后的婴儿在添加辅助食物时，应多选用大豆制品、牛乳粉、蛋类、绿叶菜等。这些食物中富含钙，可以使用这些食物加工成奶粉米糊、牛奶米粥、鸡蛋面条、牛肉羹、豆腐糕、鸡蛋羹等以有利于婴儿的喂养，使其摄取足够的钙。儿童如果长期缺乏钙，容易患佝偻病，使牙齿发育不良，并会出现心律不齐、平足、抽搐、血凝不正常，易患流血不止等疾病。

（2）铁。婴儿阶段身体生长发育速度快，对铁的需求量很大，由于胎儿在出生前的最后一个月里，会在母体内利用母体的供养在自己的肝内储入较多的铁，但这部分的储备仅够出生后3～4个月的需要。由于各种乳类的铁含量均不能满足婴儿身体发育的需要，所以必须及时补充铁的摄取。周岁以内婴儿每日需铁10～15mg，4个月龄以后的婴儿在喂养时应补充含铁食物，如蛋黄、猪肝、猪肉、牛肉和豆类等，可以将这些食物加工成糊状或粥状喂养婴儿，效果较好。铁供应不足可以导致缺铁性贫血，患病高峰年龄主要是6月龄至两岁的婴儿。缺铁除了引起血液系统的改变以外，还可影响婴儿行为和智能的发育，严重贫血可增加婴儿的死亡率。

（3）锌。锌对机体免疫功能、激素调节、细胞分化以及味觉形成等过程有重要影响。婴儿期每日需锌3～5mg。人乳中锌的含量高于牛乳，初乳含量尤高，所以让孩子吃上初乳是非常重要的。鱼、肉、虾等动物性食物的含锌量也很高，在婴儿4个月龄以后，应该适当添加鱼、虾、肉泥等富含锌的食物。婴儿如果缺锌，会出现食欲减退、停止生长等症状。

6. 维生素

维生素是人体必需的营养素，婴儿生长发育过程中离不开对各类维生素的摄取。

（1）维生素A。人乳中的维生素A含量较其他动物乳多，以母乳喂养为主的孩子一般不至于出现维生素A的缺乏。当婴儿3~4个月龄以后，母乳中的维生素A的含量也开始显得不足，应该及时给孩子补充一些动物性食物，如肝、肾、蛋类和奶油等。另外胡萝卜、红薯、西红柿、菠菜、苋菜、橘子等，维生素A的含量也比较丰富。如婴儿体内维生素A缺乏，将导致生长迟缓，甚至生长停滞，并容易患各种皮肤病和黏膜炎症，易患弱视、夜盲症等。但维生素A过量会引起中毒，表现出呕吐、昏睡、头痛、皮疹等症状。

（2）维生素D。婴儿所需维生素D的主要来源除了靠母乳提供外，还应该注意喂养一些鱼肝油和动物肝脏、蛋黄等，另外经常进行阳光紫外线照射，也可以将皮下脂肪的7－脱氢胆固醇转变为维生素D。维生素D缺乏可导致佝偻病，我国婴儿佝偻病的患病率一直较高，主要原因就是人乳或牛乳中维生素D的含量较低。故应自新生儿2~3个月起就添加维生素D制剂，并且应多晒太阳。但应该注意的是长期过量摄入维生素D会引起中毒，产生对机体健康成长不利的影响。

（3）其他。B族维生素是婴儿生长发育不可缺少的营养素。维生素B_1在谷类、豆类及动物性食品中含量较为丰富；维生素B_2在各种绿叶蔬菜、肉类中含量较高。维生素C在橘子、猕猴桃、山楂、西红柿、菠菜、苹果、鲜枣中的含量较多，将这些水果和蔬菜煮成汁喂养婴儿可以补充维生素C。体内如缺少维生素C，有可能患坏血病。早产儿或人工喂养的婴儿还应该注意维生素E的补充。

（三）婴儿喂养

婴儿的喂养有母乳喂养、人工喂养和混合喂养三种方式。

1. 母乳喂养

婴儿出生后6个月内完全以母乳来满足全部液体、能量和营养需要的喂养方式为纯母乳喂养。除母乳之外，仅给予水或其他非营养液体的喂养方式为几乎（或基本）纯母乳喂养。母乳是6个月龄之内婴儿最理想的天然食品，纯母乳喂养能满足6个月龄以内婴儿所需要的全部液体、能量和营养素，因此，应首选母乳喂养婴儿。对于不能完全母乳喂养的婴儿也可以选择混合喂养或人工喂养。

产后5天内分泌的乳汁为初乳，初乳量少、质稠、色略黄，含蛋白质、矿物质和维生素较多，含脂肪和乳糖较少。之后第6~10天的乳汁为过渡乳，过渡乳中的乳糖和脂肪含量逐渐增多，而蛋白质含量有所下降。大约2周后为成熟乳，呈白色，富含蛋白质、乳糖、脂肪等多种营养素。初乳具有以下特点：蛋白质含量约为10%，成熟乳仅为1%。含丰富的抗体，包括分泌性免疫球蛋白A以及乳铁蛋白、白细胞、溶菌酶及抗菌因子。初乳还含有丰富的牛磺酸，可促进小儿生长发育。锌和碘含量也较多，有利于新生儿成长，故应鼓励母亲产后尽早开奶。

母乳是婴儿生长发育最理想的天然食品，具有下列优点：

（1）母乳营养素齐全，消化吸收率高，能全面满足婴儿生长发育的需要。母乳中总蛋白质含量虽低于牛乳，但其中乳清蛋白与酪蛋白的比例为6:4，而牛乳为2:8，乳清蛋白在胃酸的作用下形成较稀软的凝乳，易为婴儿消化吸收。母乳蛋白中必需氨基酸的构成与婴儿体内必需氨基酸的构成最为一致，能被婴儿最大限度利用。此外，母乳还含有较多的牛磺酸，能满足婴儿组织发育的需要。母乳脂肪颗粒小，以不饱和脂肪酸为主，并含有酯酶，易于消化吸收。其中丰富的必需脂肪酸可直接供给婴儿以满足脑部及视网膜发育的需要，有利于中枢神经系统和大脑发育。母乳中钙含量约为30mg/100mL，低于牛乳，但母乳中钙磷比例适宜，加上乳糖的作用，可满足婴儿对钙的需要。人乳和牛乳一样含铁都很少，但人乳中的铁可被吸收50%，而牛乳中的铁只能吸收10%。母乳中其他常量元素和微量元素齐全，含量可满足婴儿生长发育的需要而又不会增加婴儿肾脏的负担。

（2）母乳含有大量免疫物质，能提高婴儿对疾病的抵抗力。母乳能增强婴儿的抗病能力。初乳中含有大量的分泌型免疫球蛋白A抗体，在肠道内不被消化，附在肠黏膜表面，抵御感染与过敏原的侵入，从而增强新生儿的抗病能力。成熟乳中含有特异性抗体，具有抗胃肠道感染和抗病毒活性的作用。母乳中还含有溶菌酶和吞噬细胞，具有抗感染作用。另外，母乳中含有较多的乳铁蛋白，它具有抑制大肠杆菌和白色念珠菌的作用，再加之母乳中还含有乳过氧化氢酶双歧因子及抗葡萄球菌因子，因此母乳喂养的婴儿不易发生胃肠道疾病。

（3）哺乳增进母婴情感交流，促进婴儿智能发育。母亲在哺乳过程中，通过每日对婴儿皮肤的接触、爱抚、目光交流、微笑和语言，可增进母婴的感情交流，有助于乳母和婴儿的情绪安定，有益于婴儿的智力发育。

（4）母乳喂养经济方便又不易引起过敏。母乳喂养婴儿经济方便，任何时间母亲都能提供温度适宜的乳汁给婴儿。母乳喂养的婴儿极少发生过敏，也不存在过度喂养的问题。从远期效应来说，母乳喂养的儿童很少发生肥胖症，糖尿病的发生率也比较低。

（5）母乳喂养过程有利于婴儿乳牙的生长发育。由于婴儿吮吸母乳时，不需挺舌，而是必须充分地应用嚼肌，因此，母乳喂养过程有利于乳牙的生长发育，防止门牙外凸。

2. 人工喂养

完全用动物乳类或其他合理的人工代乳品喂哺婴儿称为人工喂养。对人工喂养品的要求是必须使其质量尽量接近人乳并适合婴儿的消化能力。常用的人工喂养品有以下几种：

（1）牛乳。母乳缺乏时，一般常用鲜牛乳替代。牛乳的需要量可按小儿蛋白质需要量计算。已知牛乳内含蛋白质3.3g/100mL，故6个月龄以下婴儿每日牛乳需要量如按100mL/kg体重计算，即可获得蛋白质3.3g/kg体重。婴儿添加辅食后，牛乳的量可逐渐减少。到1周岁时已能食肉类及其他富含蛋白质的食品，一般每日需600～700mL牛乳就足够了，牛乳摄入量过大可导致辅食摄入不足，影响小儿生长。由于牛乳与母乳在成分上的差异（见表5－2），使牛乳较难消化吸收。因此，用牛乳喂养3～4个月以内的婴儿，需加水稀释，也可用5%的米汤或5%的糖水来替代水，以补充碳水化合物。用米汤稀释牛奶有许多好处，既可提供能量，又可减小牛乳的凝块，还可以刺激淀粉酶的分泌。各月龄常用的稀释奶如下（牛乳∶米汤或水）：出生后1～2周用2∶1的奶，以后用3∶1的奶，4～5个月后用不稀释的全奶。

表5－2　母乳、牛乳的营养素含量及婴儿的需要量比较

营养素	单位	母乳	牛乳	营养素需要量	
				0～6个月	7～12个月
水	mL	89.7	90.2		
能量	kcal	70.0	67.0	120kcal/kg	100kcal/kg
蛋白质	g	1.07	3.4	1.5～3.0g/kg	1.5～3.0g/kg
脂肪	g	4.2	3.9	占能量45%	占能量30%～45%
乳糖	g	7.4	4.8		
维生素A	μg	60.0	31.0	400	400
维生素D	μg	0.01	0.15	10	10
维生素C	mg	3.80	1.50	40	50
维生素B_1	mg	0.02	0.04	0.2	0.3
维生素B_2	mg	0.03	0.20	0.4	0.5
烟酸	mg	0.62	0.89	2	3
钙	mg	35.0	24.0	300	400
铁	mg	0.08	0.05	0.3	10
铜	μg	39.0	21.0	400	600
锌	μg	295.0	361.0	1500	8000

注：母乳、牛乳均以100mL计。

（2）羊乳。蛋白质含量与母乳接近，乳糖的量介于母乳与牛乳之间，但钙磷比不如牛乳。羊乳的脂肪球比牛乳小，所以更易消化，用来喂哺小婴儿更合适些。使用方法可参照牛乳。长期用羊乳喂养者应适当添加维生素B_{12}和叶酸，以防止发生巨幼红细胞性贫血。鲜羊乳的制备方法与牛乳相同。

（3）奶粉。一般为全脂牛乳粉。按1∶4的容量比或1∶8的重量比加水即可配制成牛乳。其优点是携带方便，酪蛋白颗粒变得细软，挥发性脂肪酸也已被挥发掉，较新鲜牛乳更易消化。

（4）母乳化配方奶粉。以母乳的成分为标准，调整了奶粉中很多营养素的量。如除去部分酪蛋白；添加脱盐的乳清蛋白，以调整白蛋白和酪蛋白的比例；除去部分饱和脂肪酸；添加不饱和脂肪酸；加入乳糖；强化维生素和微量元素；强化牛磺酸；减少电解质以减轻肾脏负荷等。通过上述制备，使牛乳的成分尽可能地接近母乳，更有利于婴儿的消化吸收和生长发育。所以说，在没有母乳或母乳不足的情况下，使用母乳化配方奶粉是最好的选择。

（5）非乳类代乳品。有以大豆蛋白为主要成分的，有以鱼蛋白粉为主要成分的，再添加米粉或面粉、鸡蛋或蛋黄粉、植物油、蔗糖、食盐、钙粉等，有多种配方。但营养成分有欠缺，婴儿生长发育所必需的营养物质如必需氨基酸、乳糖、钙及钙磷比都不如乳类理想。其营养素的吸收率也不及乳类。所以，如条件允许应尽量少用或不用此类代乳食品。由于代乳品营养丰富，容易滋生细菌，特别是开封后应盖好，并注意低温冷藏。代乳品配制后应煮沸消毒。喂养前将乳液温度调至接近体温，并排除乳嘴里的空气，以免烫伤和吸入空气。婴儿食品配好后应立即喂养，如配好后在30℃以上空温放置2小时以上应废弃。

3. 混合喂养

混合喂养是指母乳与牛乳或其他人工喂养品混合使用。当母乳不足，不能完全满足婴儿需要或乳母不能及时哺乳时可采用混合喂养。其优点是可最大限度地发挥母乳的作用。

方法是先喂母乳，不足部分用其他乳类补充。婴儿摄入的母乳量可通过哺乳前后体重的判别来确定，知道了婴儿所吃的母乳量后即可确定应配制的牛奶量。也可用母乳与牛乳交替哺喂或根据需要灵活调整。

三、婴儿辅助食品

出生4个月以后随着逐渐长大，婴儿体重增加，对能量及各种营养素的需求增加，但母乳分泌量和母乳中营养物质的含量不能随之增加，所以单靠母乳和其他乳类已无法完全满足婴儿的营养需要。而且，4个月后婴儿体内铁的储备也已大部分被利用，而乳类本身缺乏铁质，需要及时从食物中补充。否则，婴儿易发生营养不良性贫血。因此，在继续用母乳的同时，逐步添加辅助食品是十分必要的。辅食的添加原则如下：

（1）辅食添加时间应符合婴儿生理特点，过早添加不适合消化的辅食，会造成婴儿的消化功能紊乱；辅食添加过晚，会使婴儿营养缺乏，同时也不利于培养婴儿吃固体食物的能力。

（2）添加辅食的品种由一种到多种，先试一种辅食，过3天至1个星期后，如婴儿没有消化不良或过敏反应再添加第二种辅食。辅食也可以半餐半餐地添加，如每一餐先加一部分辅食，再喝一部分奶。一定要先加辅食，后喝奶，因为这时孩子还不太适应和喜爱辅食的味道，孩子在饥饿状态下对新食物的接受更容易一些。当孩子 6 ~7 个月后，已经能够接受并喜爱上辅食时，应先喝奶，后喂辅食。

（3）辅食添加的数量由少量到多量，待婴儿对一种食品耐受后逐渐加量，以免引起消化功能紊乱，如给婴儿喂鸡蛋黄时可先从 1/8 个开始，逐渐增加至全蛋黄。

（4）食物的制作应精细，从流质开始，逐步过渡到半流，再逐步到固体食物，让婴儿有个适应过程。

（5）应注意辅食添加的时间，天气过热和婴儿身体不适时应暂缓添加新辅食，以免引起其消化功能紊乱。还应注意食品的新鲜及卫生，以免发生腹泻。添加辅助食品的顺序如表 5 - 3 所示。

表 5 - 3　婴儿喂养辅助食品添加的顺序

月龄	添加的辅食品种	供给的营养素
2 ~ 3	鱼肝油（户外运动）	维生素 A、维生素 D
4 ~ 6	米粉糊、麦粉糊、粥	能量（训练咀嚼功能）
	蛋黄、鱼泥、动物血、豆腐花、肝泥	蛋白质、铁、维生素
	叶菜汁、果汁、叶菜泥、水果泥	各种维生素、矿物质、纤维素
	鱼肝油（户外运动）	维生素 A、维生素 D
7 ~ 9	稀粥、烂面条、饼干、面包、馒头	能量（训练咀嚼，帮助牙齿的生长）
	鱼、全蛋、肝泥、碎肉末、黄豆制品	蛋白质、铁、锌及其他矿物质
	水果泥、菜泥	各种维生素、矿物质、纤维素
	鱼肝油（户外运动）	维生素 A、维生素 D
10 ~ 12	粥、烂饭、面条、包子、馒头、饼干等	能量
	鱼肝油（户外运动）	维生素 A、维生素 D

第二节　学龄前儿童营养食谱设计

一、学龄前儿童生理特点

4 ~ 6 岁是学龄前儿童阶段，此时的幼儿生长发育渐趋平稳，活动能力和范围增加，智力发育加速，可塑性极大，是逐渐形成个性和培养良好饮食习惯的重要时期。每年体重约增加 2kg，身高增长 5 ~ 7cm，头部增长逐渐减慢，头围每年增加小于 1cm，而四肢生长较躯干迅速。神经细胞的分化已基本完成，但脑细胞体积的增大及神经纤维的髓鞘化仍继续进行。此时的孩子正处于长牙与换牙时期，20 个乳牙已出齐，咀嚼食物的能力较强。随着年龄的增长，胃的容积也不断扩大，消化吸收的能力正在向成人过渡，但毕竟消化系统尚未发育成熟，黏膜薄嫩，消化道壁的弹性较差，易于损伤。胃液酸度低，肠道消化酶的含量比成人少，胃肠道蠕动能力弱，消化食物的能力还不能完全与成人一样。应该结合这些特点，给学龄前儿童提供营养丰富、易于消化的食物。

学龄前儿童正处于生长发育期，需要充足的能量和各种营养素。此阶段，由于对外界认知的探索进一步活跃，活动范围不断扩大，兴趣逐渐增多，学龄前儿童易出现饮食无规律、偏食、吃零食过多，影响营养素的摄入与吸收。微量元素，如铁、锌及维生素的缺乏是这一时期常见的营养问题。在农村，蛋白质、能量摄入不足仍然比较突出；而城市由于经济发达、物质丰富，儿童的蛋白质、能量营养不良发生率已逐渐下降，但因脂肪类食物摄入过多或运动过少造成的肥胖问题日趋严重。

课堂思考

学龄前儿童为何特别需要科学膳食？对食物的选择有何特殊要求？

二、学龄前儿童营养需要

（一）能量

4～6岁学龄前儿童基础代谢耗能每日每千克体重约44kcal。基础代谢的能量消耗约为总能量消耗的60%。学龄前儿童较婴儿期生长减缓，用于生长的能量需要相对减少，为5～15kcal/（kg·d）。好动小儿的需要比安静小儿可能高3～4倍，一般为20～30kcal/（kg·d）。考虑到学龄前儿童基础代谢耗能、活动耗能较低，且流行病学发现儿童肥胖发生率增加，儿童总的能量需要估计量较以往有所下降。

《中国居民膳食营养素参考摄入量》推荐4～6岁学龄前儿童总能量供给范围是1400～1700kcal/d，其中男孩稍高于女孩（见表5－4）。

表5－4　3～6岁儿童能量、蛋白质RNIs及推荐脂肪和碳水化合物供能比

年龄（岁）	能量				蛋白质（g/d）		脂肪占总能量百分比（%）	碳水化合物占总能量百分比（%）
	（MJ/d）		（kcal/d）					
	男	女	男	女	男	女		
3～	5.64	5.43	1350	1300	45	45	30～35	55～65
4～	6.06	5.83	1450	1400	50	50		
5～	6.70	6.27	1600	1500	55	55		
6～	7.10	6.67	1700	1600	55	55		

注：摘自《中国居民膳食营养素参考摄入量》，2000年。

（二）蛋白质

学龄前儿童生长发育每增加1kg约需积累160g蛋白质，按体重计算，每日每千克体重需要蛋白质3～4g。4～6岁幼童每日蛋白质推荐量：4～5岁为50g，5～6岁为55g。蛋白质供能占每日总能量的14%～15%，其中来源于优质蛋白质的能量应占50%。

学龄前儿童生长发育每增加1kg体重约需160g的蛋白质积累。学龄前儿童摄入蛋白质的最主要的目的是满足细胞、组织的增长，因此，对蛋白质的质量，尤其是必需氨基酸的种类和数量有一定的要求。4～6岁幼童每日蛋白质推荐量：45～55g/d。蛋白质供能为总能量的14%～15%，其中优质蛋白质应占50%。

（三）脂肪

儿童生长发育所需能量、免疫功能的维持、脑的发育和神经髓鞘的形成都需要脂肪，尤其是必需脂肪酸。学龄前儿童每日每千克体重需总脂肪为4～6g，占总能量的30%～35%。亚油酸供能不应低于总能量的3%，亚麻酸供能不低于总能量的0.5%。建议使用含有α－亚麻酸的大豆油、低芥酸菜籽油或脂肪酸比例适宜的调和油为烹调油，在选择动物性食品时，也可多选用鱼类等富含ω－3长链多不饱和脂肪酸的水产品。

（四）碳水化合物

供给机体能量是碳水化合物的主要功能。学龄前儿童基本完成了向谷类为主膳食的过渡。谷类所含有的丰富碳水化合物是其能量的主要来源，碳水化合物应占总能量的55%～65%，但不宜用过多的糖和甜食，而应以含有复杂碳水化合物的谷类为主，如大米、面粉及红豆、绿豆等各种豆类。有专家建议，学龄前儿童蛋白质、脂肪、碳水化合物供能比为1:1.1:6。

适量的膳食纤维是学龄前儿童肠道所必需的，粗麦面包、麦片粥、蔬菜、水果是膳食纤维的主要来源。但过量的膳食纤维在肠道易膨胀，引起胃肠胀气、不适或腹泻，影响食欲和营养素的吸收。

（五）维生素

充足的维生素是儿童生长发育的保证。维生素A在肝脏、肾脏、鱼肝油、奶、蛋黄中较多。深绿色或黄红色蔬菜补充胡萝卜素，在体内可转化为维生素A。膳食中维生素B_1主要来源于非精制的粮谷类、坚果、鲜豆、瘦肉和动物内脏，发酵生产的酵母制品也含有丰富的维生素B_1。维生素B_2主要来源于各种瘦肉、蛋类、奶类，蔬菜水果也含少量维生素B_2。维生素C主要来源于新鲜蔬菜和水果，尤其是鲜枣类、柑橘类水果和有色蔬菜，如柿子椒、油菜、韭菜、白菜、菜花等。推荐摄入量如表5－5所示。

表 5－5　3～6 岁儿童维生素的 RNI 或 AI

年龄（岁）	维生素 A RNI（μg RE）	维生素 D RNI（μg）	维生素 B_1 RNI（μg）	维生素 B_2 RNI（μg）	维生素 B_{12} AI（μg）	维生素 C RNI（μg）	叶酸 RNI（μg）	烟酸 RNI（μg）
3～	400	10	0.6	0.6	0.9	60	150	6
4～	600	10	0.7	0.7	1.2	70	200	7
5～6	600	10	0.7	0.7	1.2	70	200	7

（六）矿物质

钙和磷对儿童的身体发育非常重要。软骨钙化、牙齿生长、身体的增高都离不开钙和磷，在保证钙和磷摄取的同时，还应保持维生素 D 的供应，维生素 D 是钙、磷代谢必不可少的营养素。另外，还要注意及时补充铁、碘、锌、镁等元素，如果食物中铁元素供应不足，就会发生缺铁性贫血，甚至会引发各种并发症。各种矿物质推荐摄入量如表 5－6 所示。

表 5－6　3～6 岁儿童常量和微量元素的 RNI 或 AI

年龄（岁）	钙 AI（mg）	磷 AI（mg）	钾 AI（mg）	钠 AI（mg）	镁 AI（mg）	铁 AI（mg）	碘 RNI（mg）	锌 RNI（mg）	硒 RNI（mg）	铜 AI（mg）	氟 AI（mg）	铬 AI（mg）	钼 AI（mg）
3～	600	450	1000	650	100	12	50	9.0	20	0.8	0.6	20	15
4～	800	500	1500	900	150	12	90	12	25	1.0	0.8	30	20
5～6	800	500	1500	900	150	12	90	12	25	1.0	0.8	30	20

三、学龄前儿童营养配餐原则

在膳食调配过程中应遵循营养平衡、饭菜适口、食物多样、定量适宜和经济合理的原则。针对学龄前儿童的具体膳食选配的原则如下：

（1）选择富含优质蛋白质、多种维生素、粗纤维和无机盐的食物，多吃时令蔬菜、水果。

（2）配餐要注意粗细粮搭配、主副食搭配、荤素搭配、干稀搭配、咸甜搭配等，充分发挥各种食物营养价值上的特点及食物中营养素的互补作用，提高其营养价值。

（3）少吃油炸、油煎或多油的食品，以及刺激性强的酸辣食品等。

（4）经常变换食物种类，烹调方法多样化、艺术化。饭菜色彩协调，香气扑鼻，味道鲜美，可增进食欲，有利于消化吸收。

（5）纯能量（食糖等）以及油脂量高的食物不宜多吃，以避免出现肥胖，并预防龋齿。

四、学龄前儿童食谱举例

学龄前儿童一日食谱举例如表 5－7 所示。

表 5－7　学龄前儿童一日食谱举例

餐别	食物	数量
早餐	面包	面粉 50g
	牛奶	200mL
	煮鸡蛋	鸡蛋 25g
	糖	15g
早点	香蕉	50g
	强化钙饼干	15g
午餐	米饭	粳米 125g
	土豆烧牛肉	牛肉 30g，土豆 30g
	西红柿蛋花汤	西红柿 50g，鸡蛋 25g
午点	苹果	50g
晚餐	小米粥	小米 15g
	小馒头	面粉 50g
	肉末豆腐	豆腐 30g，猪瘦肉 30g，胡萝卜 50g
晚点	酸奶	150mL

第三节　学龄儿童及青少年营养食谱设计

学龄儿童及青少年的营养需要量是一个复杂的课题，至今尚未能很好地解决，因为他们的生理状况经常改变，并且个体差异较大，还有许多不同生长类型，所有的变化都影响他们的营养需要。如果学龄儿童和青少年营养不良，会严重影响其正常生长发育，降低疾病抵抗力，还会影响到儿童的智力。学龄儿童及青少年营养不良也会影响到其成年后的身体健康。

一、学龄儿童及青少年人群生理特点

儿童青少年时期是由儿童发育到成年人的过渡时期，可以分为 6～12 岁的学龄期和 13～18 岁的少年期或青春期，这个时期正是他们体格和智力发育的关键时期。在这期间，儿童及青少年的身高和体重快速增长，在学龄期体重每年可以增加 2～2.5kg，身高每年可增加 4～7.5cm，在青春期体重每年增长 4～5kg，身高每年可增加 5～7cm。学龄儿童及青少年的生长发育有以下几个特点：

（1）生长发育是一个连续的过程。在整个儿童青少年时期，生长发育是持续的，可以分成不同的阶段，各阶段不是等速进行的。体格生长，年龄越小，增长越快，到青春期猛然加快。体格生长突增常在小学最后两年就开始，女孩较男孩早，一般在 10 岁左右开始，17 岁左右结束；男孩在 12 岁前后开始，22 岁左右结束。这个突增期约为 1 年半至 2 年，生长速度约为前期的 2 倍。此时不但生长快，而且第二性征逐步出现。生长发育的各个阶段是有承接关系的，前面的过程可对以后的发展起到一定的作用。无论任何一个阶段的发育受到障碍，都会对后一阶段产生不良的影响。这一阶段的青少年要承担一定的学习任务和适度的体育锻炼，生长发育可塑性大。

（2）各系统器官的发育不同步，发育快慢不同，有先有后，但统一、协调。如神经系统发育较早，生殖系统发育较晚，年幼时皮下脂肪发育较发达，肌肉组织到学龄期才发育加速，但从整体上看是统一、协调的。

（3）身体各部分的生长速度不同，生长发育有时快有时慢，不是直线而是波浪式地进行。身体各部分发育的先后不同，四肢先于躯干，下肢先于上肢，呈现自下而上，自肢体远端向中心躯干的规律性变化。

（4）生长发育存在个体差异。儿童青少年的生长发育一般按上述规律发展，但在一定范围内由于遗传、性别、环境、营养以及社会等因素的影响而存在着相当大的个体差异，在评价儿童青少年时要考虑到这些因素。对于营养不足的儿童青少年，体格成熟的年龄主要取决于遗传因素。男生发育成熟的时间大约比女生晚两年，在同一性别中成熟的时间也可以相差几年。

二、学龄儿童营养需要

虽然儿童期体格仍维持稳步增长，但是为了青春期的飞速增长积蓄能量和营养素，儿童更需要增加营养，不仅能够促进身体的发育、智力的增长，增加对疾病的抵抗能力，更为以后的身体素质发展打下良好的基础。

儿童时期生长发育旺盛，活泼好动，肌肉系统发育特别快，骨骼迅速增长，所以对能量、蛋白质的需要更高。

钙和磷对儿童的身体发育非常重要。软骨钙化、牙齿生长、身体的增高都离不开钙和磷，在保证钙和磷摄取的同时，还应保持维生素 D 的供应，维生素 D 是钙、磷代谢必不可少的营养素。另外，还要注意及时补充铁、碘、锌、镁等元素，如果食物中铁元素供应不足，就会发生缺铁性贫血，甚至会引发各种并发症。

维生素 C、维生素 B_1、维生素 A 等营养素，对于促进儿童生长发育、增强食欲，提高身体免疫能力，具有极大的作用，摄取量不足会影响儿童的身体发育。

三、青少年营养需要

由于生长突增，青少年对营养的需求也突增。这期间，他们所需求的能量、蛋白质等营养素是一生中最高的。青春发育期，青少年生长发育需要食物提供能量，且他们的基础代谢增强、体力活动增加也需要较多的能量维持，因而每日供给的食物中要保证他们有足够的能量及蛋白质。由于生长突增，其他维生素、矿物质在青少年时期也都起着重要的作用。

值得注意的是，对营养需求除性别差异外，因为生长突增的开始时间和生长强度有很大的个体差异，在考虑个人的营养需求时要根据其生理年龄而不是根据实际年龄。同龄的青少年，营养需求可能相差很大。

（一）能量

青少年生长发育迅速，代谢旺盛，因而在膳食的质和量上有着特殊的要求，特别要注意热能的供给量。年龄越小，活动所消耗的能量越多。对积极参加体育活动的青少年，热能供给应当高于同龄青少年。青春期体内合成代谢增加，使机体对能量的需要达到高峰。能量供给不足，易发生营养不良、体重过低；摄入过多又可引起肥胖等，因此能量供给要适宜。青少年对能量需要与生长速度成正比，生长发育需要能量为总量供给 25% ~30%，青少年时期能量需要超过从事轻体力劳动成人，推荐能量供给为 2200 ~2700kcal/d。

（二）蛋白质

青春期肌体各组织、肌肉生长增快，器官迅速发育接近成年人，因此需要供给充足、优质的蛋白质。人体的蛋白质主要由食物供给，肉类、豆类、乳类、蛋类这些优质蛋白质来源食物的供给必不可少。

青少年时期体重增加约 30kg，其中 16% 是蛋白质。学龄儿童及青少年摄入蛋白质的目的是用于合成自身蛋白质，以满足生长发育需要，故每天蛋白质供能应占总能量的 13% ~15%，为 75 ~90g，约 1.0g/（kg·d）。生长发育的机体对必需氨基酸要求较高，故供给来源于动物和大豆蛋白质应占 50%，以提供较丰富的必需氨基酸，提高食物蛋白质的利用率，满足生长发育需要。

（三）脂肪

青少年时期是生长发育的高峰期，能量的需要也达到了高峰，因此一般不过度限制青少年脂肪摄入。但脂肪摄入量过多将增加肥胖及成年后心血管病、高血压和某些癌症发生的危险性，脂肪摄入量以占总能量的 25% ~30% 为宜。

(四) 碳水化合物

碳水化合物一直是人类膳食中提供能量的主要来源，与蛋白质和脂肪相比，碳水化合物是更容易被机体利用的能量。选用的食品应包括谷类（米、面、高粱、小米等），淀粉类（藕粉、菱粉等），豆类、根茎类（马铃薯、红薯、芋头等），水果以及糖果和适量的甜食。青少年膳食中碳水化合物适宜摄入量占总能量的55% ~65% 为宜。

(五) 维生素

青少年的能量代谢旺盛，对维生素的需要量增加，通常青少年时期营养需要稍高于从事轻体力劳动的成人，尤其是 B 族维生素，如硫胺素、核黄素、烟酸、叶酸、维生素 B_6 和维生素 B_{12} 等。

青少年时期维生素 C 的每日供给量标准：11 ~13 岁 90mg/d，14 ~18 岁 100mg/d。

(六) 矿物质

青春期是第二次生长发育高峰，身高的增长主要是长骨的生长，骨骼的发育需要充足的钙质。钙的最好食物来源是奶、奶制品和虾皮，因此，每日膳食不可缺少奶类。为满足骨骼迅速生长发育需要，推荐供给量为 1000 ~1200mg/d。

伴随第二性征的发育，女性青少年月经初潮，铁的丢失多，膳食中要注意补充富含血红素铁的食物，如瘦肉、肝脏、血豆腐等，同时还要吃些维生素 C 多的新鲜蔬果，以促进铁的吸收。铁供给不足会导致青春期出现缺铁性贫血，女性铁推荐量为 20mg/d，男性为 15mg/d。青春期缺锌和缺镁是最常发生的。锌是两性性征成熟所必需的营养素，男孩需求量比女孩更大。青春期男孩生长速度相对女孩较慢，部分原因可能是锌的摄入量低于正常需要量，致使所摄入的锌首先供给性征成熟的发育，而不是身体的发育。发育问题“生长疼痛”以及痤疮都可能是缺锌的标志。青春期每日锌的摄入量为女性 15. 5mg/d，男性 20. 5mg/d。含锌多的食物有海产品、瘦肉、坚果等。

(七) 水

青少年活泼好动，需水量高于成人，每日摄入 2500mL 水，才能满足人体代谢的需要。水摄入不足，会影响机体代谢及体内有害物质及废物的排出，严重可形成尿沉渣、肾结石、输尿管结石绞痛发作。如果运动量大，出汗过多，还要增加饮水量。

四、学龄儿童及青少年营养配餐原则

在平衡膳食的基础上，学龄儿童应“保证吃好早餐；少吃零食，饮用清淡饮料，控制食糖的摄入；重视户外活动”。青少年应注意“多吃谷类，供给充足的能量；保证鱼、肉、蛋、奶、豆类和蔬菜的摄入；参加体力活动，避免盲目节食”。学龄儿童和青少年营养配餐原则如下。

（一）食物多样，合理搭配

1. 粮谷类

儿童每日需摄入粮食 300～400g，青少年按年龄性别每日需摄入粮食 400～500g。青春期女孩往往怕胖而少吃粮食，这是不利于健康的，减肥应以加强消耗使热能达到平衡。

2. 富含蛋白质食物

蛋白质是组织器官增长及调节生长发育和性成熟的各种激素的原料，而且，由于生长发育的机体对必需氨基酸要求较高，因此，供给的蛋白质中来源于动物和大豆的优质蛋白质应达 50% 以上，鱼、禽、肉、奶及豆类是膳食中优质蛋白质的主要来源，学龄儿童每日摄入 50～100g，青少年摄入 100～150g。

3. 新鲜蔬菜和水果

新鲜蔬菜和水果，尤其深色蔬菜和水果是胡萝卜素、维生素 C 的良好来源，每日膳食应含蔬菜 400～500g，其中一半以上为深色蔬菜，水果每日 100～200g。中小学生缺铁性贫血较普遍，膳食应增加维生素 C 的摄入以促进铁的吸收。

4. 合理摄入能量，避免盲目节食

近年来，我国有些城市小学生肥胖率逐年增加，已达 5%～10%。其主要原因是摄入的能量超过消耗，多余的能量在体内转变为脂肪而导致肥胖。青少年尤其是女孩往往为了减肥盲目节食，引起体内新陈代谢紊乱，抵抗力下降，严重者可出现低血钾、低血糖，易患传染病，甚至由于厌食导致死亡。正确的减肥方法是合理控制饮食，少吃高能量的食物，如肥肉、糖果和油炸食品等，同时应增加体力活动，使能量的摄入和消耗达到平衡，以保持适宜的体重。

此外，儿童青少年不易吃太咸的食物，每日盐的摄入量以不超过 5g 为宜，少吃腌制的食物。少饮饮料，多喝白开水，少吃糖和甜食，养成以膳食为主、少吃零食的良好饮食习惯。

（二）膳食制度要合理

一日三餐要合理分配，没有规律地进食不但对胃肠消化道的功能有损害，而且对食物的消化吸收也有不良影响。同样的蛋白质分两餐吃，其吸收率平均为 75%，而分三餐吃可将吸收率提高到 85%。

膳食制度要与工作、学习的作息时间相适应，以三餐较适宜，儿童青少年胃容量较小，肌肉和肝脏中的糖原储存也少，所以容易疲劳和饥饿，在早、午餐之间可增加一次点

心。一般三餐的热能分配为：早餐占30%左右，午餐40%左右，晚餐占30%左右；如中间加一次点心，可将早餐、午餐各减5%，点心占10%，课间加餐不宜过多；否则会影响午餐。

五、学龄儿童及青少年食谱举例

学龄儿童及青少年营养食谱举例如表5－8和表5－9所示。

表5－8　学龄儿童一日食谱举例

餐别	食物	数量
早餐	豆沙包	面粉50g
	麦片粥	麦片15g，粳米30g
	煎鸡蛋	鸡蛋50g
	泡菜	10g
午餐	米饭	粳米200g
	浇汁鱼	鲢鱼100g
	炒豆腐干芹菜	豆腐干30g，芹菜100g
	骨头汤	猪骨
晚餐	西红柿蛋花汤	西红柿100g，鸡蛋25g
	馒头	面粉50g
	栗子鸡块	板栗50g，鸡块80g
	素拌三丝（绿豆芽、粉丝、胡萝卜）	绿豆芽100g，粉丝20g，胡萝卜100g

表5－9　青少年一日食谱举例

餐别	食物	数量
早餐	金银卷	玉米面30g，面粉40g
	大米粥	粳米30g
	蒸鸡蛋	鸡蛋50g
	拌三丝	黄瓜30g，豆腐皮25g，胡萝卜25g
	豆腐乳	10g
午餐	米饭	粳米200g
	干炸鱼排	鱼柳75g
	西红柿炒鸡蛋	西红柿100g，鸡蛋25g
	炒青菜	上海青100g
	银耳汤	银耳30g

续表

餐别	食物	数量
晚餐	烙饼	面粉 80g
	麦仁汤	麦仁 25g
	黄豆芽炖肉	黄豆芽 100g，猪瘦肉 25g
	炒土豆片	土豆 100g

第四节　中老年人营养食谱设计

中老年期意味着在一个人的生命周期中，已经完成了生长发育的任务，将过渡到逐渐衰老的时期，在心理、生理、智力等方面将发生一系列显著的增龄性变化。中老年一般是指人类生命历程中青年之后的阶段，包括中年和老年。由于全世界的年龄呈普遍增高趋势，世界卫生组织对老年人的划分提出新的标准，将 44 岁以下的人群称为青年人，45 ~ 59 岁的人群称为中年人，60 ~ 74 岁的人群称为年轻的老年人，75 岁以上的才称为老年人，把 90 岁以上的人群称为长寿老人。

一、中年人营养食谱设计

（一）中年人群生理特点

中年人处于生理功能的全盛时期，也是开始进入衰老的过渡期，身体经历着从盛至稳定并开始衰老的巨大变化过程，基础代谢率随着年龄增大逐渐下降 10% ~ 20%，肌肉等实体组织随年龄增长而减少，脂肪组织随年龄增加而增多。消化、循环系统功能逐渐减退，容易出现消化系统疾病，如慢性肠胃炎、溃疡病等，体内抗自由基的能力逐渐减弱，心血管内壁逐渐缺乏弹性，易患心脑血管疾病、肿瘤等。人体功能衰退，在 40 岁以后视力、听力、嗅觉等开始降低，情绪不稳；妇女开始进入绝经期，容易出现内分泌紊乱、骨质疏松等问题。特别强调指出的是免疫功能的降低。中年后期，细胞免疫和体液免疫都开始出现减退功能现象。因此，这一时期合理供给营养，不仅对身体健康有益，而且能为老年期的延年益寿打好基础。

（二）中年人群营养需要

（1）能量。中年人对能量摄入量要适当，随着年龄增高，应适当减少能量摄入，45 ~ 50 岁的中年人比青年人的摄入量减少 5%，50 ~ 59 岁的中年人比青年人的摄入量减少 10%，以维持标准体重为原则，超重时应注意适当控制能量摄入，并增加活动以消耗过多的能量，减少脂肪堆积。

（2）蛋白质。在保证蛋白质供给的基础上，适当选择优质的蛋白质供应，对于中年人来说，虽然对蛋白质的需要量比正处于生长发育期的青少年要少，但中年女性生理机能逐渐减退，是面临健康挑战、承受疾病压力最多的时期。随着年龄的增长，人体对食物中的蛋白质的利用率逐渐下降，只相当于年轻时的60%～70%，而对蛋白质分解却比年轻时高。因此，中年人的蛋白质供给应丰富、质优，供应量也应当高一些。

（3）脂肪。中年人体内脂肪代谢的酶和胆酸逐渐减少，对脂肪消化吸收和分解的能力随年龄的增长日趋降低。因此，避免脂肪摄入过量，特别要限制动物脂肪的过量摄入。

（4）碳水化合物。膳食中热量主要来自粮食的碳水化合物，如米、面、根茎类食物等，每日主食要能满足身体需要量。多食用富含纤维的食物，如蔬菜、水果，因为增加食物中纤维素既可饱腹，又可防止心血管疾病、肿瘤、便秘等疾病发生。建议每日用餐时食用18～20g植物纤维。富有植物纤维的主要食物有麦麸、全麦面包、卷心菜、马铃薯、胡萝卜、苹果、莴苣、菜花、芹菜等。

（5）维生素。维生素A、维生素C、维生素D、维生素E是人体新陈代谢所必需的，由于中年人消化吸收功能减退，对各种维生素的利用率低，常出现伤口不易愈合、眼花、溃疡、皮皱等各种缺乏维生素的症状，因而每日必须有充足的供应量。成年男子每天需要食用700～800μg维生素A，但是过量食用对身体有害。含维生素A较多的食物有肝脏、乳制品、鱼类、胡萝卜等。成年男子每日需要1.2μg维生素B_6。每日维生素C的最佳用量应为100～150mg。

（6）无机盐和微量元素。锌、铜、硒等微量元素虽然只占人体重量的万分之一，但它们是人体生理活动所必需的重要元素，参与人体内酶和其他活性物质的代谢。中年人容易产生某些微量元素的相对不足。如中年人对钙的吸收能力差，若加上钙的排出量增加的话，便容易发生骨质疏松，出现腰背痛、腿痛、肌肉抽筋等。

（7）水。中年女性应注意多喝水，这有利于消除体内代谢产物、美容及防治疾病发生。

（三）中年人群营养配餐原则

（1）控制总热量，避免肥胖。中年每日摄入的热量应控制在1800～2000kcal。中年人超重越多，死亡的概率就越大。据统计，40～49岁的人，体重超过30%以上的，在中年期男性死亡率达42%，女性死亡率达36%。且胖人易患胆石症、糖尿病、痛风、高血压、冠心病和某些癌症。因此，安排中年人饮食时防止肥胖具有重要意义。

（2）保持适量蛋白质。蛋白质是人体生命活动的基础物质。中年人每天需摄入70～80g蛋白质。牛奶、禽蛋、兽类、瘦肉、鱼类、家禽、豆类和豆制品都富含优质蛋白质，对中老年人非常有益。由于人体的蛋白质每天都在消耗，所以每天摄入的蛋白质应保持平衡，这对延缓消化系统退行性变化有好处。

（3）适当限制糖类。由于中年后胰腺功能减退，如食用含糖食物过多，就会增加胰腺的负担，易引起糖尿病。在患消化性疾病时如进甜食，还可促进胃酸分泌，使症状加重。

（4）饮食要低脂肪、低胆固醇。中年人每天摄取的脂肪量以限制在50g左右为宜。脂肪以植物油为好，植物油含有不饱和脂肪酸，能促进胆固醇的代谢，防止动脉硬化。动物脂肪、内脏、鱼子、乌贼和贝类含胆固醇多，进食过多易诱发胆石症和动脉硬化。

（5）多吃含钙质丰富的食物。牛奶、海带、豆制品及新鲜蔬菜和水果，对预防骨质疏松、预防贫血和降低胆固醇等都有作用。

（6）注意食用防癌食物食菌藻类、菇类、大蒜、洋葱、四季豆、红薯、海参、大豆、葡萄、猕猴桃、香蕉、绿茶等。

（7）少食盐。每天进盐量不宜超过5g，以防引起高血压。

（8）节食。饮食要定期、定量，避免暴饮暴食、过量饮酒，以免引起消化功能紊乱。

（四）中年人群食谱举例

轻体力劳动的中年人一日食谱举例如表5－10所示。

表5－10　轻体力劳动的中年人一日食谱举例

餐别	食物	数量
早餐	小米粥	小米50g
	花卷	面粉50g
	咸鸭蛋	50g
午餐	米饭	粳米150g
	干炸鱼排	鱼柳75g
	肉末炒豌豆	猪肉30g，豌豆100g
	炒豆干芹菜	豆干50g，芹菜100g
	虾皮黄瓜汤	黄瓜50g，紫菜2g，虾皮10g
晚餐	馒头	面粉150g
	葱爆羊肉	羊肉50g，大葱25g
	素拌菠菜	菠菜150g，芝麻酱10g
	丝瓜汤	丝瓜25g
	水果	苹果200g

二、老年人营养食谱设计

（一）老年人群生理特点

老年人随着年龄的增长，机体代谢机能降低，基础代谢下降，合成代谢降低，分解代谢增高。细胞量减少，体内水分减少，骨矿物质减少，脂肪组织增加，消化系统功能减退，心脏功能降低，脑、肝、肾功能下降。老年性常见病如高血压、动脉粥样硬化等发病率也显著增加。因此，老年人应在生活工作和饮食营养等方面结合生理改变的特点做相应的调整，以适合年龄增长的需要，从而达到预防疾病和推迟早衰的目的。

（1）消化系统。人到老年，随着年龄增长，口腔内的牙根、牙龈均逐渐萎缩，牙齿松动，开始脱落。胃肠道黏膜变薄，绒毛萎缩脱落，平滑肌纤维衰弱无力，胃肠消化液的分泌量下降，蠕动减少，不能很好地将碳水化合物、脂肪、蛋白质等分解成葡萄糖、氨基酸、甘油等简单物质，造成小肠吸收困难。肠蠕动功能减退后不能消化的残渣如粗纤维等也不能很好地送至大肠而排出体外，所以老年人容易出现消化、吸收不良以及便秘现象。

（2）循环系统。进入老年后，人的心血管系统、肾脏出现程度不等的形态学改变。由于动脉血管壁弹性减退、血脂增加、血黏稠度增加，容易发生各种心血管疾病，如动脉硬化、高血压、冠心病、脑血管疾病等。老年人心搏量减少，一般 65 岁老年人的心排血量相当于其 25 岁时的 70%。

（3）肌肉和骨骼。老年人肌肉的重量随着年龄的增长而减轻，男性青年 25 岁肌肉发育高峰时，约占其基本体重的 40%，而到 60 岁时，肌肉的重量将减少至其体重的 20% 左右。骨骼中的无机盐则逐渐增多，造成骨的弹性和韧性减退，所以容易发生骨折和骨裂，尤其以负荷体重最大的腰、骶椎骨比较多见。

（4）基础代谢。老年人细胞所需的生物合成下降，脂肪组织逐渐增加，肌肉组织相应减少，所以，整个代谢过程减慢，随着年龄的增长，基础代谢也逐渐下降，一般认为老年人比青壮年时期基础代谢降低 10% ~15%。

（二）老年人群营养需要

（1）热量。老年人基础代谢下降，活动减少，因此，每日的总热量应随着年龄的增长而逐渐减少，通常自 50 岁开始每年递减，大约为青壮年热量的 10% ~30%。热量过多，在体内就会转化为脂肪而增加体重，超重则对健康有害。因此，老年人应保持体重在比较理想的水平。如已超重应当控制食量，建议老年人多参加一些力所能及的体育锻炼。

（2）蛋白质。随着年龄的增长，老年人体内的分解代谢超过合成代谢，容易发生氮代谢的负平衡。因此，需要丰富的蛋白质，含蛋白质较多的食物有豆制品、鱼虾、乳类、瘦肉等，可补偿组织蛋白消耗，但数量不宜过多，蛋白质供给的热量应占总热量的 12% ~15%。

（3）脂类。脂肪是人体能源之一，老年人应尽量选用不含胆固醇的植物油。植物油含有不饱和脂酸较多，还含一定量的谷固醇，它们能抑制血小板的凝集而防止血栓形成，防止动脉硬化及由其引起的心脑血管等疾病。一般老年人的脂肪应占总热量的 20% ~25%，每天每千克体重低于 1g 为宜，而将胆固醇控制在每天 300 ~500mg。长期过多摄入脂肪也易引起消化不良。

（4）碳水化合物。碳水化合物是人体能量的主要来源，应占总热量的 55% ~65%，并与脂肪保持一定的比例。但长期多食碳水化合物可转化为脂肪，易使人超重发胖，并会导致高脂血症、动脉硬化和冠心病。老年人应尽量减少吃糕点、糖果等甜食，因为蔗糖和糖果会使血中甘油三酯和胆固醇增高。此外，老年人因对胰岛素敏感性降低，导致糖耐量恢复时间要长，易引起老年性糖尿病，因此，提倡在主食中加一部分糙米比较适宜。

（5）维生素。维生素 A、维生素 B_1、维生素 B_2、维生素 C 等能增强人体的抵抗能力，促进食欲，增强新陈代谢。所以，老年人膳食中应当多食新鲜有色的叶菜和各种水果。多选用柑橘、山楂、草莓、西红柿及其他叶绿素较多的蔬菜并制成果汁、菜泥、菜末等老年人易于接受的食品。老年人维生素的摄入量为 800μg 维生素 A 当量，维生素 B_1 1.2mg，维生素 B_2 1.2mg，维生素 C 60mg。

（6）矿物质。老年人容易缺钙，出现脱钙、骨质疏松、骨折，并因造血机能衰退、血中血红蛋白量少而易患贫血。因此，老年人需要增加容易吸收而且含钙较高的食物，如奶类、豆制品类食物，以及含铁较多的油类、小白菜、瘦肉等。此外，饮食不宜过咸，每天食盐摄入量以 5～6g 为宜，最多不超过 8g。

（7）水。正常成人每天所需的水与其应摄入热能的数量大致相同。如每天摄入热能 2400kcal 时，则摄入水约为 2400mL。有尿石症或尿道疾患者，摄入水量应在 2000mL 以上，使尿量增加，预防尿石的形成，预防细菌在尿道滞留。

（三）老年人群营养配餐原则

良好的营养对老年人的健康起着重要作用。因此，为了确保身体健康和长寿，老年人必须合理地安排膳食，重视以下膳食原则：

（1）要摄入足量的水分。足量的水分不仅能维持需要水分的身体组织的健康，而且能保持适当的尿量，这样肾脏可以清除代谢产物；否则，代谢产物在体内蓄积会产生有害作用。同时，水分也是维持正常消化液分泌量和避免便秘所必需。

（2）要注意饮食适度。进食过多和营养不足对老年人同样有害。一日三餐是我国人民传统的膳食习惯，早餐好、午餐饱、晚餐少经研究是很有科学性的，符合人体的生理功能和代谢变化，老年人更应该遵循。由于老年人消化和吸收功能出现缺陷，最好在主食之间加 2～3 顿小餐，如一杯热汤或少许点心等，这样就能照顾到老年人的生理特点。

（3）要防止食物单一化。食物良好的色、香、味和多样化能起到增加食欲、帮助消化的作用。食物的类型，应该是既易于消化，又促进食欲。实践证明，老年人的膳食如果色、香、味俱佳，可以促进食欲。如以豆腐为例，可以将其做成凉拌豆腐、肉末豆腐、熘豆腐、炒豆腐等，它们因味道各有不同，深受老年人喜爱。

（4）要保持平衡膳食，才能保持标准体重。因为超重是由于摄入量超过了消耗量造成的，而超重与寿命是成反比的。据观察，超重 30%～50% 的老人死亡率高于理想体重的一倍。另外，老年人的饮食习惯最好少做改变；否则，容易造成胃肠功能紊乱。

（5）提倡集体进餐，避免单独进餐。根据观察，老年人单独进餐比生活在家庭集体中吃得少。集体用餐时，人与人之间联系密切，会促进各种消化液的分泌，从而增强食欲。

（四）老年人群食谱举例

70 岁老年人一日食谱举例如表 5－11 所示。

表 5－11　70 岁老年人一日食谱举例

餐别	食物	数量
早餐	花卷	面粉 50g
	牛奶	牛奶 200mL
午餐	米饭	150g
	肉丝炒韭菜	猪瘦肉 25g，韭菜 120g，虾皮 10g
	香菇烧小白菜	香菇 10g，小白菜 200g
	海蛎汤	海蛎肉 10g，香菜 5g
晚餐	发面饼	面粉 100g
	小米粥	小米 20g
	炒胡萝卜丝	胡萝卜 50g，木耳 10g，鸡胸脯肉 50g
	清蒸鲈鱼	鲈鱼 50g
	香蕉	香蕉 50g

相关链接　搜索

老年人长寿饮食 11 点

老年人健康一直是社会关注的焦点，各种老年人健康饮食食谱则是五花八门。而老年人的健康饮食说复杂也复杂，说简单也简单。平时只要注意 11 点，就能少生病、少受罪。

一是数量少一点。老年人每日唾液的分泌量是年轻人的 1/3，胃液的分泌量也下降为年轻时的 1/5，因而稍一吃多，就会肚子胀、不消化。所以，老年人每一餐的进食量应比年轻时减少 10% 左右，同时要保证少食多餐。

二是质量好一点。蛋白质对维持老年人机体正常代谢、增强抵抗力有重要作用。一般的老年人，每千克体重需要 1g 蛋白质，应以鱼类、禽类、蛋类、牛奶、大豆等优质蛋白质来源为主。

三是蔬菜多一点。多吃蔬菜对保护心血管和防癌很有好处，老年人每天都应吃不少于 250g 的蔬菜。

四是菜要淡一点。老年人的味觉功能有所减退，常常是食而无味，总喜欢吃口味重的食物来增强食欲，无意中增加了盐的摄入量。盐吃多了会加重肾的负担，还能降低口腔黏膜的屏障作用，增加感冒病毒在上呼吸道生存和扩散的概率。因此，老年人每天的食盐摄入量应控制在 5g 左右，同时要少吃酱肉和其他咸食。

五是品种杂一点。要荤素兼顾，粗细搭配，品种越杂越好。每天主副食品（不包括调味料）不应少于10样。

六是饭菜香一点。这里说的“香”，不是指多用盐、味精等调味料，而是适当往菜里多加些葱、姜等调料。人的五官是相通的，可以用嗅觉来弥补味觉上的缺失。闻着香喷喷的饭菜，老年人一定能胃口大开。

七是食物热一点。生冷食物多性寒，吃多了会影响脾胃消化吸收，甚至造成损伤。因此，老年人要尽量避免吃生冷食物，尤其在严冬更要注意。

八是饭要稀一点。把饭做成粥，不但软硬适口、容易消化，而且多具有健脾养胃、生津润燥的效果，对益寿延年有益。但老年人不能因此而顿顿喝粥。毕竟粥以水为主，“干货”极少。在胃容量相同的情况下，同体积的粥在营养上和馒头、米饭相差很多，长此以往，可能会营养不良。

九是吃得慢一点。细嚼慢咽易产生饱胀感，可防止吃得过多，使得消化更好。

十是早餐好一点。早餐应占全天总热量的30%～40%，质量及营养价值要高一些、精一些，不宜吃油腻、煎炸、干硬以及刺激性大的食物。

十一是晚餐早一点。“胃不和，夜不安。”晚餐吃得晚，不仅影响睡眠，而且容易引起尿路结石。人体排钙高峰期是在进餐后的4～5小时，晚餐吃得过晚或经常吃夜宵，排钙高峰到来时老年人可能已经睡觉了。老年人晚餐的最佳时间应在下午六七点，而且应不吃或少吃夜宵。

——资料来源：洪昭光．老年人长寿饮食11点［J］．劳动保障世界，2014（7）：58.

第五节　高温、低温条件下工作人群的营养食谱设计

一、高温条件下工作人群食谱设计

高温环境通常指32℃以上的工作环境，或者35℃以上的生活环境。高温作业可分成三种类型：高温强辐射作业，如炼钢、炼铁等；高温、高湿，如纺织、印染、造纸等；夏季露天作业，如建筑、部队等。

在高温环境中，人体可能出现各种生理功能变化，如体温调节、水盐代谢、消化和循环等方面功能的改变。生理功能变化必将引起机体内许多物质代谢的改变，特别是大量出汗与机体过热，可使钠、钾大量丧失，矿物质代谢紊乱和血清钾浓度下降，水溶性维生素也大量丧失。机体过热，蛋白质分解加速，胰腺和胃肠消化液及消化酶分泌减少，胃蠕动减弱，使消化功能下降。故在高温环境中工作和生活的人员，其营养和饮食必须加以调整，使机体能更好地适应高温环境。

（一）高温环境下的营养需要

1. 矿物质

高温环境中，机体为散发热量而大量出汗，每天出汗量达3～5L，汗液中99%为

水，0.3%为无机盐（钠占55%～65%、钾占20%～40%、钙占20%、镁占10%、铁占5%），还有少量氨基酸，如不及时补充水和无机盐就会中暑。高温作业者应及时按出汗量饮水（少量多次），菜汤、鱼汤、肉汤交替选择，这样可以补充水分和盐分。若出汗量很大，则应在两餐之间或在高温现场及时补充含盐饮料。

在膳食或饮料中应补充食盐、氯化钾。蔬菜含有丰富的钾和钙，米面、豆类和肉类都有丰富的钾和镁，这些食物对因出汗而丢失大量钾、钙、镁的高温人群都是很适宜的。缺钾是引起中暑的原因之一，因此，高温人群的膳食中应多配一些含钾丰富的食品，通常各种植物性食品钾含量较高，所以，在高温作业时应根据供给情况尽量多吃各种新鲜蔬菜、瓜果和各种豆类，如大豆、绿豆、赤豆、蚕豆和豌豆等。

高温出汗会丢失较多的铁、锌等微量元素，所以，对高温人群的膳食应注意微量元素的补充，动物性食物如肝脏、瘦猪肉、牛羊肉不仅含铁丰富而且吸收率很高。通过汗液会损失多种矿物质，对高温作业人员不能仅仅补充氯化钠，也不能滥用，必须考虑到体内电解质平衡。

2. 维生素

在各种维生素中，汗液、尿液排出水溶性维生素较多，首推维生素C，其次维生素B_1、维生素B_2。一般认为高温环境中劳动者，每天维生素C供给量应在150～200mg。汗液含有较多的维生素B_1和维生素B_2，前者为0.14mg/mL。如每天排汗5000mL，则损失量为0.7mg，相当于每天供给量的1/3～1/2。每天饮食含维生素B_1 5mg和维生素B_2 3～5mg才能满足机体需要。对接触钢水的人员应适当增加维生素A的供给量（可达5000IU/d）。高温工作者应多食蔬菜。含维生素B_1较多的食物有小麦面、小米、豆类、瘦猪肉等；含维生素B_2和维生素A较多的食物为各种绿叶蔬菜。

3. 蛋白质

在高温环境下生活，作业人员体内的氮元素随汗液、尿液和粪便大量排出而增加排泄量，如温度为35～40℃时，汗液含氮每小时可达206～229mg，25℃时汗液含氮每小时仅为125mg。较长时间接触高温，机体可出现负氮平衡。失水也可促进组织蛋白分解，尿氮排出增多，使蛋白质分解代谢加速。高温时粪便排氮增多，故应注意高温作业人员饮食蛋白问题。高温作业人员蛋白质供应量建议为90～120g/d，其中应有50%来自鱼类、肉类、蛋类、奶类和豆类食品。

4. 能量

高温环境对能量代谢，特别是基础代谢可以发生影响；体力劳动强度也影响热能的需要量。通过比较22℃和37℃左右环境中从事各种强度劳动1小时能量消耗，在高温环境中从事各种强体力劳动时，热能需要增加10%～40%。考虑到高温环境中人们的食欲较差，增加过多的热能存在困难，以10%为宜。

（二）高温环境下作业人员的配餐原则

1. 补充矿物质

为补充随汗液流失的大量矿物质，应提高钠、钾、镁、钙、磷等矿物质的供给量。在正常人膳食基础上，每日须增加钾、钠、钙、磷以及微量元素铁和锌的供给。增加深色蔬菜（菠菜、油菜、芹菜等）、海产品（海带、海蜇、虾皮、紫菜等）的量。因大量出汗，矿物质丢失较多，故应提供盐分略高的汤类。对大量出汗人群，宜在两餐进膳之间补充定量的含盐饮料。

2. 增加维生素的供给量

包括维生素 C、B 族维生素以及维生素 A 等。

3. 合理增加能量和蛋白质的供给量

要有选择地增加动物性食品（肉、鱼、动物内脏、奶及奶制品）、豆及豆制品。

4. 合理安排膳食

高温往往影响食欲，因此在菜肴方面要经常变换花样，并适量选用有辛辣味的调味品。在高温条件下，唾液、胃液、肠液和胰液分泌减少，胃液酸度降低，肠液中消化酶下降，因此导致高温作业人员的食欲下降。为了刺激食欲，烹调时应注意色香味，经常变换花色品种，适当用凉拌菜，多用酸味或辛辣调味品。

（三）高温环境下作业人员的食谱举例

高温条件下工作人群一日食谱举例如表 5－12 所示。

表 5－12　高温条件下工作人群一日食谱举例

餐别	食物	数量
早餐	面包	面粉 50g
	无糖牛奶	牛奶 150mL
	咸菜	15g
午餐	米饭	150g
	锅塌豆腐	豆腐 50g
	茶鸡蛋	1 个
	冬瓜排骨汤	冬瓜 150g，排骨 80g
	蒜香油麦菜	油麦菜 100g
晚餐	面条	面粉 200g
	香菇肉末	猪肉 35g，香菇 25g
	醋熘白菜	白菜 100g
	西瓜	200g

二、低温条件下工作人群食谱设计

低温环境多指环境温度在10℃以下，常见于寒带及海拔较高地区的冬季及冷库作业条件等。低温环境下机体生理及代谢的改变导致其对营养的特殊要求。低温环境下生活或作业人群能量需要增加，主要源于如下因素：寒冷刺激使甲状腺素分泌增加，机体散热增加，以维持体温的恒定，这需消耗更多的能量，故寒冷常使基础代谢率增高10%～15%；低温下机体肌肉不自主地颤抖，以产生热量，使能量需要增加；笨重的防寒服加重身体的负担使活动耗能更多，也是能量消耗增加的原因。

（一）低温环境下的营养需要

1. 能量和产能营养素

低温环境下总热能需要量较温带同等劳动强度者要高，因寒冷程度、防寒保温情况和体力活动强度不同，最高者可达5500～6000kcal。低温人员能量供给较常温下应增加10%～15%。

低温环境下机体营养素代谢发生明显改变的是从以碳水化合物供能为主，逐步转变为以脂肪和蛋白质供能为主。低温环境下机体脂肪利用增加，较高脂肪供给可增加人体对低温的耐受，脂肪供能比应提高至35%～40%。碳水化合物也能增强机体短期内对寒冷的耐受能力，作为能量的主要来源，供能比例应不低于50%。蛋白质供能为13%～15%，其中含蛋氨酸较多的动物蛋白质应占总蛋白质的45%，因为蛋氨酸是甲基的供体，甲基对提高耐寒能力极为重要。

2. 维生素

寒带地区营养调查发现，寒冷条件下维生素需要量均显著提高。寒带地区维生素需要量比温带地区增加30%～50%。提高饮食脂肪比例，可使维生素代谢发生明显变化，维生素 B_1、维生素 B_2、烟酸和维生素 B_6 在体内储存量减少，表明对维生素需要量增加。给低温生活人群补充维生素C，可提高机体对低温的耐受。此外，寒冷地区因条件限制，蔬菜及水果供给通常不足，维生素C应额外补充，日补充量为70～120mg。维生素A也影响机体耐寒能力，氧化磷酸化过程需要充足的维生素A，每天供给量应为1500μg。寒冷地区生活户外活动减少，日照时间短而使体内维生素D合成不足，每日应补充10μg维生素D。

3. 矿物质

寒带地区容易缺乏的矿物质主要是钙和钠。寒带地区骨折患者骨痂形成速度显著较温带地区缓慢。南方移居北方的居民，血液和骨组织中钙含量降低。外来居民骨组织矿物质组成较世居的当地居民略差，可见矿物质代谢对寒冷气候也有适应过程。寒带地区蔬菜和水果较少，如果无充分奶类供给，则很容易导致缺乏矿物质。食盐对寒带地区居民特别重要。调查表明低温环境中食盐摄入量增加，可使机体产热功能增强。寒带地区居民食盐摄入量高达15g/d，相当于温带地区居民的两倍。寒带地区居民钠盐供给量可稍高于温带地区居民，不过，寒带地区居民高钠摄入量已成为引起高血压的重要因素。

（二）低温环境下作业人员的配餐原则

1. 供给充足的能量

低温环境下对能量的需求应比同人群常温下增加10%～15%。蛋白质、脂肪、碳水化合物的供能比分别为总能量的13%～15%、35%～40%、45%～50%。其中脂肪供能比显著高于其他地区。

2. 保证蛋白质的供给

在膳食安排时，特别注意鱼类、禽类、肉类、蛋类、豆类及其制品的供应。同时还可适当选择含高蛋白、高脂肪的坚果类（核桃仁、松仁、花生仁等）食品。

3. 丰富的维生素及矿物质供给

提供富含维生素C、胡萝卜素和无机盐钙、钾等的新鲜蔬菜和水果，适当选择动物肝脏，补充维生素。

4. 食盐的推荐摄入量

每日每人为15～20g，高于非低温地区。

（三）低温环境下作业人员的食谱举例

低温条件下工作人群一日食谱举例如表5－13所示。

表5－13　低温条件下工作人群一日食谱举例

餐别	食物	数量
早餐	大米红小豆粥	大米50g，红小豆20g
	牛奶	牛奶150mL
	羊肉包子	羊肉20g，面粉50g
	咸菜	15g
午餐	米饭	150g
	麻辣豆腐	豆腐50g
	平菇鸡蛋汤	鸡蛋1个，平菇25g
	土豆烧排骨	土豆150g，排骨80g
	蒜香菠菜	菠菜100g
晚餐	什锦鸡汤面	香菇10g，牛肉丝20g，面粉200g
	苹果	200g

第六节 接触有害物质工作人群的营养食谱设计

一、接触有害物质工作人群的营养需要

随着人类生产和生活的发展，大量化工材料被广泛使用，尽管人们采取了积极有效的防护措施，但是在生活和生产环境中，仍然不可避免地存在大量的化学物质。其中，有许多是有毒有害的化学物质，如农业生产中的农药、工业施工中的粉尘，以及各种作业中不可避免地接触到的铅、汞、苯、一氧化碳、二氧化硫等。这些化学物质若长期、少量、持续吸收入机体，就会引起各种毒性反应，破坏机体生理功能，使机体发生严重病变，有些甚至具有较强的致癌、致畸、致突变的“三致”危害。孕妇若接触到这些化学物质，将影响胚胎发育，甚至导致胚胎畸变或死亡。

对在生产环境中接触有毒化学物质作业人员的保健营养问题，应引起我们的高度重视。因为从事这方面工作的人员在生产作业过程中如果不注意防护，就有可能发生职业中毒，在神经系统、血液系统、消化系统出现多种症状。研究发现，机体的营养状况与化学毒物的作用及其结果具有密切联系，许多毒物如四氯化碳、三氯甲烷、二氧化氮、氯乙烯等均可形成自由基，引起生物膜脂质过氧化，破坏细胞结构，使之失去功能甚至发生癌变。而食物中的多种营养素具有一定的解毒、清除自由基和抑制脂质过氧化的作用。

合理的营养措施能提高机体各系统的抵抗力，增强对有毒化学物质的代谢解毒能力，减少毒物吸收并使其转化为无毒物质排出体外，有利于减轻中毒症状。同时应该注意，即便从业人员已与有毒化学物质脱离接触，但以前进入机体的化学物质如硅尘、铅等，或蓄积在体内继续发生毒性作用，或身体各系统器官由于受到毒物的损害而尚未恢复正常生理功能时，仍然需要对其提供合理营养，针对毒物的化学性质，配合药物治疗和保健措施，采取饮食营养手段进行排毒。

二、苯作业人员的营养配餐原则

苯属芳香烃类化合物，是煤焦油蒸馏或石油裂解的产物，在常温下为带特殊芳香味的无色液体，极易挥发。苯在工业上用途很广，主要用于染料、农药生产及香料制作等，并作为溶剂和黏合剂用于油漆、制药、制鞋及家具制造等。

短时间内吸入大量苯蒸气可引起急性中毒，主要体现在中枢神经系统的麻醉作用。轻者表现为兴奋、欣快感、步态不稳，以及头晕、头痛、恶心、呕吐等；重者可出现意识模糊，由浅昏迷进入深昏迷或出现抽搐，甚至导致呼吸、心跳停止。长期反复接触低

浓度的苯可引起慢性中毒，主要是对神经系统、造血系统的损害，表现为头痛、头昏、失眠，白细胞持续减少、血小板减少而出现出血倾向，如牙龈出血、鼻出血、皮下出血点或紫癜，女性月经量过多、经期延长等。重者可出现再生障碍性贫血、红细胞减少等。苯可引起各种类型的白血病，国际癌症研究中心已确认苯为人类致癌物。

目前，接触苯的主要职业人群是：使用含苯黏胶剂的制鞋、皮革加工、箱包以及家具制造等生产企业的工人，机械制造等企业中的喷漆、油漆工序的操作工等。接触苯的人员在工作时一定要加强个人防护，定期进行职业性健康检查，做到早预防、早诊断、早治疗，以免悲剧发生。

预防苯中毒应采取以下综合性措施：①以无毒或低毒的物质代替苯；②改革生产工艺；③加强通风排毒；④做好各种卫生保健措施。

尽管目前苯作业人员的防护措施已越来越引起重视，急性中毒的事件发生较少，但是长期接触苯的工作人员，如果不注意采取以下营养调理与预防，就易引发上述慢性中毒的疾病。

（一）增加优质蛋白质的供应

在保证合理营养的基础上，应增加优质蛋白质的供给量，蛋白质不但可以增强机体的一般抵抗力，而且蛋白质中含较多的硫，能促进苯的氧化和增强肝脏的解毒功能。因此，苯作业人员可多吃动物性食物和豆类食物，蛋白质摄入量可比正常人群增加20%左右，即肉食品每日增加50g或豆制品每日增加75g左右。因苯是脂溶性物质，故脂肪应按一般标准摄入，不宜过多，所以肉食品选择以去掉脂肪的瘦肉为佳。

（二）多补充维生素

多补充维生素，适当提高铁的供给量，以预防贫血，并补充一定量的B族维生素和维生素K。摄入大量维生素C可以缩短出血时间和凝血时间。由于苯易造成人体维生素的缺乏，因此接触苯的工作人员每日应额外供应维生素C 160mg和铁15mg，大约相当于多吃柑橘类水果2个和绿叶蔬菜200g。B族维生素中的维生素B_1、维生素B_6和烟酸对治疗苯中毒有良好的效果。因口蘑、菌菇类含烟酸较多，每日仅需要80g即可满足全天14mg当量的需求，故应多摄入。维生素K对苯中毒时氧化还原过程的恢复有显著促进作用，因此，应多食新鲜蔬菜和水果，多用植物油，少用动物脂肪。

（三）多吃有补益作用的食品

食物的现代药理研究证明，鲫鱼、阿胶、柚子等食物或富含蛋白质、氨基酸，或含有较丰富的钙、磷、铁及多种维生素等，具有很好的补益作用，而苯作业人员往往免疫系统受到损害，因此应多吃有滋补五脏、强壮益气、坚实筋骨、耐寒暑的动物性食品。可用牛肉、鹌鹑、鸽肉、鹿肉、鹅肉、甲鱼、禽类的肝脏等配合少量中药，辨证施治。

（四）限制脂肪的摄入量

苯属于脂溶性有机溶剂，摄入脂肪过多可促进苯的吸收，增加苯在体内的蓄积，并使机体对苯的敏感性增加，因而在苯作业人员饮食中脂肪含量不宜过高，以脂肪占全天总热能比例的20%为宜，且以植物油脂替代部分动物性脂肪。

（五）增加碳水化合物的摄入量

糖原有保肝解毒作用，人体肝脏内糖原储备充足时，肝细胞对某些有毒的化学物质和各种致病微生物产生的毒素有较强的解毒能力。碳水化合物能提高机体对苯的耐受性，因为碳水化合物代谢过程中可以提供重要的解毒剂——葡萄糖醛酸，葡萄糖醛酸在肝、肾等组织内可与苯结合，并随胆汁排出。因此，在生产过程中适度地饮用菊花糖茶、红茶糖饮、麦冬甜茶等，不但可以发挥这些解毒物质食疗的功效，而且所含的糖分也有明显的解毒能力。

（六）合理烹调，增进食欲

苯作业人员常会感到食欲不振、恶心、呕吐、腹胀等，因此在饮食调配和烹调方法上应尽量做到色、香、味俱全，食物种类多样化，少吃多餐，以增进食欲。

三、铅作业人员的营养配餐原则

铅的应用极为广泛，接触和使用铅及其化合物的人群有铅矿的开采及冶炼，油漆染料的生产和使用，蓄电池厂的熔炼及制粉；印刷业的铅版、铅字浇铸，电缆及铅管设备制造，陶瓷配釉，铅字玻璃配料，焊锡等工种达三四百种之多。此外，食品包装、容器，尤其是锡箱、锡壶、锡茶壶以及服用黄丹（红丹）、黑锡丹等，铅都可能通过接触、呼吸、饮食而进入人体。

铅在体内的代谢情况与钙相似。当机体体液环境趋向酸性时，铅形成磷酸氢铅（$PbHPO_3$）；反之，当机体体液环境趋向碱性时，铅则形成磷酸三铅［$Pb_3(PO_3)_2$］。磷酸氢铅在水中的溶解度是磷酸三铅的100倍，故磷酸氢铅主要在血液中出现，而磷酸三铅主要在骨髓中沉积。铅在生物体内的半减期为14~60天，而在骨髓中沉积的铅半减期为10年。当铅在体内蓄积到一定量时，就可出现毒血反应。铅是一种多亲和性毒物，可与人体中蛋白质、酶、氨基酸的机能结合。

环境中的铅可经过各种途径进入人体，其中最主要的是随食物进入消化道。汽车尾气、皮蛋、爆米花等长期吸入或食入，都可导致慢性铅中毒，而不仅仅局限于职业者。铅中毒可分为急性铅中毒和慢性铅中毒，慢性铅中毒最为常见。铅是多亲和性毒物，可作用于全身各个系统，主要损害神经、造血、消化、泌尿和心血管系统，干扰体内外代谢而致体内血红蛋白合成障碍，干扰免疫系统功能而使机体抵抗力下降，还可损害生殖系统而影响生育功能。铅在体内蓄积到一定程度时，可引起神经系统、循环系统和消化系统发生病理改变，并导致慢性铅中毒。成人铅中毒后经常会出现疲劳、情绪消沉、心脏衰竭、腹部疼痛、肾虚、高血压、关节疼痛、生殖障碍、贫血等症状；孕妇铅中毒后会出现流产、新生儿体重过轻、死婴、婴儿发育不良等严重后果；儿童铅中毒后经常会出现食欲不振、胃疼、失眠、学习障碍、便秘、恶心、腹泻、疲劳、智商低下、贫血等症状。

铅中毒的危害主要表现在对神经系统、血液系统、心血管系统、骨骼系统等终生性的伤害上。如能合理调配饮食，人是可以避免或减轻铅在体内蓄积的。

（一）增加优质蛋白质的供给

膳食中应包含足够量的优质蛋白质，特别是含硫氨基酸（如半胱氨酸），丰富的蛋白质对降低体内的铅浓度有利，也可减轻中毒症状。蛋白质不足可降低机体的排铅能力，增加铅在体内的潴留和机体对铅中毒的敏感性。一般每日摄入的蛋白质应为 1.5 g/kg，其中动物蛋白质及豆类蛋白质（如牛奶、蛋类、瘦肉、家禽、鱼虾、黄豆和豆制品中的蛋白质）应占 1/2 以上。

（二）增加维生素的供给

研究发现，铅接触人群常有维生素缺乏，膳食调配时应选择富含维生素的食物，尤其是维生素 C 较为重要。据报道，长期接触铅可引起体内维生素 C 缺乏。其原因是：第一，铅可促进维生素 C 氧化，而且这一氧化过程是不可逆的反应，使维生素 C 失去生理作用；第二，铅可与维生素 C 结合形成溶解度较低的抗坏血酸铅盐。所以，铅作业人员血液和尿液中的维生素 C 含量普遍较低，以致出现牙龈出血、发炎、皮下出现出血点以及对传染病抵抗力下降等症状。如果在接触铅的同时给予足够的维生素 C，则可以延长中毒症状的出现并使症状减轻。补充足够的维生素 C，不仅可以补足铅造成的维生素 C 的消耗，减缓铅中毒症状，而且可以在肠道与铅结合成溶解度较低的抗坏血酸铅盐，降低铅的吸收，同时还可直接或间接地通过保护巯基酶，参与解毒过程，促进铅的排出。增加维生素 C 的供给，一般认为要在正常成人每日需要量上再额外增加约 150mg，这对改善铅中毒症状和生理功能的恢复有较好的效果。适量补充维生素 E，可以拮抗铅引起的过氧化作用。补充维生素 D，则可通过对钙、磷的调节来影响铅的吸收和沉积。补充维生素 B_1、维生素 B_2、维生素 B_6、维生素 B_{12}和叶酸等，对于改善症状和促进生理功能恢复也有一定的效果，其中维生素 B_1疗效尤为明显。

（三）食用少钙多磷的膳食

有控制地食用少钙多磷的膳食，钙磷比例应为 1∶8，并最好与正常膳食、高钙高磷膳食或多钙少磷的膳食交替食用。急性铅中毒期，要供应多钙少磷或多钙正常磷的呈碱性膳食，使铅在骨骼沉积，减轻急性期的症状；急性铅中毒期已过时，则应改用低钙多磷或低钙正常磷的呈酸性膳食为主，使铅进入血液并被排出体外。通常，从事铅作业人员可以每天供应一餐少钙多磷的膳食作为保健餐，促使铅由体内排泄。

（四）多吃新鲜蔬菜和水果

新鲜蔬菜和水果中所含的B族维生素可防止铅中毒。它们中所含的维生素C可与铅合成抗坏血酸盐，这是一种不溶性物质，可随粪便排出，从而减少对铅的吸收。维生素K和维生素B_1可减少铅对神经系统和造血机能的损害。大蒜的有机成分能结合并除去铅离子。水果中的果胶类物质可使肠道中的铅沉淀。同时果胶、海藻酸和膳食纤维等多糖类大分子物质，其糖链上丰富的游离基团－OH和－COOH可与铅络合，形成难以吸收的凝胶，有效阻止铅在胃肠道的吸收，起到促进排铅的作用。维生素C对金属离子有络合作用，除镉外，维生素C还对铅、汞、砷等进入机体的元素起到缓解其毒性的功效。铅中毒后，体内维生素B_2含量降低，如补充大量维生素B_2，可增强对铅毒性的抵抗力。

（五）补充充足的微量元素

微量元素铁、锌、铜、镁、硒、锗等均可与铅相互作用，减弱铅的毒性。缺铁时，铅的吸收增加，软组织和骨内铅含量增高。低铜膳食可增加铅的吸收，增强铅的毒性。锌可影响铅的蓄积和毒性作用，增加锌的供给，可使组织中铅含量降低，减轻铅中毒的严重程度。近年来的研究还显示，有机硒和有机锗对铅均有一定的拮抗作用。因此，牡蛎等海产品和适量的动物内脏、坚果类食物，可补充上述微量元素。

（六）多吃低脂食物

常食用低脂高糖膳食可抑制铅的吸收并保护肝脏。脂肪过高，接触铅的动物食用后，会加重对肝脏的损害。

（七）平时多吃呈酸性食物

铅有溶于弱酸的特点，机体内环境的酸碱度对铅在体内能否存留起到了重要作用，偏酸性体液可促进铅的排泄，因此，膳食中应多安排酸性食物，如鱼、肉、禽、蛋等。

（八）增加驱铅食物的摄入

很多天然食物都具有一定的防铅和驱铅功能。牛奶中所含的蛋白质可与铅结合形成不溶物，所含的钙可阻止铅的吸收。茶叶中的鞣酸可与铅形成可溶性复合物随尿排出。海带中的碘质和海藻酸能促进铅的排出。大蒜和洋葱头中的硫化物能化解铅的毒性作用。沙棘、刺梨和猕猴桃中富含维生素C，可阻止铅的吸收，降低铅毒性。食物中还有许多能够与铅螯合的成分，如植酸、磷脂、柠檬酸、苹果酸、琥珀酸和多聚氨基酸等，一些无机阴离子或酸根如碘离子、磷酸根离子、钼酸根离子等也能与铅结合，促使其从大便中排出。这些营养素富含在水果和蔬菜中，因此铅接触人群应多摄入水果蔬菜。

综上所述，为避免或减轻铅在人体内蓄积，应采取以下营养膳食原则：首先，增加品质优良而充裕的蛋白质供给，每日额外补充维生素 C 125 ~ 150mg；其次，有控制地食用少钙多磷（1:8）的呈酸性膳食，最好与正常膳食、高钙高磷膳食或高钙少磷膳食交替使用；最后，要适量饮用牛奶，多吃富含果胶的水果，每日补充维生素 A 1000 ~ 2400 IU（或胡萝卜素 2 ~ 3mg），多食富含维生素 B_1 的食物（改善神经症状）。

四、汞作业人员的营养配餐原则

汞对人的危害比较严重，在生产环境中吸入高浓度汞蒸气，或因不恰当使用含汞药作为熏蒸剂而吸入高浓度汞蒸气都会引起急性中毒。

汞矿井开采工和制造温度计、压力计的工人常接触汞。少量金属汞经口腔进入胃肠道，自粪便排出，无中毒危险。汞蒸气吸入血液后与蛋白质的巯基（-SH）具有特异的亲和力，巯基是许多重要生物活性酶的活性中心，汞与巯基结合可使酶失去活性，因而对神经系统有明显的毒害作用，还可表现为口腔炎。

（一）补充蛋白质

汞与蛋白质的巯基具有特殊的亲和力，可使含巯基的酶失去活性，引起生理功能紊乱。由于慢性汞中毒可引起蛋白尿，使机体不断丧失蛋白质。另外，肝脏、肾脏受到的损害也需要充足的优质蛋白质提供修补、再生。所以膳食中应有足够的动物性食物和豆制品，这些食物含有较高的甲硫氨酸，其中的巯基可与汞结合，从而保护含有巯基的酶的活性，减轻中毒症状。因此，汞作业人员应补充足量的蛋白质，如蛋、奶、鱼、瘦肉等。因为动物蛋白质中含蛋氨酸较多，在体内可转变成含巯基的胱氨酸和半胱氨酸，与汞结合可使体内含巯基的酶免受其害。含硫氨基酸包括胱氨酸、半胱氨酸、蛋氨酸等，它们存在于鸡蛋清蛋白、小麦面筋蛋白、大米蛋白中，而在鸡蛋清蛋白中的含量尤为丰富。

（二）补充充足的维生素

汞作业人员应多补充含维生素 C 的食物，这样可以保护口腔黏膜，防止由汞造成的口腔疾病。维生素 E 除了能防止汞对神经系统的损害外，还能提高硒的营养效应，同时对甲基汞毒性也具有防御作用。汞作业人员每日维生素 E 的供给量应不低于 15mg（生育酚当量）。花生油、芝麻油都含有丰富的维生素 E。有实验证明，供给汞作业人员高蛋白、低脂肪的膳食，能明显修补肝细胞损伤，防止脂肪肝，改善肝功能。含果胶较多的胡萝卜，也能使汞加速排出，减轻中毒症状。多补充富含 B 族维生素的食物，可增加食欲，改善造血功能，促进神经系统功能的恢复。含维生素 E 较多的有绿色蔬菜、奶、蛋、鱼、花生与芝麻等。

（三）补充特殊的微量元素

微量元素硒对于汞中毒有明显的防护作用。硒可维持肝、肾细胞内谷胱甘肽过氧化酶的活性，能减轻中毒症状。硒还能束缚汞并与蛋白质的巯基结合，使汞不能到达靶细胞而产生毒性作用。硒对于甲基汞中毒机体有保护作用，可减轻神经症状。硒还能减轻氯化汞引起的生长抑制，并对汞引起的肾脏损害有明显的防护作用。汞作业人员每日膳食中硒的供给量应为100～200μg。在调配日常膳食时，应选择含硒较高的海产品、肉类、肝脏等。

（四）多吃蔬菜、水果和坚果类食物

研究发现，维生素C可防止汞对神经组织的损害，防止或减轻甲基汞中毒现象。因此，含维生素E丰富的核桃、花生、芝麻等坚果类食物可适当多摄入。另外，还应多供给含维生素C丰富的新鲜蔬菜和水果。汞作业人员每日应比常人多增加维生素C 154mg左右的摄入，这对保护口腔黏膜和防治汞中毒性口腔病变有一定效果。果胶能与汞结合，加速汞离子排出，降低血液中汞离子浓度。蔬菜、水果和干果都含有果胶，其中含果胶丰富的有土豆、慈姑、胡萝卜、萝卜、豌豆、刀豆、甜菜、青菜、柿子椒、橘子、柚子、草莓、苹果、梨、核桃、花生和栗子等。

（五）合理烹调

在膳食烹调方面，汞作业人员的饭菜应细软可口，易于消化吸收，同时还要注重色、香、味，以引起食欲。

（六）忌食含类脂质的食物

汞作业人员应忌食含类脂质的食物，这是因为汞易溶于脂质，并通过含有类脂质的细胞膜作用于内脏和神经系统。因此，如动物肝脏、肾脏、脑、肺等食物，汞作业人员都应忌食。

五、接触农药人群的营养配餐原则

常用的农药为有机磷和有机氯，人在从事农药（特别是有机磷）的生产、包装、搬运，以及在使用农药时的配药、喷洒等各个环节中都可因接触到农药而引起中毒。农药可通过呼吸道、消化道和皮肤侵入体内，在体内蓄积引起一系列急、慢性中毒症状，损害神经系统和肝、肾等实质性脏器，出现倦怠、食欲不振、头痛及震颤等全身症状。因此，生产和使用农药的人员都是容易受到农药直接危害的人群，他们的保健营养应引起特别关注。

（一）高蛋白质膳食有助于体内农药的解毒

蛋白质对农药毒性有明显作用，蛋白质供给不足，可加重农药的毒性。膳食中蛋白

质充足时，可提高肝微粒体酶的活性，加快对农药的分解代谢。优质蛋白质可供机体组织细胞的更新与修复，因此应补充蛋白质，尤其是酪蛋白高的膳食（牛奶中含酪蛋白丰富）可缓解农药造成的危害。每日应供应 90g 以上的优质蛋白，可选择的食物有奶类、蛋类、瘦肉或豆制品。

（二）高糖、低脂饮食有助于保护肝脏

因为农药的危害主要表现为肝功能损害、机体氧化功能降低与新陈代谢障碍、蛋白质分解加速、尿液中氮排泄量增高、血中碱储备降低、肝糖原消失加快、乳酸增加、血糖降低和肝脏脂肪变性。碳水化合物对农药的作用是间接的，它通过改变蛋白质的利用率和避免蛋白质作为能量而分解，从而起到一定的解毒作用，同时碳水化合物还有一定的保肝作用。体内的脂肪组织可蓄积一定量的农药，缓解中毒症状，但并不能降低农药对机体的损伤作用。

（三）富含维生素的新鲜蔬菜和水果也应多吃一些

研究发现，维生素与农药毒性关系密切，长期接触农药作业人员易出现硫胺素、核黄素和维生素 C 的缺乏。硫胺素可促进农药在体内的氧化作用。大量的维生素 C 可促进磷等农药物质在体内氧化成酸性化合物，减轻中毒的程度，有助于保持体内酸碱平衡，维生素 C 还能提高肝脏的解毒能力。此外，维生素 B_1、维生素 B_2、烟酸、蛋氨酸和叶酸对预防或减轻农药的毒性也有一定作用。研究指出，维生素 C、烟酸、叶酸等对乐果之类的农药引起的细胞毒性作用有防治效果。国外有人研究出一种富含维生素 B_1、维生素 B_2 和维生素 C 的特殊食品，专供接触农药的工人食用，长期食用可使心血管功能改善，肝脏解毒功能恢复，代谢指标转为正常，健康状况好转。因此，在与农药打交道期间应适当补充上述维生素，其中维生素 C 每日应补充 150mg。

六、接触有害物质工作人群的食谱举例

接触有害物质工作人群一日食谱举例如表 5 – 14 所示。

表 5 – 14　接触有害物质工作人群一日食谱举例

餐别	食谱
早餐	素包子、海参小枣粥、拌菠菜、魔芋饼、牛奶、橘子
午餐	米饭、口蘑炖排骨、西芹百合、紫菜虾皮汤、芝麻饼、酱黄瓜、沙棘汁
晚餐	馒头、蚝油生菜、炒鱿鱼、炒洋葱、西红柿鸡蛋豆腐汤、苏打饼干、牛奶

第七节　运动人员营养食谱设计

运动员的运动能力不仅取决于科学的训练、优秀的身体素质和心理素质，也取决于良好的健康状态和合理的营养。合理营养是运动训练的物质基础，有利于代谢过程的顺利进行和器官功能的调节，对运动员竞技状态的保持、运动成绩的提高以及运动后体力的恢复等都会产生很大的影响。提供合理营养和平衡膳食，对促进运动员的体格发育，增强身体素质，使其在训练和比赛中保持最佳的竞技状态以及消除疲劳，加速体力恢复具有非常重要的意义。

一、运动员的营养素代谢特点

（一）能量代谢

运动员的能量代谢特点是强度大、消耗率高，伴有不同程度的氧债等。此外，不同的运动项目因为运动强度、持续时间、训练水平等不同，运动员的能量代谢状况也不相同。运动强度大、时间短的项目以无氧代谢为主，强度小、时间长的运动则以有氧代谢为主；多数运动的能量供应是多系统混合的，但经长期训练后，长跑运动员的有氧代谢能力强，而短跑运动员则相反，无氧供能能力强。

（二）蛋白质代谢

研究表明，运动过程中，人体肌肉组织的蛋白质合成受到抑制，结果使氨基酸代谢池中的游离氨基酸增加，同时，丙氨酸—葡萄糖循环率增加。而在运动后的恢复期，蛋白质转换率开始提高。另外，运动员在开始高强度的训练初期，易发生负氮平衡，经过一段时期适应后，氮平衡有所改善。

（三）脂肪代谢

运动的强度、持续时间以及训练的程度等会影响运动员的脂肪代谢；高强度运动中，脂肪分解代谢加剧，随着运动强度的增加，脂肪酸进入血浆并氧化供能的程度减弱。经过系统训练的运动员氧化利用脂肪酸及酮体的能力会有所增强，从而能够节约糖原，提高耐力。

（四）水和电解质代谢

运动过程中运动员身体大量出汗，并且通过呼吸道也丢失大量水分。与此同时，尿量减少，代谢水的产生增多。大量出汗也导致运动员体内电解质尤其是钠、钾、镁、钙等丢失增加。运动强度、运动时间、运动环境的温度、湿度等都会影响汗液的丢失量。

在25℃～35℃进行4小时的长跑训练，平均出汗量在4.5L左右，而一次高强度运动可丢失汗液2～7L。另有研究报道，运动员骨骼组织中的物质交换加速，致使钙质流失而容易骨质疏松；还有，运动员特别是耐力运动员也常常表现潜在的铁缺乏，分析原因，部分是因为在抗氧化反应中的转移，部分是因为高蛋白、高脂膳食限制了铁的吸收。

（五）维生素

运动导致胃肠道对维生素的吸收功能整体下降，同时汗液中维生素的排泄量会增加。另外，运动使能量代谢加强，而维生素作为能量代谢的辅助因子在体内的周转率也会加速。

二、运动员的营养需要

（一）能量

由于所从事的运动项目不同，运动员能量的消耗量变化范围较大，并且影响能量消耗的因素也较多。国内运动营养学家根据各运动项目的能量代谢特点，推荐的运动员能量需要量如表5－15所示。

表5－15　不同运动项目日能量消耗

运动项目	日推荐量/（$kcal \cdot d^{-1}$）
棋牌类	2000～2800（2400）
跳水、射击（女）、射箭（女）、跳高、跳远、体操（女）	2200～3200（2700）
体操（男）、武术、乒乓球、羽毛球、短跑（女）、举重（＜75kg）、网球、手球、花样游泳、击剑、垒球	2700～4200（3500）
花样滑冰、中长跑、短跑（男）、竞走、登山、射箭（男）、射击（男）、球类（篮球、排球、足球、冰球、水球、棒球、曲棍球）、游泳（短距离）、滑冰、高山滑雪、赛艇、皮划艇、自行车（场地）、摩托车、柔道、拳击、投掷（女）、沙滩排球（女）、现代五项	3700～4700（4200）
游泳（长距离）、举重（＞75kg）、马拉松、摔跤、公路自行车、橄榄球、越野滑雪、投掷（男）、沙滩排球（男）、铁人三项	≥4700（4700）

（二）蛋白质

运动是否增加蛋白质的需要量，研究结论尚不完全一致。氮平衡的实验研究报告显示，运动员的蛋白质需要量比一般人高。根据估测氮平衡的实验结果，我国学者提出中国运动员蛋白质的适宜摄入量应为总能量的12%～15%，为1.2～2.0g/kg体重，其中应包括使用的蛋白质或氨基酸营养补充剂。

运动员的蛋白质营养不仅应满足数量的要求，在质量上至少应有1/3以上必需氨基酸齐全的优质蛋白质。在目前的膳食标准和结构上，我国运动员的蛋白质供给绝大多数情况下是超量的。从合理的膳食结构方面考虑，提倡增加植物蛋白质比例，可采用谷类主食和豆类食物混合使用。植物性食物不仅含有相当量的蛋白质，而且有助于提供更合理的营养。

（三）糖类

运动中的热能主要来自脂肪和碳水化合物，后者容易消化、耗氧少，代谢产物是水和二氧化碳，是运动员最理想的能量来源。对于运动员来说，不论是持久性运动，还是短时间的激烈运动，所消耗的肌糖原和肝糖原不能由脂肪或蛋白质替代，特别是增加脂肪将产生大量酮体，并使糖原储备下降，可导致机体疲劳、肌力减弱及运动效率降低。因此，激烈而耐久的运动，会增加糖类的需求量。

运动员摄取平衡的混合膳食中碳水化合物的供给量应为总能量的60%左右。研究显示，运动员在运动前、中、后补充碳水化合物，对于运动员满足能量需要，延缓疲劳，维持血糖水平及稳定免疫功能等具有重要意义。有些权威专家建议，进行长时间运动时应增加糖的摄入量至总能量的65%，大强度耐力训练运动员的碳水化合物供给量应为总能量的60%～70%，中等强度运动为50%～60%，缺氧运动项目为65%～70%。我国推荐的运动员每日碳水化合物适宜摄入量为总能量的55%～65%，耐力项目和缺氧运动项目可以增加到70%。近年营养调查显示，运动员糖类摄入较低而脂肪摄入较高的现象非常普遍。主要原因是运动员膳食中动物性食品所占比例较高，谷类、薯类等含糖类食物摄入较少。实际工作中，可在餐中和餐外适量补充纯糖类食品，同时降低高脂肪、高蛋白质的动物性食品摄入水平。

（四）脂肪

在三大营养素中，脂肪的产能量高、体积小，符合运动员浓缩饮食的要求，对于长时间运动的项目和冬季运动，如长距离游泳、滑雪等运动，是较理想的储能形式，具有维持饱腹感和供给热能的良好作用。运动训练可增强机体对脂肪，包括酮体的氧化和利用，脂肪利用的增加，对节约体内糖原和减少蛋白质的消耗有一定作用，可与糖类配合作为运动尤其是长时间持久运动的重要能源。运动员不宜从膳食中摄入过多脂肪，因为脂肪不易消化，代谢时耗氧量高，会影响氧的供给。脂肪代谢产物属酸性，能降低运动员的耐力，延缓体力的恢复时间。

运动员膳食中适宜的脂肪量应为总能量的25%～30%。饱和脂肪酸、单不饱和脂肪酸和多不饱和脂肪酸的比例应保持在1:1:1。脂肪摄入过多会影响蛋白质和铁等一些营养素的吸收，还常会带入外源性的胆固醇引起高脂血症，因此应当适量限制在运动员膳食中过多使用脂肪。不过，如果摄入量过低，食物的质量和色香味受到影响，会造成运动员的食物摄取量减少。而且，运动员的膳食要求量少质优、热量高，所以又不可过多减少脂肪的供给量。对于经常处于缺氧条件下的运动员，在膳食中脂肪数量应当少一些，相反经常在寒冷条件下进行运动的人，因机体散热量大，食物中脂肪可以增加一些，但不宜超过总热量的35%。

胆固醇对于人体的生理功能具有重要作用，因此人体需要摄入适量的胆固醇。由于胆固醇在体内可以合成，所以，不需要从食物中获取大量的胆固醇。一般主张胆固醇的膳食摄入量每天不超过300～500mg。

（五）矿物质和水

饮食中矿物质的含量对于维持水盐平衡、防止体液偏酸或减少运动性疲劳均有好处。大运动量时特别是高温环境下训练，汗钾排出明显增加，钾的正常需要量为3g/d，补充钾盐可多食用蔬菜、水果、牛肉、鱼等；运动员在常温训练时，氯化钠的需要量为15g/d，但在高温训练时应根据汗量补充，通常为20～25g/d，可以多食用咸菜、菜汤等，或饮用含电解质的饮料；大运动量时每日应补充钙1.4～1.5g、磷3～4.5g、镁8mg、铁20～25mg。由于长时间的运动，运动员的失水量增加，为此，运动员除应在运动中适量多次饮用合适饮料外，还可在赛前0.5～1小时约饮500mL低渗饮料，赛后2小时内应优先分次补充液体，恢复水、电解质平衡，促进废物排除，以利于体力恢复。

（六）维生素

运动时体内物质代谢过程加快，对维生素的需要量增加。剧烈的运动可使维生素缺乏症提前发生或是症状加重，而运动员对维生素缺乏的耐受能力比正常人差。对维生素的需要量与运动量、机能状态及营养水平有关。维生素早期缺乏表现为运动能力低下、疲劳和免疫功能降低。如体内长期处于维生素饱和状态时，可使机体对维生素缺乏更加敏感。水溶性和脂溶性维生素在体内的代谢状况可能有所差别，在使用时应注意相互之间的关系。天然食物中各种营养素的比例较为适宜。如果食物中蔬菜和水果供给充足，不必另外补充维生素制剂。仅在冬末春初蔬菜和水果供给不足或是加大运动量训练时，适当补充维生素制剂，以防止缺乏症。

三、特殊项目运动员的营养特点

（一）耐力性项目运动员的营养特点

耐力性项目主要包括马拉松跑、长跑、长距离自行车、长距离滑雪、长距离游泳和现代体育项目铁人三项等。这些项目运动强度相对较小、运动持续时间相对较长，运动所需能量主要来源于能源物质的有氧氧化，运动过程中能源物质尤其是肌糖原含量减少，体液丢失和体温升高等是影响耐力训练效果和耐力比赛成绩的主要因素。此外，长期从事耐力性项目训练的运动员容易发生缺铁性贫血。为此，耐力性项目运动员的膳食营养需要应首先满足糖类和脂肪等能量物质的补充，其中，日常饮食当中的糖类比例最好控制在总能量摄入的60%～70%。食物来源除传统的米饭、面粉外，还应注重含糖量较丰富的水果和蔬菜等。其次，耐力项目运动员还应注意适当补充水分、电解质和维生素B、维生素C和维生素E等。最后，耐力项目运动员因容易发生缺铁性贫血，应当注意补充含铁丰富的食物。

（二）力量性项目运动员的营养特点

力量性项目主要包括举重、投掷、摔跤等依靠肌肉力量和肌肉爆发力完成的专项运动，其他一些竞技运动项目如短跑、划船、足球、橄榄球和体操等也需要较好的力量素质。此种运动要求肌肉有较强的爆发力，因而消耗的蛋白质和维生素B_2较多，特别是在训练初期，蛋白质的供应量应提高到2g/d/kg左右，占热量的百分比应达18%左右，其中优质蛋白质不低于1/3。另外，为保证神经肌肉的正常功能，常量元素钾、钠、钙、镁的补充也很重要。

（三）灵敏、技巧性项目运动员的营养特点

灵敏和技巧性项目种类较多，主要包括体操、跳水、乒乓球等。这类项目对机体的协调运动能力要求较高，同时也需要运动员具有良好的力量、爆发力、速度乃至耐力等方面的运动能力，但日能量消耗相对较少。能量消耗虽然不大，但要求运动员食物中的蛋白质、维生素和钙、磷等无机盐应当充足。一些对视力损伤较重的运动项目，如射击、乒乓球、击剑等，应注意维生素A的补充量，日补充剂量应达到1.8mg以上。

（四）球类项目运动员的营养特点

球类项目包括足球、篮球、排球、手球、橄榄球和冰球等，这些项目的运动形式复杂多变，运动强度变化大，能量消耗多，要求运动员的机体既是力量型的，同时又要有良好的灵敏性、反应性和技巧性等。因此，膳食应供给充足的糖类、蛋白质、维生素B_1、维生素C和钙、磷等营养素，饮料中应含有一定浓度的电解质和维生素。

四、运动员的营养配餐原则

剧烈运动时，体内血液重新分配，但相对集中地分布于皮肤和肌肉的血管，而胃肠和消化腺的血流量减少，暂时缺血或蠕动减弱使消化腺的分泌机能处于抑制状态，对营养物质的消化吸收能力降低。胃内有食物充盈时，如进行激烈的活动，可影响呼吸机能，并可能引起恶心、腹痛、运动能力降低，甚至被迫停止运动。因此，必须根据运动与消化的生理特点，合理安排运动员的饮食。

（一）食物的数量和质量应满足需要

食物的数量应满足运动员训练或比赛能量消耗的需要，使运动员保持适宜的体重和体脂；在质量方面则应保证全面营养需要和适宜的配比。运动员食物中蛋白质、脂肪和

碳水化合物的比例应适应不同项目运动训练的需要。一般情况下，蛋白质占总能量的12%～15%，脂肪占总能量的25%～30%。参加水上运动项目或冬季运动项目运动员的脂肪能量可适当增加，但脂肪供给的能量以不大于35%为宜，碳水化合物的能量为总能量的55%～65%，耐力运动项目的碳水化合物可达到总能量的70%。食物应当是容易消化的，不含刺激性成分，以免影响睡眠。运动员的饮食习惯应当保持一定的规律性，切忌暴饮暴食，尤其在剧烈运动后，暴饮暴食可能引起急性胃肠炎或胰腺炎，甚至造成死亡。

（二）食物应多样化，保证营养平衡

食物新鲜、多样化，如肉类、鱼类、奶类、蛋类、蔬菜、水果、谷类及豆制品等合理搭配。食物合理烹调，能促进食欲并最大限度地保存其中的营养素。能量不足或过多时，可用主食、油脂或甜食等进行调节。

（三）应提供高能量密度的食物

高能量密度的食物，主要包括相对于一般糖类的复合糖类和富含脂肪的食物。膳食中包含高热能密度食物主要是为了避免因食物体积过大而增加胃容量，影响运动效率，尤其是有合理冲撞的运动项目（如足球）训练更需要注意食物的体积不能过大。食物浓缩、提供的热能高，体积重量应小，每天食物总重量不应超过2500g。

（四）应合理分配，少食多餐

运动员的进食时间与训练或比赛的时间应适应，一日三餐食物能量的分配应符合运动训练或比赛任务的需要。运动员在上午训练时，早餐应有较高的能量，并有含丰富的蛋白质、无机盐和维生素等食物。下午训练时，午餐应适当增加，但要注意避免胃肠道负担过重。晚餐的能量一般不宜过多，以免影响睡眠。早、午、晚三餐的能量大致为30%、40%和30%。大运动量训练时，或因训练时间长，饮食受时间限制，可考虑加餐措施。采用增加点心或其他加餐方法，加餐的能量可为一日总能量的5%，但应注意增添食物营养全面或选择能量密度高的食物（如巧克力）。

通常食物在进食后3～4小时后从胃内排空。植物性食物在胃内停留时间较短，而富含脂肪较多的肉类食物在胃内停留可达5小时或更长时间。因此，运动开始时胃内的食物应大部分已消化，故最好在饭后休息2～5小时，再进行剧烈运动。如运动前1～1.5小时进食，则部分运动员在运动中会有腹痛、恶心或呕吐等情况。饮食与运动间隔的时间不宜过长，饭后4～5小时运动可能出现空腹时饥饿感或血糖降低，影响运动的兴奋性和持久力。所以，在饮食与运动间隔时间过久时，应采取中间加强的措施。运动结束后，为使循环和呼吸机能恢复到相对平静的状态，使胃肠有充分准备，至少需休息30分钟后再进餐。大运动后，应休息40～60分钟，之后才能进食。运动员进餐时间应保持规律性，定时进餐可使大脑皮质的兴奋性有规律地升高，促进食物消化吸收。破坏

饮食时间规律性，可引起消化机能紊乱。

五、运动人员食谱举例

自行车运动员一日食谱举例如表5－16所示。排球运动员一日食谱举例如表5－17所示。

表5－16　自行车运动员一日食谱举例

餐别	食物	数量
早餐	馒头	200g
	面包	100g
	鸡蛋	50g
	牛奶	250g
	香蕉	150g
午餐	米饭	300g
	馒头	200g
	虾肉	100g
	西蓝花	200g
	西红柿	150g
	苹果	150g
晚餐	面条	230g
	草鱼	50g
	油菜	180g
	胡萝卜	100g
	橙子	150g
	牛奶	250g

表5－17　排球运动员一日食谱举例

餐别	食物	数量
早餐	烙饼	100g
	馒头	100g
	酸奶	250g
	牛奶	250g
	鸡蛋	100g
	香蕉	200g
早加餐	葡萄	100g
	巧克力豆奶	200g
	蛋糕	100g

续表

餐别	食物	数量
午餐	面条	150g
	大白菜	200g
	牛肉（瘦）	100g
	面包	100g
	胡萝卜	100g
午加餐	花生酱	10g
	橙子	150g
	无花果	50g
	面包	50g
晚餐	玉米（鲜）	150g
	鸡腿	200g
	米饭	100g
	四季豆	150g
	苹果	200g
	酸奶	250g

复习与思考

第五章检测题

一、填空题

1. ＿＿＿＿＿＿是婴儿最理想的食品，能满足4～6个月内婴儿生长发育需要，并与其消化能力相适应。

2. 婴儿的总能量消耗包括基础代谢、体力活动、＿＿＿＿＿＿、能量储存及排泄耗能和生长发育消耗能量。

3. 学龄前儿童易出现＿＿＿＿＿＿、偏食、＿＿＿＿＿＿，影响营养素的摄入与吸收。

4. 在膳食调配过程中应遵循＿＿＿＿＿＿、＿＿＿＿＿＿、＿＿＿＿＿＿、定量适宜和经济合理的原则。

5. 青少年的能量代谢旺盛，对维生素的需要量增加，通常青少年时期营养需要稍高于从事轻体力劳动成人，尤其是＿＿＿＿＿＿维生素。

6. 中年人每天摄取的脂肪量以限制在＿＿＿＿＿＿g左右为宜。

7. 寒带地区营养调查发现，寒冷条件下，＿＿＿＿＿＿需要量均显著提高。

二、选择题

1. 为高温环境下作业人员提供盐分略高的汤类，主要是补充矿物质（　　）。

A. 铁　　B. 碘　　C. 钠　　D. 锌

2. 低温环境下作业人员要合理地增加脂肪的供给量，脂肪应占总能量的(　　)。

A. 35% ~37%　　B. 20%　　C. 40%　　D. 30%以下

3. 提高(　　)的供给量，以预防因震动而引起的肌肉萎缩和肌肉营养不良。

A. 维生素 E　　B. 维生素 A　　C. 维生素 D　　D. 维生素 C

4. 幼儿园食谱中宜选择(　　)。

A. 辛辣食品　　B. 煎炸食品　　C. 时令蔬菜　　D. 过甜食品

5. 中小学生营养午餐食谱中，红黄色蔬菜应占(　　)。

A. 1/3　　B. 2/3　　C. 1/2　　D. 1/4

6. 老年人食盐摄入量每日不超过(　　)g。

A. 10　　B. 6　　C. 4　　D. 8

三、 简答题

1. 乳母营养食谱编制的原则有哪些?
2. 如何对苯作业环境下的人群进行膳食指导和食谱编制?
3. 学龄前儿童有什么样的生理特点? 如何科学合理地对其进行配餐?
4. 中老年人有怎么样的生理特点? 如何对其进行营养配餐?
5. 高温条件下，乳母需要哪些营养素?

四、 案例分析题

中国城市老龄化大数据：11 城进入深度老龄化

第七次人口普查数据显示，目前我国 60 岁以上人口数量为 26401. 88 万人，占比 18. 7%，65 岁以上人口占比为 13. 5%。按照国际惯例，当一个国家或者地区 65 岁以上人口占比达到 7%以上时就属于老龄化，超过 14%时属于深度老龄化，20%以上则属于超老龄化。南通、重庆、大连、上海、沈阳、天津、哈尔滨、无锡、青岛、长春、济南 11 个城市已进入深度老龄化。

——资料来源：https：//www. thepaper. cn/newsDetail_ forward_ 13862998.

请结合以上案例，思考如下问题：

在为 60 岁以上老年人设计一日三餐食谱时应该注意哪些事项?

疾病患者的营养食谱设计 PPT

第六章 疾病患者的营养食谱设计

营养食谱的设计可将各类人群的膳食营养素参考摄入量具体落实到用膳者的每日膳食中，使他们能按需要摄入足够的能量和各种营养素，同时又防止营养素或能量过高摄入。而各种疾病患者对饮食中营养的需求显得更为重要，他们不仅要从食物中摄入营养素，而且还要求这些营养素或之外的物质，对所得的疾病有治疗作用。应该根据该群体的特殊营养素需要，结合病情，合理选择各类食物，达到平衡膳食、治病强体的目的。

本章介绍了高血压、高血脂、糖尿病、痛风等病人的生理特点和营养需求以及该类人群食谱设计的相关知识和技能。通过本章的学习，能够利用所学指导不同人群养成良好的生活方式和饮食习惯，能在日常生活中对不良习惯进行纠正。本章的重点是掌握常见慢病人群的配餐原则，熟悉患病人群的营养需求，了解患病人群的生理特点。

学习目标

知识目标

1. 熟知各类疾病患者的配餐原则。
2. 掌握高血压、糖尿病、高血脂等慢病患者生理特点及营养需求。
3. 熟知疾病患者的营养配餐相关知识。

能力目标

1. 能按照慢病人群的营养需求进行营养食谱设计。
2. 能够开展患病人群的营养指导活动。
3. 能够在教师的指导下，深入探究疾病患者的食谱设计与开发。
4. 能够进行慢病患者的营养菜点配制。

案　例

调查显示“三高”人群中四成不满40岁

高血压、高血脂、高血糖这“三高”症状，逐渐在中青年人群中蔓延，年轻化趋势越来越明显。39健康网日前开展了一次针对“三高”人群的健康调查，共3000多人参与调查，在承认患有“三高”的人群中，超过四成的人在40岁前就受到了“三高”的困扰。专家认为，高强高压工作、饮食不节、缺乏运动和不良生活习惯的共同作用，使得中青年人群中的“三高”患者数量攀升。令人担忧的是，“三高”发病年龄前移，但中青年白领的保健防病意识却没跟上，很多人依旧认为养生是老年人的事。其实，通过饮食控制和合理用药，年轻人完全可以摆脱“三高”的困扰。

——资料来源：新浪网，http：//news. sina. com. cn/h/2010－11－29/094621551252. shtml.

案例分析

1. “三高”人群患病的原因有哪些？

2. 如何对“三高”人群进行膳食指导和配餐？

第一节　高血压患者的营养食谱设计

高血压是危害人体健康的重要因素之一，它是许多心血管疾病的重要病因和危险因子，能够严重影响心、脑、肾的结构和功能，甚至可能导致这些器官出现功能衰竭。

一、概述

高血压是以体循环动脉血压升高为临床特征的疾病或病理过程，是最常见的心血管疾病。成人血压如果经常超过18. 7/12. 0kpa（140/90mmHg），即为高血压。目前，我国采用国际上统一的标准，即收缩压≥18. 7kpa（140mmHg）和（或）舒张压≥12. 0kpa（90mmHg）即诊断为高血压。我国人群高血压患病率近年来不断上升，国内普查发现，青年的发病率为3%～4%，40～50岁的人发病率为5%～10%，平均为7. 8%，50岁以上的人发病率为15%以上。目前我国高血压患者已逾1亿人，高血压已成为危害我国人群健康的重大社会问题。

根据2018年修订的《中国高血压防治指南》，目前将人群的血压值分为以下几个等级，如表6－1所示。

表 6－1　血压的分级

分类	收缩压（mmHg）	舒张压（mmHg）
正常血压	<120（和）	<80
正常高值	120～139 和（或）	80～89
高血压	≥140 和（或）	≥90
1 级高血压（轻度）	140～159 和（或）	90～99
2 级高血压（中度）	160～179 和（或）	100～109
3 级高血压（重度）	≥180 和（或）	≥110
单纯收缩期高血压	≥140（和）	<90

按照高血压的发病原因，可将高血压分为原发性高血压和继发性高血压。95% 的高血压病因不明确，是一种以血压升高为主要表现、伴或不伴多种心血管危险因素的综合征，称为原发性高血压，通常简称高血压。5% 的高血压有确定疾病或病因（如肾性高血压、药物性高血压），称为继发性高血压。

高血压是一个渐进的，由复杂的和相互关联着的病因学引起的心血管症状。早期的症状常常在持续的血压升高前就有所表现。因此，高血压不能仅仅以离散的血压指标来分类。高血压的发展与功能性和结构性的心血管异常密切相关。这些异常损害心脏、肾脏、脑、血管系统和其他器官，从而导致过早的病态和死亡。临床医生对高血压的理解、诊断和治疗的再认识，使他们对高血压的分类不再局限于血压值，而是必须考虑个体心血管的综合代谢症状，如肥胖、糖耐量异常、高胰岛素血症、低 HDL、高 LDL 和高三酰甘油等因素，在高血压影响到靶器官以前，集中治疗各种导致发病和死亡的危险因素。因此，治疗高血压，不能仅仅以降低血压为终极目标，而是要通过综合性的治疗，包括营养、运动、心理等多种方案干预，改善病人的代谢情况，从而降低高血压发病率以及并发症的危害。

二、高血压常见病因及症状

（一）高血压常见病因

（1）遗传因素。如果父母均为正常血压者，其子女患高血压的概率明显低于父母均为高血压者的子女概率。动物实验证明，遗传性高血压大鼠，它的后代也患有高血压。

（2）膳食因素。脂食因素是高血压的常见因素。大量研究表明，食盐的摄入量与高血压的发生密切相关，高钠摄入可使血压升高而低钠膳食可降低血压。钾的摄入量与高血压也有一定关系，限制钠而补充钾可使患者的高血压降低。有实验表明，膳食中缺钙可升高血压。

（3）其他因素。肥胖引起血压升高，其机理可能是血容量及心排出量增加，血管活性物质增加所致。有些疾病，如慢性肾小球肾炎、糖尿病等会引起继发性高血压。

（二）高血压症状

临床上常见的缓进型高血压，起病缓慢，早期存在精神紧张、情绪波动或劳累后出现轻度而暂时的血压升高，去除原因或休息后即可恢复。随着病情发展，血压可升高并趋向持续性。许多人可无任何症状，但体检会发现高血压。有的患者有头疼、头晕、头胀、耳鸣、眼花、健忘、注意力不集中、失眠、乏力、心悸等症状。高血压后期可造成眼、心脏、肾、脑血管、下肢动脉的损害，可出现高血压脑病、心力衰竭及尿毒症等。

三、高血压与膳食营养

（一）矿物质

（1）钠。健康成人每天钠盐的生理需要量为5g，多余的钠盐是导致高血压病的重要原因。我国的研究证明，膳食钠摄入量或钠钾比值无论在人群间或个体间都和血压呈显著正相关。流行病学统计资料表明，每天吃15g食盐者，高血压发病群约为10%，如再增加食盐2g，则高血压发病率提高2倍。迄今报道的大多数人群研究证明，在极高盐摄入和极低盐摄入人群中，平均每天钠摄入量与高血压发生率成正比，即低钠低血压、高钠高血压。在我国，北方地区摄盐量普遍高于南方，多项流行病学调查也显示，北方高血压的患病率高于南方。

（2）钾。钾降低血压的作用在不同类型的研究中所取得的证据始终是一致的，钾通过直接的扩血管作用以及尿钠排出作用而降低血压。膳食钾摄入高的人，收缩压和舒张压分别下降3.11mmHg和1.97mmHg。

（3）钙。钙是人体内含量最多的矿物元素。近10年来的临床研究表明，膳食钙能影响人的血压。一般认为，膳食中每天钙的摄入量 <600mg可能会导致血压升高。这可能与钙有促进尿钠排出、调节激素潜在的血管活性作用以及调节交感系统活性有关。2002年中国居民营养与健康调查中发现，膳食钙与高血压呈弱的负相关。将钙的来源分为乳制品和非乳制品后，发现乳制品来源的钙与高血压呈显著负相关，而非乳制品来源的钙与高血压没有相关性。要说明的是，钙拮抗剂是治疗高血压的一种药物，它对细胞膜上的钙离子慢通道具有选择性阻滞作用，从而减少钙离子的内流，使得血管扩张、血

压下降。补钙与使用钙拮抗剂之间不存在矛盾，同时应用可能有协同作用。

（4）镁。镁的膳食摄入量与血压呈负相关。素食者通常摄入的镁含量较高，血压比非素食者低，原因是镁降低血管弹性和收缩力，从而降低了机体的血压。

（二）脂肪和胆固醇

教学案例：胆固醇——被媒体妖魔化的脂类营养素

脂肪特别是动物脂肪摄入过高，可导致饱和脂肪酸和胆固醇摄入过多，容易造成高血脂和高胆固醇血症，而高血脂和高胆固醇血症又往往与高血压互为因果。高脂肪、高胆固醇饮食容易发生动脉粥样硬化，因而摄入过多的动物脂肪和胆固醇对高血压防治不利。饱和脂肪酸和血压呈正相关，将总脂肪摄入量从占总能量的38% ~40%降至20% ~25%，或将多不饱和脂肪酸与饱和脂肪酸的比值从0.2增加到1.0，能降低血压。因此，适当增加多不饱和脂肪酸，特别是n－3系列多不饱和脂肪酸有利于降低血压。同时不饱和脂肪酸能使胆固醇氧化，使血浆胆固醇水平降低，还可延长血小板的凝聚，抑制血栓形成，增加微血管的弹性，预防血管破裂，从而对高血压并发症有一定的防治作用。

（三）蛋白质

蛋白质摄入量与血压的关系是近年研究的焦点，源于食品蛋白质中的降压肽有明显的降血压作用，这些肽通过抑制血管紧张素转化酶的活性起降血压作用。日本对降压肽的研究较多，其降压肽主要从乳源蛋白质中提取，其次是鱼蛋白，其中已有部分产品实现工业化生产。

（四）膳食纤维

膳食纤维能减少脂肪吸收，减轻体重，增加钾的摄入，间接辅助降压。干预研究发现，平均补充14g膳食纤维，收缩压和舒张压分别降低约1.6/2.0mmHg。蔬菜、水果，出粉率高的面粉或全粮食品，均可使膳食纤维摄入增加。这样，在同体积摄入情况下，食物能量密度降低，总能量摄入减少。膳食纤维可使消化、吸收减慢，增加脂类等的排出。这些都对改善血管机能、降低血压有益。

（五）其他因素

（1）肥胖 。肥胖是心脑血管疾病的危险因素，特别是向心性肥胖，20% ~30%的高血压与肥胖有关。随着体重的增加，出现高血压的趋势也增加。肥胖儿童高血压的患病率是正常体重儿童的2~3倍，成年人超过理想体重20%，患高血压的危险性则为低于理想体重20%的人的8倍以上。当患高血压者体重下降后，其血压也常随之下降。对患有中度高血压的人来说，降低体重常是降低血压的一种有效的治疗方式。约3/4的高血压患者肥胖，而其中一半以上有胰岛素抵抗。通过降低血压，脑卒中危险性降低40%，冠心病危险性降低14%~30%。减肥治疗是治疗高血压的最重要的非药物途径。

（2）酒精。饮酒作为高血压的独立危险因素已经通过大量流行病学研究加以证实，尤其过量饮酒是发生高血压病的主要危险因素之一。酗酒是高血压、脑卒中的主要原因之一，特别是饮高度乙醇含量的白酒。中国高血压抽样调查结果表明，饮酒组高血压患病率比非饮酒组高39.9%，饮酒量与血压水平呈现剂量反应关系。饮酒量还与心血管疾病的危险度呈“U”形关系：适量饮酒，血中对冠心病有保护效应的高密度脂蛋白胆固醇含量增高；但长期过多饮酒，乙醇及其代谢产物乙醛可增加肝脏疾患与硬化、心肌损害和脑卒中、猝死的危险性。据推测，乙醇在低剂量的时候可能有扩张血管的作用，而在剂量较高时则对血管有收缩的作用。研究显示，男性每天乙醇摄入量>30g（相当于100g白酒），发生高血压的危险比每天乙醇摄入量<30g者增加3~4倍。每天平均酒精摄入量>60g（相当于约150g低度白酒）的人群，与每天酒精摄入量<20g（相当于约50g低度白酒）人群比，患高血压的危险性增加77%。据估计，每5人高血压病人中就有1人与饮酒有关。经常饮酒者在饮酒期间，交感神经系统兴奋性增加、心率加快，血压随之升高、心脏负担加重。此外，长期大量饮酒还可以引起促肾上腺皮质激素水平升高，引起水、钠潴留，血容量增多，也能导致血压升高。不少脑溢血和心肌梗死是由于过量饮酒而诱发的。

四、高血压患者营养配餐原则

（一）限制总热量

患者应将控制体重在标准范围内，肥胖者应节食减肥。控制总热量，饮食要定时定量，少食多餐，吃饭不宜过饱，每餐八分饱，因为饱餐后可使高血压病患者的血管舒张，调节功能降低，从而引起血压的显著波动。临床观察表明，多数患者的血压常随体重减轻而下降。体重超重者，每日总能量的摄入应根据标准体重，每千克给予20~25kcal的能量。能量供给的减少可采取循序渐进的方式。体重正常者，根据劳动强度，保持能量摄入与消耗的平衡。

（二）合理安排产能营养素

在限制能量的范围内，合理安排蛋白质、脂肪、糖类的比例，蛋白质占总能量的15%左右，脂肪占25%左右，糖类占60%~65%。

有流行病学资料显示，即使不减少膳食中的钠和不减体重，如能将膳食脂肪控制在占总能量的25%以下，连续40天可使收缩压和舒张压下降12%。膳食中限制动物性脂肪的摄入，多采用植物油，它们含有较多维生素 E 和亚油酸，对心血管有益，可增加血管弹性，防止血管破裂等。在动物性脂肪中，鱼类例外，因为鱼类（特别是海产鱼）所含不饱和脂肪酸有降低血脂和防止血栓的作用。膳食中应限制高胆固醇食物，每日胆固醇含量在 300mg 以下。

高血压病人每日蛋白质的摄入量不要过多，因为蛋白质的代谢产物有升压作用，应以每日 1g/kg 体重为宜，其中植物性蛋白质应占 50%，每周吃 2 ~ 3 次鱼类蛋白质，可改善血管弹性和通透性，增加尿钠排出，降低血压。植物性蛋白质中的大豆蛋白对血浆胆固醇水平有显著的降低作用，应多加食用。

（三）减少钠盐，注意补充钾和钙

《中国居民膳食指南》提出每人每日食盐用量不超过 6g 为宜。我国居民食盐摄入量过高，平均值是世界卫生组织建议的两倍以上，我国膳食中的钠 80% 来自烹饪时的调味品和含盐高的腌制品，包括食盐、酱油、味精、咸菜、咸鱼、咸肉、酱菜等。因此，限盐首先要减少烹调用调料，少食各种腌制品。需要提出的是，由于生活方式和膳食习惯的改变，要特别注意隐藏在加工食品中的食盐，如罐头、快餐食品、方便食品和各种熟食品。食品工业在食品加工过程中应减少食盐用量，包括那些日常的食品，如面包、挂面等。应逐渐完善食品标签政策，加工食品应在包装上标明钠盐含量，使人们能够选择低盐食品。应从幼年起就养成吃少盐膳食的习惯。

大部分食物都含有钾，但蔬菜和水果是钾的最好来源。含钾丰富的食物还有麸皮、赤豆、杏干、蚕豆、扁豆、冬菇、竹笋、紫菜等。奶和奶制品是钙的主要来源，其含钙量丰富，吸收率也高。发酵的酸奶更有利于钙的吸收。奶是低钠食品，对降低血压亦有好处。奶制品还能降低血小板凝集和胰岛素抵抗。

（四）限制饮酒过量

过量饮酒会增加患高血压卒中等危险，而且饮酒可增加服用降压药物的抗性，故提倡高血压患者应戒酒。

（五）其他

（1）增加体力活动。有规律的有氧运动可以预防高血压的发生，规律的运动可降低高血压患者的收缩压 5 ~ 15mmHg，舒张压 5 ~ 10mmHg。要根据自己的身体状况，决定运动种类、强度、频度和持续运动时间。可选择步行、慢跑、太极拳、门球、气功、舞蹈等项目。运动强度须因人而异，一般来说，50% ~70% 的最大心率范围的运动是安全的。计算最大心率可用 220 减去年龄。中等强度的运动可用 180 减去年龄，或 60% ~ 80% 的最大心率的运动量。低等强度的运动为 40% ~60% 的最大心率运动量。运动频度一般要求每周 3 ~5 次，每次持续 20 ~60 分钟。

（2）减轻精神压力，保持心理平衡。精神压力对血压的升高有着十分密切的联系，流行病学研究显示，精神紧张、压力大的职业人群血压水平较高。

五、高血压患者营养食谱举例

高血压患者一日食谱举例如表 6－2 所示。

表 6－2　高血压患者一日食谱举例

餐别	食物	数量
早餐	豆包	小麦粉 60g，赤小豆 30g
	发芽活性豆浆	黄豆芽 50g
	拌木耳	木耳 100g
	蔬菜沙拉	番茄 50g，黄瓜 50g，生菜 50g
午餐	绿豆米饭	粳米 80g，绿豆 20g
	凉拌菠菜	菠菜 100g
	炝茼蒿	茼蒿 100g
	香煎带鱼	带鱼 75g
晚餐	豆沙卷	小麦粉 50g，红豆沙 25g
	玉米糁粥	玉米糁 25g
	肉片炒鲜蘑瓜片	黄瓜 50g，蘑菇 100g，瘦猪肉 25g
	水果拼盘	鸭梨 100g，柚子 100g，橙子 100g
	酸奶	200g

第二节　高脂血症患者的营养食谱设计

一、概述

脂肪代谢或运转异常使血浆中一种或多种脂质高于正常值称为高脂血症。高脂血症是一种全身性疾病，是指血中胆固醇（TC）或甘油三酯（TG）过高或高密度脂蛋白胆固醇（HDL－C）过低，现代医学称之为血脂异常。脂质不溶或微溶于水，必须与蛋白质结合以脂蛋白形式存在，因此，高脂血症通常为高脂蛋白血症，即血清脂蛋白浓度升高。高脂血症包括高胆固醇血症、高甘油三酯血症及二者都高的复合性高脂血症。脂蛋白是脂类在血液中运输的功能单位。脂蛋白可分为乳糜微粒（CM）、极低密度脂蛋白

（VLDL）、中密度脂蛋白（IDL）、低密度脂蛋白（LDL）、高密度脂蛋白（HDL）。其中低密度脂蛋白是所有血浆脂蛋白中首要的致动脉粥样硬化性脂蛋白，高密度脂蛋白是一种抗动脉粥样硬化的血浆脂蛋白，是冠心病的保护因子。

根据血清总胆固醇、甘油三酯和高密度脂蛋白—胆固醇的测定结果，高脂血症分为4种类型。①高胆固醇血症：血清总胆固醇含量增高，超过5.72mmol/L，而甘油三酯含量正常，即甘油三酯 $<$ 1.7mmol/L。②高甘油三酯血症：血清甘油三酯含量增高，超过1.7mmol/L，而总胆固醇含量正常，即总胆固醇 $<$ 5.72mmol/L。③混合型高脂血症：血清总胆固醇和甘油三酯含量均增高，即总胆固醇超过5.72mmol/L，甘油三酯超过1.7mmol/L。④低高密度脂蛋白血症：血清高密度脂蛋白—胆固醇（HD－胆固醇）含量降低，$<$ 9.0mmol/L。

高脂血症的主要危害是导致动脉粥样硬化，进而导致众多的相关疾病，其中最常见的一种致命性疾病就是冠心病。大量研究资料表明，高脂血症是脑卒中、冠心病、心肌梗死、猝死的危险因素。此外，高脂血症也是促进高血压、糖耐量异常、糖尿病的一个重要危险因素。高脂血症还可导致脂肪肝、肝硬化、胆石症、胰腺炎、眼底出血、失明、周围血管疾病等，所以必须高度重视高脂血症的危害，积极地预防和治疗。

二、高脂血症常见病因及症状

（一）高脂血症常见病因

高脂血症可分为原发性和继发性两类。原发性与先天性和遗传有关，是由于单基因缺陷或多基因缺陷，使参与脂蛋白转运和代谢的受体、酶或载脂蛋白异常所致，或由于环境因素（饮食、营养、药物）和通过未知的机制而致。继发性多发生于代谢性紊乱疾病（糖尿病、高血压、黏液性水肿、甲状腺功能低下、肥胖、肝肾疾病、肾上腺皮质功能亢进），或与其他因素年龄、性别、季节、饮酒、吸烟、饮食、体力活动、精神紧张、情绪活动等有关。老年人肝脏分解代谢减慢，分解脂肪的脂酶活性减弱，易造成脂肪堆积，再加上自由基的作用，使血脂在动脉壁上沉着，从而造成动脉硬化，这是老年人血管衰老的表现，也是老年人病理性衰老的病理基础。高血压、冠心病、脑血管病、糖尿病以及肿瘤等疾病都与高血脂有关。

（二）高脂血症症状

程度不同，高脂血症的症状也表现不一。高脂血症的症状主要表现为以下几个方面：

（1）轻度高脂血症通常没有任何不舒服的感觉，但没有症状不等于血脂不高，定期检查血脂至关重要。

（2）一般高脂血症的症状多表现为：头晕、神疲乏力、失眠健忘、肢体麻木、胸闷、心悸等，还会与其他疾病的临床症状相混淆，有的患者血脂高但无症状，常常是在体检化验血液时发现高脂血症。另外，高脂血症常常伴随着体形超重与肥胖。

（3）高脂血症较重时会出现头晕目眩、头痛、胸闷、气短、心慌、胸痛、乏力、口角歪斜、不能说话、肢体麻木等症状。

（4）长期血脂高，脂质在血管内皮沉积所引起的动脉粥样硬化，最终会引发冠心病脑中风等严重疾病，表现为心绞痛、心肌梗死、脑卒中和间歇性跛行（肢体活动后疼痛）。

（5）少数高血脂还可出现角膜弓和脂血症眼底改变。角膜弓又称老年环，若发生在40 岁以下，则多伴有高脂血症，以家族性高胆固醇血症多见，但特异性不强。高脂血症眼底改变是由于富含甘油三酯的大颗粒脂蛋白沉积在眼底小动脉上引起光折射所致，常常是严重的高甘油三酯血症并伴有乳糜微粒血症的特征表现。

三、高脂血症与膳食营养

（一）膳食脂肪和脂肪酸

我国调查资料表明，当动物性食品和油脂消费量增加，脂肪提供的能量增加 5%，人群平均血胆固醇水平升高 10%。虽然含饱和脂肪酸高的食物可导致 TC 升高，但是饱和脂肪酸碳链的长度不一样，对血脂的影响也不同。

1. 饱和脂肪酸

饱和脂肪酸（SFA）可以显著升高血浆 TC 和低密度脂蛋白胆固醇（LDL－C）的水平，但是不同长度碳链的 SFA 对血脂的作用不同。碳原子少于 12、大于或等于 18 的饱和脂肪酸对血清 TC 无影响，而含 12 ~ 16 个碳原子的饱和脂肪酸，如月桂酸、肉豆蔻酸、棕榈酸可明显升高男性和女性的血清 TC、LDL－C 水平，含 18 个碳的硬脂酸不升高血清 TC、LDL－C。其中，月桂酸、肉豆蔻酸在牛乳脂、椰子油中含量最多；棕榈酸主要存在牛乳脂、牛油、猪油、羊油中。

2. 单不饱和脂肪酸

单不饱和脂肪酸（MUFA）有降低血清 TC 和 LDL－C 水平的作用，同时可升高血清 HDL－C。膳食中单不饱和脂肪酸主要是油酸，橄榄油中油酸含量达 84%，地中海地区人群血清 TC 水平低，心血管疾病发病率较低，可能与其膳食中橄榄油摄入量高有关。花生油、玉米油、芝麻油中油酸的含量也很丰富，分别为 56%、49%、45%，茶油中油酸含量达 80% 左右。美国在膳食推荐量中建议，MUFA 应增加到总能量的13% ~15%。

3. 多不饱和脂肪酸

多不饱和脂肪酸（PUFA）包括 n－6 的亚油酸和 n－3 的 α－亚麻酸以及长链的 EPA

和 DHA。多不饱和脂肪酸对人体脂质代谢的影响作用包括以下几个方面：

（1）促进胆固醇代谢，减少脂质在肝脏和动脉壁沉积。当膳食中多不饱和脂肪酸充裕时，胆固醇便与之结合形成胆固醇酯，促其形成胆酸从肠道排出。有研究表明，血胆固醇与膳食中 SFA 的摄取量成正比，与膳食中不饱和脂肪酸的摄取量成反比。

（2）提高血清中 HDL 含量，对降低血脂有一定作用。膳食中所摄入的饱和脂肪酸被吸收后，在肝脏中形成 TG，进而转变为 LDL，SFA 可抑制低密度脂蛋白受体的活性，因而减少血中胆固醇的消除，由于胆固醇的吸收增加，血脂合成增多，消除减少，故使血脂升高。而多不饱和脂肪酸消化吸收后，在肝脏中不形成 TG 和 LDL，而是与肝脏细胞分泌的载脂蛋白结合成为 HDL。作为胆固醇的受体与胆固醇进行结合形成 HDL－C，而后通过血液循环送入肝细胞中，胆固醇形成胆汁酸排出体外而被消除，从而降低血脂。

（3）降低血小板的凝集能力，减少血栓的产生。血管收缩和血小板聚集是造成动脉粥样硬化和促进血液凝固并引起栓塞现象的另一个重要因素。而多不饱和脂肪酸（主要是 EPA）可使磷蛋白酯酶活性增高，抑制血小板凝集，并且还能增加组织纤溶活化剂的溶栓作用，降低纤维蛋白原水平及血液黏稠度，增加血液的流动性，从而防止血栓形成。

（4）减少血管炎性反应。血管在发生炎性反应后会促使脂质在动脉壁上的沉着而引起动脉粥样硬化的发生，而多不饱和脂肪酸能在血管的损伤面加强白细胞的作用，从而降低炎症反应，延缓血管损伤部位血管硬化的进程。

（5）提高免疫力。多不饱和脂肪酸能够促进人体防御系统功能，使血液中的脂肪酸向着对人体健康有利的方向发展，从而有利于防止其他可以引发和加重心脑血管疾病的发生。

然而有关研究表明，高 PUFA 的膳食可以使 HDL－C 水平降低、增加某些肿瘤的危险，体外试验发现 PUFA 增加 LDL 氧化的作用，可能会增加心血管疾病的危险性，一些学者认为 PUFA 摄入量不应当超过总能量的 7% ~10%。

4. 反式脂肪酸

膳食中的反式脂肪酸（TFA），多产生于氢化油脂，如人造黄油。已有研究表明，增加反式脂肪酸的摄入量，可使 LDL－C 水平升高，HDL－C 降低，使 TC/HDL－C 比值增高，LDL－C/HDL－C 比值增加，以及脂蛋白升高，明显增加心血管疾病危险性，反式脂肪酸致动脉粥样硬化的作用比 SFA 更强。目前认为反式脂肪酸应 < 总能量的 1%。

（二）膳食碳水化合物及其构成

过多摄入碳水化合物，特别是能量密度高、缺乏纤维素的双糖或单糖类，可使血清 VLDL－C、TG、TC、LDL－C 水平升高，HDL－C 下降。

植物性食物中膳食纤维有调节血脂的作用，可降低血清 TC、LDLD－C 水平。可溶性膳食纤维比不溶性膳食纤维的作用更强，前者主要存在于大麦、燕麦、豆类、水果中。

（三）微量元素

水质的硬度与钙、镁、锌等含量有关。镁对心血管系统有保护作用，具有降低胆固醇、降低冠状动脉张力、增加冠状动脉血流量等作用。动物实验发现，缺钙可引起血 TC 和 TG 升高，补钙后，可使血脂恢复正常。缺锌可引起血脂代谢异常，血清锌含量与 TC、LDL－C 呈负相关，而与 HDL－C 呈正相关。铬是葡萄糖耐量因子的组成成分，是葡萄糖和脂质代谢的必需微量元素。缺铬可使血清 TC 增高，并使 HDL－C 下降。补充铬后，使血清 HDL－C 升高，TC 和 TG 水平降低，血清铬与 HDL－C 水平呈明显正相关。有研究表明，许多微量元素与脂代谢紊乱有关。

1. 锌

锌在人体中含量为 2～3g，以辅酶形式存在，对机体代谢起着广泛调节作用。缺锌可引起血脂代谢异常已被大量实验研究所证实。研究表明，膳食中锌含量对血脂代谢有重要影响，但是摄入量要适当。中国营养学会推荐的成人每天锌摄入量为 15～20mg。

2. 铜

铜对血脂代谢有一定影响，铜含量低会引起血清 LDL－C 异常升高。铜在生物代谢的某些酶中起催化作用。人类血浆中正常的铜含量约为 1000μg/L，成人每天摄入量应为 2.0mg。

3. 铬

铬常以有机复合物形式存在，称为葡萄糖耐量因子，是葡萄糖和脂质代谢的必需微量元素，易被吸收，成人每天需要量为 0.05～0.2mg。铬存在于麦胚、麦皮、未精制的多糖和酵母中。

4. 锰

锰是参与葡萄糖和脂肪代谢的多种酶的激活剂（如丙酮酸羧化酶、超氧化物歧化酶、葡萄糖酰基转移酶等），锰化铁也是合成鲨烯和胆固醇的甲羟戊酸激酶的辅因子。成人体内锰的含量为 10～20mg，推荐成人每天适宜摄入量为 3.5mg。

（四）维生素

目前认为对血脂代谢有影响的维生素主要是维生素 C 和维生素 E。维生素 C 对血脂的影响可能通过以下机制实现：促进胆固醇降解、转变为胆汁酸，从而降低血清 TC 水平；增加脂蛋白脂酶活性，加速血清 VLDL－C、TG 降解。维生素 C 在体内参加胶原的合成，使血管韧性增加，脆性降低，可防止血管出血。同时维生素 C 还具有抗氧化作用，防止脂质的过氧化反应。维生素 E 是脂溶性抗氧化剂，可抑制细胞膜脂类的过氧化反应，增加 LDL－C 的抗氧化能力，减少 OX－LDL（氧化型 LDL－C）的产生。维生素 E 能影响参与胆固醇分解代谢的酶的活性，有利于胆固醇的转运和排泄，对血脂水平起调节作用。

但须指出的是，尽管维生素 E 有保护心血管的作用，但目前无证据表明，补充维生素 E 可以降低心血管疾病的发病率。它无法抵消因抽烟、高脂饮食及其他不良生活习惯所带来的负面影响。因此，不能作为调节血脂紊乱的主要方法。

（五）其他

近年来，有很多新的研究发现，对食物中和植物中存在的一些特殊的营养物质，例如，大豆中富含的大豆皂苷和茶叶中富含的茶多酚、葡萄籽和皮中含有的葡多酚等，均有调节血脂及抗脂质过氧化的作用，从而达到预防脂代谢紊乱的作用。

四、高脂血症患者营养配餐原则

（1）限制高脂肪、高饱和脂肪酸、高胆固醇食物的摄入。总脂肪供能≤总能量的30%；饱和脂肪酸供能≤总能量的7%；胆固醇每日≤200mg。饱和脂肪酸主要来源于动物脂肪即动物内脏，高胆固醇主要来源于动物肝脏和蛋类。为此，要切实限制饮食，绝不可随自己的口味去摄入。

（2）食物多样，多吃蔬菜、水果和薯类。应多吃粗粮，如玉米、燕麦、豆类等食品，这些食品中膳食纤维含量高，具有降血脂的作用；少食单糖、蔗糖和甜食。吃无脂或低脂的乳制品、鱼、禽、豆、瘦肉，以保证摄入优质蛋白质和充足的微量营养素。多食新鲜蔬菜及瓜果类，保证每天摄入400～500g，以提供充足的维生素、矿物质和膳食纤维。注意增加深色或绿色蔬菜比例，大蒜和洋葱有降低血清 TC，提高 HDL－C 的作用，可能与其含有硫化物有关。香菇和木耳含有多糖类物质，也有降低血清 TC 及防止动脉粥样硬化的作用。

（3）保持能量摄入，并增加运动，防治超重和肥胖。维持 BMI≤24。高脂血症患者多数是肥胖或超重的，说明能量摄入大于消耗，高能量摄入也是高脂血症患者的主要病因。因此，限制高能量的食物，增加运动，使能量摄入与消耗保持平衡，是防治心脑血管疾病的重要措施。要根据自己的体力消耗而摄入能量，少吃糖。

（4）吃清淡少盐的膳食，多喝茶。高血脂人群营养菜点的设计应以氽、煮、拌、炝、卤、炖、酱、炒等少油的烹调方法为主。限制食盐摄入，每日少于6g，以保持正常血压。建议每日饮用绿茶5～8g，限白日饮用。

（5）多食用降血脂的食物。中医学推荐具有降脂作用的食物有：黄豆、绿豆、山楂、香菇、苹果、大蒜、马齿苋、菊花、胡萝卜、木耳、银耳、海带、紫菜、海参、牡蛎。

五、高脂血症患者营养食谱举例

高血脂患者一日食谱举例如表 6－3 所示。

表 6－3　高血脂患者一日食谱举例

餐别	食物	数量
早餐	发糕	小麦粉 30g，玉米面 20g
	发芽活性豆浆	黄豆芽 25g
	炝腐竹芹菜	腐竹 10g，水芹菜 100g
	烤红薯	红薯 150g
午餐	金银饭	粳米 100g，小米 25g
	炝双耳瓜片	黄瓜 100g，黑木耳（干）5g，银耳（干）5g，胡萝卜 10g
	炒茄子青椒	茄子 100g，青椒 25g
	豆豉草鱼	草鱼 150g，豆豉 5g
	西瓜	150g
晚餐	玉米糙粥	玉米糁 30g，芸豆 10g
	馒头	小麦粉 50g
	炝西蓝花	西蓝花 100g
	苦瓜肉片	苦瓜 100g，猪肉 25g
	桃	100g

第三节　糖尿病患者的营养食谱设计

一、概述

糖尿病是一组病因和发病机制尚未完全阐明的内分泌代谢疾病。随着全球经济迅猛发展，人口老龄化、肥胖发病率增高、体力活动不足、膳食不平衡以及应激状态增多等危险因素的迅速增加，糖尿病的发病率逐年上升。据世界卫生组织和国际糖尿病联盟 2007 年的统计，目前全球糖尿病病人已超过 2.46 亿，印度、中国和美国是当今世界上糖尿病病人最多的 3 个国家。预计 2025 年糖尿病病人将增至 3.33 亿，占全球成年人 6.3%，增加 72%。2010 年发表在《新英格兰医学》期刊的一份健康报告显示，中国有超过 9200 万成年人患有糖尿病，还有 1.5 亿人是糖尿病的潜在患者，即大约每 10 名成年人中就有 1 名患有糖尿病。此外，2 型糖尿病在儿童、青少年中的发病率有升高趋势，这与儿童、青少年肥胖人群的增加有关。

糖尿病是一种体内胰岛素相对或绝对不足，或靶细胞对胰岛素敏感性降低，或胰岛素本身存在结构上的缺陷而引起的碳水化合物、脂肪和蛋白质代谢紊乱的一种慢性疾病。其主要特点是高血糖、糖尿，临床上表现为多饮、多食、多尿和体重减少（“三多一少”），可使一些组织或器官发生形态结构改变和功能障碍，并发酮症酸中毒、肢体坏疽、多发性神经炎、失明和肾功能衰竭等。糖尿病人长期存在的高血糖，导致各种组织，特别是眼、肾、心脏、血管、神经的慢性损害、功能障碍。本病发病率日益增高，已成为世界性的常见病、多发病。

二、糖尿病分类、病因及诊断

（一）糖尿病分类

糖尿病分 1 型糖尿病、2 型糖尿病、妊娠糖尿病及其他特殊类型的糖尿病。在糖尿病患者中，2 型糖尿病所占的比例约为 90%。

1. 1 型糖尿病

1 型糖尿病是一种自体免疫疾病。自体免疫疾病是由于身体的免疫系统对自身做出攻击而形成的。糖尿病患者的免疫系统对自身分泌胰岛素的胰脏 β 细胞做出攻击并杀死它们，结果胰脏并不能分泌足够的胰岛素。1 型糖尿病多发生于青少年，因胰岛素分泌缺乏，依赖外源性胰岛素补充以维持生命。

人体胰腺中的胰岛素合成细胞（β 细胞）被破坏就会引发 1 型糖尿病。尽管此类糖尿病常见于儿童和青年患者，但是它可以感染任何年龄段的人群，并且此类糖尿病的患病率约占总糖尿病病例的 10%。

儿童糖尿病也是 1 型糖尿病常见发病对象，儿童 1 型糖尿病患者起病多数较急骤，几天内可突然表现明显多饮、多尿，每天饮水量和尿可达几升，胃纳增加但体重下降。年幼者常见遗尿、消瘦，应引起家长注意。发病诱因通常为感染、饮食不当。

2. 2 型糖尿病

2 型糖尿病是成人发病型糖尿病，多在 35 岁之后发病，占糖尿病患者 90% 以上。患者体内产生胰岛素的能力并非完全丧失，有的患者体内胰岛素甚至产生过多，但胰岛素的作用效果却大打折扣，因此，患者体内的胰岛素相对缺乏。

2 型糖尿病有更强的遗传性和环境因素，并呈显著的异质性。目前认为发病原因是胰岛素抵抗（主要表现为高胰岛素血症，葡萄糖利用率降低）和胰岛素分泌不足的合并存在，其表现是不均一的，有的以胰岛素抵抗为主伴有胰岛素分泌不足，有的则是以胰岛素分泌不足伴有或不伴有胰岛素抵抗。胰岛素是人体胰腺 β 细胞分泌的身体内唯一的降血糖激素。胰岛素抵抗是指体内周围组织对胰岛素的敏感性降低，外周组织如肌肉、脂肪对胰岛素促进葡萄糖的吸收、转化、利用发生了抵抗。

临床观察胰岛素抵抗普遍存在于 2 型糖尿病中，高达 90% 左右。糖尿病可导致感染、心脏病变、脑血管病变、肾功能衰竭、双目失明、下肢坏疽等而成为致死致残的主要原因。糖尿病高渗综合征是糖尿病的严重急性并发症，初始阶段可表现为多尿、多饮、倦怠乏力、反应迟钝等。随着机体失水量的增加，病情急剧发展，出现嗜睡、定向障碍、癫痫样抽搐、偏瘫等类似脑卒中的症状，甚至昏迷。

3. 妊娠糖尿病

妊娠糖尿病是指妇女在怀孕期间患上的糖尿病。临床数据显示，有 1% ~14% 的女性在怀孕期间会发生糖尿病，患者在妊娠之后糖尿病自动消失。妊娠糖尿病更容易发生在肥胖和高龄产妇中。有将近 30% 的妊娠糖尿病妇女以后可能发展为 2 型糖尿病。

4. 其他特殊类型糖尿病

其他特殊类型的糖尿病主要包括：由 β 细胞遗传缺陷、胰岛素作用遗传缺陷、一线外分泌疾病（如囊性纤维病）、内分泌疾病、感染等引起的糖尿病；由药物或化学制剂诱发的糖尿病（如 AIDS 治疗后或器官移植后）；罕见的免疫介导的糖尿病以及其他与糖尿病相关的遗传综合征。

（二）病因

1. 遗传因素

1 型或 2 型糖尿病均存在明显的遗传异质性。糖尿病存在家族发病倾向，1/4 ~1/2 患者有糖尿病家族史。临床上至少有 60 种以上的遗传综合征可伴有糖尿病。1 型糖尿病有多个 DNA 位点参与发病；已发现 2 型糖尿病多种明确的基因突变，如胰岛素基因、胰岛素受体基因、葡萄糖激酶基因、线粒体基因等。

2. 环境因素

进食过多、体力活动减少导致的肥胖是 2 型糖尿病最主要的环境因素，使具有 2 型糖尿病遗传易感性的个体容易发病。1 型糖尿病患者存在免疫系统异常，在某些病毒如柯萨奇病毒、风疹病毒、腮腺病毒等感染后导致自身免疫反应，破坏胰岛素 β 细胞。

糖尿病的病因和发病机制尚未完全阐明。糖尿病不是单一疾病，而是复合病因引起的综合征，是包括遗传及环境因素在内的多种因素共同作用的结果。胰岛素由胰岛 β 细胞合成和分泌，经血液循环到达体内各组织器官的靶细胞，与特异受体结合并引发细胞内物质代谢效应，整个过程中任何一个环节发生异常均可导致糖尿病。

（三）糖尿病诊断标准

以血糖含量为基准，具体如表 6－4 所示。

表 6－4　糖尿病、糖耐量减退和空腹血糖调节受损的诊断标准

项目	静脉血糖	
	空腹（mmol/L）	餐后 2h（mmol/L）（口服葡萄糖 75g）
正常人	<6.1	<7.8
糖尿病	=7.0	=11.1（或随机血糖）
糖耐量减退（IGT）	<7.0	7.8～11.1
空腹血糖调节受损（IFG）	6.1～7.0	<7.8

三、糖尿病与膳食营养

目前公认的糖尿病病因有遗传因素、生理病理因素、社会因素、环境因素等，以环境因素中的饮食因素最为重要。主要是能量摄入过多而导致肥胖而引起。

（一）碳水化合物

碳水化合物是与糖尿病关系最密切的营养素之一。合理控制碳水化合物的摄入量是糖尿病营养治疗的主要内容。研究发现，高碳水化合物可改善糖耐量，却并不增加胰岛素的需求，反而可提高胰岛素的敏感性。在选用碳水化合物食物时，血糖生成指数（GI）是一个重要的参考依据。GI 是衡量食物摄入后引起血糖反应的一项有生理意义的指标，是某种食物在食后 2 小时血糖曲线下面积与相等含量的葡萄糖食后 2 小时血糖曲线下面积比，以百分比表示。

$$GI = 某种食物在食后 2h 血糖曲线下面积/相等含量的葡萄糖食后 2h 血糖曲线下面积 \times 100\%$$

GI >70 为高 GI 食物，55≤GI≤70 的为中 GI 食物，GI <55 的为低 GI 食物。高 GI 食物进入胃肠后消化快，吸收完全，葡萄糖迅速进入血液；低 GI 食物在胃肠停留时间长，释放缓慢，葡萄糖进入血液后峰值低，下降速度慢。表 6－5 列出了常见食物的血糖生成指数 GI 值，目前主张主食中尽量选用血糖指数偏低的食物如燕麦片、荞麦片等。

（二）脂类

糖尿病患者体内的脂肪分解加速，脂类代谢紊乱。当脂肪的种类和数量不当时，可引发或加重高脂血症，继而导致脂肪肝、血管病变、高血压等并发症。常见食物的血糖生成指数如表 6－5 所示。

表 6－5　常见食物的血糖生成指数

食物种类		GI
谷类	荞麦面条	59. 3
	荞麦面馒头	66. 7
	大米饭	80. 2
	白小麦面面包	105. 8
	白小麦面馒头	88. 1
豆类	扁豆	18. 5
	绿豆	27. 2
	冻豆腐	22. 3
	豆腐干	23. 7
	炖鲜豆腐	31. 9
	绿豆挂面	33. 4
	黄豆挂面	66. 6
水果	樱桃	22
	李子	24
	柚子	25
	鲜桃	28
	香蕉	52
	梨	36
	苹果	36
	柑	43
	葡萄	43
	猕猴桃	52
	杧果	55
	菠萝	66
	西瓜	72
糖	果糖	23
	乳糖	46
	蔗糖	65
	蜂蜜	73
	白糖	83. 8
	葡萄糖	97
	麦芽糖	105

（三）蛋白质

糖尿病患者体内糖原异生增强，蛋白质分解代谢增加，摄入量不当易出现负氮平衡，故应保证蛋白质的摄入量。

（四）维生素

与糖尿病关系密切的是维生素 B_1、维生素 B_{12}、维生素 B_2、维生素 B_6 等 B 族维生素，其次是维生素 C 和维生素 A。糖尿病患者的尿量较多，糖异生旺盛，B 族维生素丢失和消耗增多。而维生素 B_1 在糖代谢的多个环节起到重要作用，它的缺乏可导致或加重糖尿病的神经病变。有研究表明妊娠期妇女因缺乏维生素 B_6，患妊娠糖尿病，经维生素 B_6 治疗后，恢复正常。补充维生素 C 可预防因其缺乏而引起的微血管病变。此外，由于糖尿病患者体内胡萝卜素转变为维生素 A 的途径受到限制，还需要注意维生素 A 的补充。

（五）矿物质

矿物质对糖尿病有多方面的影响，其中关系最密切的是铬、锌、钙、磷、镁、钠等。

三价铬是葡萄糖耐量因子的组成部分，是胰岛素的辅助因子。它对碳水化合物的代谢有直接的作用，能促进蛋白质的合成，激活胰岛素。因此铬的缺乏与 2 型糖尿病的关系密切。良好的铬营养既有助于预防和延缓糖尿病的发生，也能改善糖尿病患者的糖耐受量，降低血糖、血脂，增强胰岛素的敏感性。

锌不但参与胰岛素的合成，而且有助于稳定胰岛素结构的作用，能协助葡萄糖在细胞膜间的转运，并与胰岛素的活性有关。

糖尿病病人常伴有钙磷代谢紊乱，所继发的骨质疏松与钙、磷的大量丢失有密切关系，故钙、磷的补充不可忽视。儿童和青少年患者应更加注意。

缺镁可产生胰岛素抵抗，降低碳水化合物耐受性，加速动脉粥样硬化，影响血脂和血压。镁可改善血管弹性，防止发生视网膜病变和心血管疾病。

钠是食盐的组成元素，糖尿病患者应限制钠盐的摄入，每天摄入量应 $<3g$，伴有高血压患者应 $<2.4g$。低钠饮食有利于糖尿病的控制与预防并发症。

（六）膳食纤维

膳食纤维可有效改善糖代谢、降血脂、防止便秘，对糖尿病有良好的治疗作用。膳食纤维可分为水溶性和非水溶性两类。水溶性纤维有利于糖尿病患者血糖的控制，并降低血胆固醇浓度。非水溶性纤维能促进胃肠蠕动，加快食物通过，减少吸收，可间接降糖，预防便秘。

（七）其他

（1）酒精。酒精在胃内和小肠中被吸收，且不需要胰岛素参与。它虽然不能转化为葡萄糖，但却能产热，过量的酒精能转化为脂肪储存在体内。糖尿病患者，尤其是伴有肥胖、高血压、高血脂和冠心病者，最好不要饮酒。如饮酒，须在血糖控制良好的状态下少量饮用低度酒。

（2）甜味剂。糖醇类甜味剂（木糖醇、山梨醇等）结构与葡萄糖相似，只是摄入后血糖上升比较缓慢，但产生的能量并不比葡萄糖少，所以其应用应受到一定限制。果糖产生能量与葡萄糖相同，但由于其口感好、甜度高、食用时剂量少，是轻型糖尿病患者应用较为普遍的蔗糖替代品。

四、糖尿病患者营养配餐原则

饮食治疗是糖尿病五项治疗方法（饮食、运动、药物、自我监测与教育）中最基本的一种。糖尿病通过饮食控制，达到保护胰岛功能，改善血糖、尿糖和血脂，使之达到或接近正常标准。

（一）合理控制总热量

合理控制热量是糖尿病饮食治疗的首要原则。应根据病情、血糖、尿糖、年龄、性别、身高、体重、劳动强度、活动量及有无并发症等确定能量的供给量，以维持或略低于理想体重为宜。既要防止能量过低出现酮血症，也要防止能量过高，血糖难以控制。

（二）合理控制碳水化合物

糖尿病患者每日摄入碳水化合物应占总能量的50%～60%。一般来说，每日主食量为250～300g，肥胖者应在150～200g。糖尿病人碳水化合物的摄取最好选择吸收较慢的多糖，即来自谷类的多糖。应严格限制蜂蜜、蔗糖、麦芽糖、果糖等纯糖制品。喜欢甜食的可选用甜叶菊、木糖醇、阿斯巴糖等甜味剂。

（三）适当增加蛋白质摄入量

在总能量控制的前提下，蛋白质摄入量以占总能量的15%～20%为宜，或蛋白质可以为1g/kg。应注意选择瘦肉、鱼、禽、豆类等优质蛋白质。对于儿童、孕妇、营养不良者、消瘦者、伴有消耗性疾病的糖尿病患者，可适当提高蛋白质的摄入量；对于糖尿病肾病病人要根据病情，给予低蛋白膳食。

（四）严格控制脂肪和胆固醇的摄入

为防止或延缓心脑血管并发症，糖尿病患者的脂肪摄入量应占总能量的25%～30%。注意减少摄入含饱和脂肪酸较多的动物脂肪，如牛油、羊油、猪油、奶油等；选择含不饱和脂肪酸较多的植物油，如豆油、花生油、葵花籽油、胚芽油、芝麻油、菜籽油等；同时也要适当控制坚果的摄入量。糖尿病患者特别容易并发动脉粥样硬化，所以应限制饮食中胆固醇含量，一般摄入量 <300mg/d。

（五）保证维生素、矿物质和膳食纤维的摄入

糖尿病患者代谢紊乱会影响人体对微量营养素的需要量，注意补充维生素和矿物质，提倡高纤维饮食，有利于糖尿病患者纠正代谢紊乱。每天膳食纤维的摄入量 30～40g，多食用新鲜的蔬菜和水果。

（六）合理安排餐次

为了减轻胰岛负担，糖尿病患者饮食分配和餐次安排一日至少保证三餐，早、中、晚餐能量按 25%、40%、35% 的比例分配。在活动量稳定的情况下，饮食要做到定时、定量。注射胰岛素或易发生低血糖者，要求在三餐之间加餐，加餐量应从正餐的总量中扣除，做到加餐不加量。不用胰岛素治疗的患者也可酌情用少食多餐、分散进食的方法，以降低单次餐后血糖。

五、糖尿病患者营养食谱举例

糖尿病患者食谱设计与评价

糖尿病患者一日食谱举例如表 6－6 所示。

表 6－6　糖尿病患者一日食谱举例

餐别	食物	数量
早餐	牛奶	250mL
	全麦无糖面包	面粉 50g
	茶叶蛋	1 个
	小菜	少许
午餐	肉丝炒芹菜	肉丝 50g，芹菜 100g
	韭菜炒豆芽	韭菜 25g，绿豆芽 100g
	米饭	粳米 100g
晚餐	蒜蓉黄瓜	黄瓜 100g
	肉末豆腐	肉末 25g，豆腐 100g
	虾皮紫菜汤	虾皮 5g，紫菜 5g
	发糕	玉米面 50g，小麦面 50g

课堂思考

近年来，我国糖尿病患者急剧增加的可能原因有哪些？

相关链接　搜索

糖尿病并发高血压患者的饮食营养原则

糖尿病并发高血压的患病率极高，据报道，我国北京地区为42%，60岁以上的糖尿病患者合并高血压的发病率为100%。糖尿病合并高血压的饮食原则是在控制总热能的平衡膳食下，除控制体重、血糖以外，还要注意减少钠盐、膳食脂肪摄入，补充适量的优质蛋白质，注意补充钾和钙，限制饮酒，增加运动，减轻精神压力，保持心理平衡。

研究表明，减体重有明显的降压、降糖和降脂作用，故凡有超重或肥胖的糖尿病高血压病人，首要的饮食营养措施是通过限制食量和适当增加运动来减轻体重。

控制膳食中钠盐摄入是糖尿病并发高血压患者非常重要的饮食原则。钠的主要食物来源是食盐，正常成年人每天摄入食盐应控制在6g以内，合并高血压的糖尿病病人应控制为3～4g或更少。除食盐外，酱油、味精、咸菜、咸鱼、咸肉、酱菜等食物中也含有大量的钠盐，病人应尽量少食或不食。钠盐摄入过多对血糖也有明显影响，研究表明，钠通过增加淀粉或双糖水解酶的活性而影响餐后血糖水平。因此，清淡少盐饮食，更有利于降压、降糖。

钾在一定程度上可以抵抗钠的升血压作用和降低中风的危险性。美国一项对4000名50～79岁的男女追踪观察表明，如果将每天钾的进食量增加10mmol，因发生中风而导致死亡的危险性能减少40%。因此，建议高血压和动脉硬化患者在减少钠盐摄入的同时应增加膳食钾的摄入，更有利于降压和减少中风概率。含钾丰富的食物有豆类、蔬菜、水果。豆类中黄豆含钾量最高；蔬菜中含钾最多的是菠菜、土豆、山药、莴苣等；水果中橘子含钾量最高。

钙可促使尿钠的排出，补充充足的钙可纠正钙缺乏及与之相关的甲状旁腺功能亢进，而降低血压。奶和奶制品是钙的主要来源，且奶类是低钠的食品，奶类还能降低血小板凝集和胰岛素抵抗，对低血压也有好处。

病人膳食脂肪供热比例应控制在25%左右，同时注意少吃或不吃含饱和脂肪酸丰富的肥肉、动物油，应尽量选用含单不饱和与多不饱和脂肪酸丰富的植物油，如橄榄油、茶籽油等。在选择肉类食物时，尽量做到以鱼类或禽类来取代畜肉类食物和用大豆及其制品代替部分动物类食物。

限制饮酒，因为高浓度酒精是血管的收缩剂，可增加血压。另外，酒精可使降压药物的降压效果降低，因此，患有糖尿病并发高血压时应戒酒。

增加饮食中膳食纤维的摄入量，每天30g以上。膳食纤维不仅能降血糖，还能减少脂肪、胆固醇的吸收，间接辅助降压。如燕麦麸能使血清胆固醇水平下降5%～10%，因此，日常饮食不应过于精细，要粗细搭配，多吃杂粮、新鲜蔬菜。

此外，选择具有降压作用的食物。特殊香味的蔬菜如芹菜、葱、蒜、香菜；深色蔬菜如胡萝卜、菠菜、西红柿、辣椒；菌藻类食物如香菇、木耳、海带、紫菜；水果如山楂、桑葚、苹果、橘子、葡萄等，这些食物含有丰富的钾和植物化学物，经常食用有助于降低血压。

——资料来源：唐大寒. 糖尿病并发高血压、高血脂的营养治疗[J].

糖尿病新世界，2012（10）：52－53.

第四节　肿瘤患者的营养食谱设计

一、概述

肿瘤是机体内某种体细胞失去正常的调节控制，不断增殖而形成的异生物。肿瘤分为良性肿瘤和恶性肿瘤。恶性肿瘤是目前全世界的主要死亡原因之一，已经成为严重危害人类生命健康、制约社会经济发展的一大类疾病。据近几年我国癌症普查的结果显示，平均每 10 万人里有癌症患者 286 人，而死亡人数达到 181 人，死亡率比较高。按照我国的人口基数来计算，每分钟就有 6 个人被诊断为癌症，平均每 5 个癌症患者中就有 3 个人死亡，一年当中的肿瘤新发病例是 235 万人，概率是很高的。

世界卫生组织 2020 年发布的《全球癌症报告》指出，2020 年全球新发癌症病例 1929 万例，其中男性 1006 万例，女性 923 万例；2020 年全球癌症死亡病例 996 万例，其中男性 553 万例，女性 443 万例。之前，肺癌一直是全球发病率最高的癌症，而 2020 年最新数据显示，乳腺癌新增人数达 226 万，肺癌为 220 万，乳腺癌正式取代肺癌，成为全球第一大癌症。全球发病率前十的癌症分别是乳腺癌（226 万）、肺癌（220 万）、结直肠癌（193 万）、前列腺癌（141 万）、胃癌（109 万）、肝癌（91 万）、宫颈癌（60 万）、食管癌（60 万）、甲状腺癌（59 万）、膀胱癌（57 万），这十种癌症占据新发癌症总数的 63%。

营养与癌症的关系涉及多方面的问题。第一，由于癌肿在人体内与正常组织争夺营养素，可使患者丢失大量的蛋白质并影响一些器官的生理功能，使食欲下降、消化吸收不良等，最终使营养缺乏或发生低蛋白血症等。第二，营养在癌症治疗中的作用。在治疗期间，尤其是手术、放射或化疗期间需要对患者给予营养补充或支撑治疗以提高治疗效果。第三，饮食营养与癌症病因及预防的关系，一般认为 60% ~90% 以上的癌症主要是由外因引起，而膳食因素又是其中最重要、影响最大的因素。

二、肿瘤与膳食营养

（一）能量

膳食能量与癌症危险性之间的关系是很复杂的，能量摄入多少本身便可影响癌症的危险性，对人和动物的研究都显示能量摄入水平与癌症的危险性有关。研究表明：高的能量摄入可能增加胰腺癌的危险性，能量密集的膳食、能量摄入过多和缺乏体力活动三者联合作用所导致的肥胖，可明显增加子宫内膜癌的危险性，同时也很快增加绝经后女性的乳腺癌和肾癌的危险性。此外，肥胖可能增加结肠癌和胆囊癌的危险性。经常性体力活动可预防结肠癌，也可降低肺癌和乳腺癌的危险性。动物实验显示，限制能量摄入可降低某些部位癌的危险性。

（二）脂肪与脂肪酸

动物实验研究提示，高脂摄入可能与癌的形成相关。但是，仅给动物喂饲脂肪不足以引发肿瘤，动物还必须暴露于某种已知的致癌物。暴露于致癌物后，喂饲高脂膳食的动物比喂饲低脂膳食的动物产生癌肿更多、更快。因此，脂肪似乎是种较强的促癌剂而不是启动剂。

在人类，高脂、高胆固醇膳食与许多形式的病症呈正相关。有关膳食脂肪与某些癌症的理论如下：当烹调温度过高时，食物中脂肪易于被氧化。在体内，被氧化的脂肪化合物可产生氧化的应激环境，这种环境可引发结肠和盲肠组织的癌性病变。另一种理论是，高脂膳食促进癌发生是因为引起了某种激素的分泌，而这种激素有利于某些癌的形成。脂肪还刺激胆汁分泌，结肠中的微生物可将胆汁转变为致癌物。

（三）维生素

与癌症发生有关的维生素主要有维生素 A、维生素 C、维生素 E 和 B 族维生素。维生素 E、维生素 C 和 β－胡萝卜素因具有抗氧化性而具有抗癌作用。维生素 A 可抑制致癌性芳香烃或其他致癌物造成的大、小鼠多种恶性肿瘤，与肺癌、胃癌、食道癌、膀胱癌及结肠癌等成呈负相关，缺乏维生素 A，动物易受化学致癌物诱发肿瘤。维生素 C 可抑制亚硝酸盐与胺类结合，还可阻止食品加工、储存中亚硝胺的合成，能增强结缔组织功能和免疫功能而增强机体对肿瘤的抵抗力，还可抑制白血细胞的生长。维生素 E 可抑制某些化学致癌物的作用，如 N－亚硝基化合物，维生素 E 含量高的膳食有可能降低肺癌和宫颈癌的危险性。B 族维生素也有一定的抗癌防癌作用。

（四）矿物质

钙与维生素 D 的摄入量和结肠癌、直肠癌及乳腺癌的发病率呈负相关，其机制是钙对脂类具有高度亲和力，能与胆酸和脂肪酸结合而减少其在大肠转变具有促癌作用的脱氧胆酸及胆石酸，并具有拮抗高脂肪膳食促进结肠癌和乳腺癌发生的作用。

硒和碘摄取量与肿瘤发生呈负相关。硒为抗氧化剂，硒是谷胱甘肽过氧化酶的必要组分，具有分解过氧化物、抗脂质氧化的作用，能消除自由基，修复膜损伤，从而阻止 DNA 的合成，抑制基因突变，增强宿主的免疫功能，使癌变发生逆转。

锌参与体内 200 多种酶活性中心的构成，在机体代谢中发挥重要作用。锌也是 DNA 和 RNA 聚合酶的结构成分，从而对核酸代谢和机体的免疫监护功能起重要作用。锌可以促进膜中巯基与磷脂的稳定性，并增强膜结构对氧自由基的抗击能力；锌可以诱导金属硫蛋白的合成，而金属硫蛋白可能具有较强的防止氧化损伤的作用。从锌在体内起重要作用来推断，人类饮食中缺锌可能影响癌症的发生，但人群流行病学关于锌与癌症关系的报道不一致，有许多研究表明，食管癌、肝癌、胃癌、乳腺癌和骨癌病人往往出现低血清锌状况。

铁过多会使男性易患癌症，因为铁易于氧化，因此专家指出应按需摄铁，成人特别是50岁以后应限制含铁食物，以防体内铁过多。

（五）膳食纤维

流行病学调查研究证实，膳食纤维具有抗直肠癌的作用。高膳食纤维还可能降低胰腺癌发病的危险性。一些研究表明，摄入粗纤维与盲肠癌呈负相关，摄入蔬菜水果可减少结肠癌发生的危险性，但摄入较多的谷类作用不明显。膳食纤维对癌症的影响大多来自富含纤维素的蔬菜、水果，而这种结果又受到蔬菜、水果中微量元素、维生素、植物因醇和黄酮等有机物的影响，因而难以排除膳食中其他成分的作用，或不能排除膳食中各成分与纤维素的相互作用。因此，高纤维膳食（如丰富的蔬菜、水果）的某些特性可能有助于对抗其他形式的癌症（结、直肠癌以外的癌症）。

膳食纤维抑制直肠癌或其他癌的作用机制包括：①缩短粪便通过时间，增加粪便量，稀释大肠内容物及排便次数，吸收毒素并排出体外，即减少了有害物质接触肠道细胞的时间和接触剂量。②为正常存在于大肠内的菌群提供发酵的底物，膳食纤维酵解后产生的短链脂肪酸阻止细胞生长、分裂和选择健康细胞，并可刺激回肠末端收缩，因而增加了结肠的运动。③促进胆汁的分泌，纤维素可与胆汁酸及其代谢产物、胆固醇结合，减少初级胆汁酸和次级胆汁酸对肠溶膜的刺激作用。④在结肠内产生有益的类激素样物质。⑤清除肠内容物中的自由基，刺激机体的免疫系统对抗致癌作用。

（六）植物化学物

有关植物化学物的动物实验及流行病学研究表明，某些食物或其提取物对某些恶性肿瘤有一定预防作用。

（1）含硫化合物。植物中的含硫化合物主要包括异硫氰酸盐、二硫醇硫酮和葱属蔬菜中的含硫化合物，广泛存在于十字花科蔬菜及大蒜、大葱、韭菜等中。这些含硫化合物可能通过诱导酶的解毒而具有抗癌效果，另外它们有抗胃幽门螺杆菌的作用。多项流行病学研究表明，食蒜可减轻消化道癌的危险性。我国山东省的胃癌病例对照分析证明，食蒜、大葱、韭菜多者，胃癌的发病率较低。

（2）黄酮类化合物。黄酮类化合物具有良好的抗氧化性能和清除自由基的能力，具有防癌抗癌作用。茶叶中的儿茶素（黄烷醇）占茶多酚活性成分的80%，是茶叶抗癌的主要有效成分。在动物实验中发现，茶水或茶叶提取物能抑制多种化学致癌物对大鼠、小鼠内脏器官和皮肤的致癌作用。槲皮素能够预防化学致癌物的诱癌作用，在洋葱中的含量最多（28.4～48.6mg/100g），其次为甘蓝、西蓝花、菜豆、莴苣、蚕豆等。有不少病例对照试验都证明，洋葱和其他葱蒜类蔬菜的摄入量与癌症发生的危险性成负相关，特别是胃癌、结肠癌和直肠癌。大豆中存在的异黄酮、皂甙等化合物在动物实验和人体癌细胞培养的研究中显示有防癌抗癌的作用。大豆异黄酮在大豆中含量较高，可与雌激素受体结合并呈现弱雌激素样活性，拮抗雌激素的作用，从而对激素相关癌症有保护作用。

（3）番茄红素。番茄红素是目前发现的最有效的单线态氧猝灭剂，流行病学资料表明，富含番茄红素的蔬菜的摄入量与癌症发生率成负相关，摄入番茄红素能降低人群中肺癌、乳腺癌、宫颈癌、胃癌、前列腺癌的发生率，其机制是强大的抗氧化活性清除促使癌细胞生成的自由基，防止癌细胞增殖，避免正常细胞损伤。

（4）吲哚类化合物。吲哚类化合物可以增强雌二醇在肝脏的 α－羟化过程，使其活性降低，从而可能预防与雌激素有关的癌。其可通过诱导肝脏混合功能氧化酶的活性而抑制化学物质的致癌作用。但它对多种致癌物既有活化作用也有解毒作用。

（5）叶绿素。叶绿素抗诱变作用的研究多为 Ames 实验的结果，结果表明叶绿素既能抗移码突变，又能抗碱基置换突变；能抑制苯并芘、3－甲基胆蒽等多环芳烃、N－甲基－N－亚硝基脲、黄曲霉毒素 B1（AFB1）以及某些工业毒物，如防化剂 MB、邻硝基苯胺、邻苯二胺与某些抗肿瘤药如柔红霉素等诱变剂的诱变作用。此外，它还能抑制日常生活环境和膳食中经常接触的复杂混合物如炸牛肉、炸羊肉提取物、香烟烟雾、柴油机引擎排出尘粒等诱变作用。

（七）食物致癌物

食物致癌物根据其来源可分为三大类：①食物在一定储存条件下自身变化所形成的，如 N－亚硝基化合物；②食物在加工过程中产生的，如多环芳烃类化合物和杂环胺类化合物；③食物受污染后所形成或残留的致癌物，如黄曲霉毒素、农药和工业三废等。

三、肿瘤患者营养配餐原则

世界癌症研究基金会组织全世界肿瘤研究的权威专家对肿瘤与食物、营养等之间关系的大量研究证据进行分析，在《食物、营养、身体活动和癌症的预防》中，提出了 10 条预防癌症的建议，包括针对普通人群的 8 条建议和针对特殊人群的 2 条建议，为个人及社区人群提供了科学实用的健康生活方式指导。

（一）针对普通人群的 8 条建议

（1）维持健康体重。在人的一生中，维持健康体重可能是预防癌症的重要方法之一，对许多其他慢性病来说有预防作用。专家建议：预防癌症应把体重维持在正常范围，即到 21 岁时使体重处于正常体质指数（BMI）的低值，21 岁起维持体重在正常范围，在整个成年期避免体重增长和腰围增加。正常体重范围标准：通常确定亚洲人群 BMI 在 18.4～23.9

为正常体重范围，BMI 等于 24 或超过 28 为超重或肥胖。由于防癌研究中缺少 BMI 的基础证据，而不同人群的 BMI 有差异，因此，专家建议，人群中 BMI 中位数范围为 21 ~ 23，任何人群及个人的 BMI 可在此范围内有所改变。另外，应注意避免腹型肥胖。世界卫生组织（WHO）关于腰围的参考值范围，对亚洲人来说：男性不超过 90cm，女性不超过 80cm。

（2）将身体活动作为日常生活的一部分。身体活动包括有计划及规律的运动及日常家务劳动、职业身体活动等。证据显示，各种类型的身体活动对癌症和肥胖都有预防作用，并可以间接地预防一些由于肥胖而使危险性增加的癌症。然而，工业化国家和城市中大多数人群和个人的习惯性活动水平低于人类所能适应的活动水平。

（3）少吃高能量的食物，避免含糖饮料，尽量少吃快餐。证据显示，高能量密度的膳食，尤其是那些深加工食品以及含糖饮料可增加超重和肥胖的危险性。全球范围内高能量密度食物和含糖饮料的消费日益增加，很可能是全球的肥胖率增加的一个原因。膳食的总能量不但与摄入的个别食物的能量密度有关，而且与摄入频率和量有关。同样摄入重量的情况下，高能量密度食物能损害正常的食欲调节，从而摄入更多的能量。

（4）每天至少吃 5 份（至少 400g）不同种类的非淀粉类蔬菜和水果。每餐主食都包括 1/2 ~ 1/3 的全谷类或杂豆类，限制精加工的淀粉性食物。非淀粉类蔬菜包括绿色叶菜、西蓝花、茄子等，但不包括土豆、山药、甘薯或木薯；非淀粉根类和块茎类食物包括：胡萝卜、甘蓝和萝卜；全谷类包括燕麦、荞麦、薏仁米、小米、玉米等；精加工的淀粉食物包括白面制作的食品和白米饭，以及甜食点心（蛋糕、月饼及其他烘焙食品）。综合证据表明，大多数具有癌症预防作用的膳食主要是由植物来源的食物组成的，多吃各种植物性食物很可能对各部位的癌症均有预防作用。

（5）每周摄入猪肉、牛肉、羊肉的量要少于 500g。尽可能少吃加工的肉类制品（包括熏肉、咸肉、火腿等）。这里所说 500g 指的是摄入白的熟肉的重量，即 500g 煮熟的红肉相当于 700 ~ 750g 生肉。证据显示，红肉，尤其是加工肉类，是结、直肠癌发病的危险因素。但是，专家也强调，由于肉类是蛋白质、锌和维生素 B_{12} 的重要来源，所以不建议选择全素食膳食。如果摄入量适当，许多动物源性食物也是有营养和有益健康的。

（6）如果喝酒，男性每天不超过 2 份（1 份酒含 10 ~ 15g 乙醇），女性不超过 1 份（儿童和孕妇应禁酒）。这里一份酒指的是：一杯 280mL 的啤酒、淡啤酒或果啤（含 3% ~ 5% 乙醇）；一杯 25mL 的烈酒（含 40% 乙醇）；一小杯 125mL 的葡萄酒（含 12% ~ 13% 乙醇）。各种类型的含乙醇饮料是许多癌症病因的证据较充分。

（7）每天保证盐的摄入量低于 6g，不吃发霉的谷类或豆类；避免食用腌制、盐腌或咸的食物。证据表明，某些食品保存、加工和制作方法影响了癌症的危险性，最强有力的证据来自通过盐、熏、腌制、加入化学物或其他方法保存的加工肉类，各种来源的盐和用盐保存的食物。

（8）不推荐使用维生素等膳食补充剂预防肿瘤，但在某些营养素缺乏病或膳食摄入不足时应适当补充。证据表明，高剂量营养素补充剂可以预防癌症，也可能诱发癌症。最佳的营养来源是食物和饮品，而不是营养补充剂。

（二）针对特殊人群的2条建议

（1）年轻母亲要纯母乳喂养婴儿（不添加任何辅食和配方奶）6个月，而后再添加辅食的同时进行母乳喂养；癌症相关证据支持，在生命早期，人乳能最好地维持和增进健康以及预防其他疾病。持续的完全母乳喂养对母亲和婴儿均有保护作用。

（2）肿瘤患者无论已康复还是在积极的治疗过程中，都应遵循以上关于膳食、营养和运动的建议；越来越多的证据表明，身体活动和其他控制体重的措施可能有助于预防癌症的复发，尤其是乳腺癌。癌症康复者也可能从他们所能坚持的各种水平的有规律的身体活动中，获得健康益处和对疾病的控制感。

四、肿瘤患者营养食谱举例

肿瘤患者一日食谱举例如表6－7所示。

表6－7　肿瘤患者一日食谱举例

餐别	食物	数量
早餐	粥	粳米25g，黑糯米25g
	面包	面粉60g
	煮鸡蛋	1个
午餐	清蒸虾	虾100g
	番茄鸡蛋汤	番茄75g，鸡蛋1个
	竹笋炖鸭肉	竹笋100g，鸭肉100g
	蔬菜沙拉	胡萝卜25g，紫甘蓝100g
	米饭	粳米100g
晚餐	清蒸鲈鱼	鲈鱼100g
	肉末豆腐	肉末25g，豆腐100g
	香菇菜心	菜心100g，香菇25g
	酸奶	125mL
	米饭	粳米100g

第五节　痛风患者的营养食谱设计

一、概述

痛风是嘌呤代谢障碍性疾病。由于嘌呤代谢紊乱或者尿酸排泄减少导致高尿酸血症，而尿酸钠结晶沉积到关节或者关节周围所引起的急性或慢性病变称为痛风，其主要临床表现为反复发作的关节炎和（或）肾病变。

（一）痛风的病因

痛风最重要的生化基础是高尿酸血症。正常成人每日约产生尿酸750mg，其中80%为内源性，20%为外源性尿酸，这些尿酸进入尿酸代谢池（约为1200mg），每日代谢池中的尿酸约60%进行代谢，其中1/3约200mg经肠道分解代谢，2/3约400mg经肾脏排泄，从而可维持体内尿酸水平的稳定，其中任何环节出现问题均可导致高尿酸血症。

（1）原发性痛风。多有遗传性，但临床有痛风家族史者仅占10%~20%。尿酸生成过多在原发性高尿酸血症的病因中占10%，其原因主要是嘌呤代谢酶缺陷，次黄嘌呤—鸟嘌呤磷酸核糖转移酶（HGPRT）缺乏和5-磷酸核糖-1-焦磷酸盐（PRPP）合成酶活性亢进。原发性肾脏尿酸排泄减少约占原发性高尿酸血症的90%，具体发病机制不清，可能为多基因遗传性疾病，但应排除肾脏器质性疾病。

（2）继发性痛风。继发性痛风是指继发于其他疾病过程中的一种临床表现，也可因某些药物所致。骨髓增生性疾病如白血病、淋巴瘤、多发性骨髓瘤、红细胞计数增多症、溶血性贫血和癌症等可导致细胞的增殖加速，使核酸转换增加，造成尿酸产生增多。恶性肿瘤在肿瘤的放化疗后引起细胞大量破坏，核酸转换也增加，导致尿酸产生增多。肾脏疾病包括慢性肾小球肾炎、肾盂肾炎、多囊肾、铅中毒和高血压晚期等引起的肾小球滤过功能减退，可使尿酸排泄减少，导致血尿酸浓度升高。高血压是痛风的危险因素，因为高血压可以引起肾功能减低，使尿酸排泄减少，从而导致血尿酸升高。药物如噻嗪类利尿药、呋塞米、乙胺丁醇、吡嗪酰胺、小剂量阿司匹林和烟酸等，可竞争性抑制肾小管排泄尿酸而引起高尿酸血症。另外，肾移植患者长期服用免疫抑制剂也可发生高尿酸血症，可能与免疫抑制剂抑制肾小管排泄尿酸有关。

（二）痛风的临床表现

痛风临床表现可分为4个阶段：无症状的高尿酸血症、急性复发性痛风、痛风发作间期和慢性痛风石性痛风。

（1）无症状的高尿酸血症。不少高尿酸血症病人可以持续终生不发生症状，称为无症状的高尿酸血症。只有发生关节炎时才成为痛风。

（2）急性复发性痛风。急性复发性痛风是原发性痛风最常见的首发症状，好发于下肢关节。多数患者在发病前无前驱症状，半数以上病人首发于脚趾。关节及周围软组织出现明显的红肿热痛，痛感剧烈，大关节受累时可有关节渗液。同时伴有头痛、发热、白细胞增高等全身症状。一般发作持续数天至数周，可自然缓解，而后出现无症状阶段。反复发作者可引起慢性关节炎及关节畸形。

（3）痛风发作间期。在两次痛风发作之间有个间歇期，痛风发作后，疼痛缓解，关节活动可恢复，而后出现无症状阶段。间歇期长短不一，有数月、数年甚至10余年，有的终生仅发作一次。但多数病人在一年内复发。也有病人第一次发作后进入急性或亚急性期，而没有间歇期。

（4）慢性痛风石性痛风。在未经治疗的病人，尿酸盐结晶在关节内沉积增多，炎症反复发作，影响关节功能，尿酸盐结晶在关节附近肌腱、腱鞘及皮肤结缔组织中沉积，形成痛风石。病程越长，发生痛风石的机会越多。

临床能见历时较久的痛风病人约1/3有肾脏病变，表现为：①痛风性肾病。尿酸盐沉积于肾组织引起间质性肾炎。早期仅有蛋白尿和显微镜下血尿，病情进一步发展，最终由慢性氮质血症发展到尿毒症症群。②急性肾衰竭。由于大量尿酸结晶广泛阻塞肾脏小管腔，导致尿流梗阻而发生急性肾衰竭症状。③尿路结石。原发性痛风病人有20%～25%并发尿酸性尿路结石，部分病人肾结石的症状早于关节炎的发作。

痛风病人常伴有高血压、高血脂、动脉粥样硬化、冠心病和2型糖尿病。

二、痛风患者营养配餐原则

（一）避免高嘌呤食物

痛风病人最主要的是不用或禁用含嘌呤的食物。表6－8列举了一些不同嘌呤含量的食物。

表6－8　不同嘌呤含量的食物

分类	食物
嘌呤含量高的食物 （100～1000mg/100g）	畜禽肉类及其制品：肝、肠、胰、心、脑、肉汁、肉汤 水产类：鲭鱼、大比目鱼、鱼卵、小虾、牡蛎、淡菜 其他：酵母
嘌呤含量中等的食物 （90～100mg/100g）	畜禽肉类及其制品：牛肉、猪血、羊肉、猪肉、鸡肉、熟肉 水产类：鳗鱼、鳝鱼、乌贼、海蜇、海参 其他：干豆类、干豌豆、菠菜、扁豆、芦笋、蘑菇
嘌呤含量少的食物	谷类：各种精制的谷类及制品，如大米或精细加工的玉米面等、精白面粉制品、蛋糕、饼干 乳类、蛋类及其制品：牛奶、奶酪、适量奶油、冰激凌、鸡蛋、鸭蛋 蔬菜、水果类：除列于第二类以外的蔬菜、水果及花生、杏仁、核桃等坚果 油脂类及其他：植物油，动物脂肪，黄油，食盐、糖、醋等调味品，茶，咖啡，巧克力，橄榄，泡菜

长期选用无嘌呤或限制嘌呤的食物，也会限制蛋白质的摄取，对病人的营养带来不

利影响。目前主张仅仅禁用含嘌呤高的食物，并根据不同的病情，决定膳食中嘌呤的含量。

在急性期，应该严格限制嘌呤的摄入在150mg以下，可选择第三类嘌呤含量低的食物，蛋白质按照0.8～1.0g/（kg·d）供给，以牛奶、鸡蛋和谷类为蛋白质的主要来源。脂肪每日不超过50g，每日饮用液体3000mL以上，可用碳酸氢钠或枸橼酸钠等使尿液碱性化，以利于尿酸的排泄。

在缓解期，选用正常平衡膳食。蛋白质不能超过80g/d，有限制地选用等量的食物，自由摄取第三类含嘌呤低的食物。

（二）控制体重

肥胖是高脂血症、高血压、高尿酸血症及痛风的共同危险因素之一，因此，痛风病人应控制适宜体重，增加活动量，加大热量的消耗，限制饮食摄入量。但是，超重、肥胖的痛风病人如欲减体重时，不能减得太快，以防止机体产生大量酮体，酮体与尿酸相互竞争排出，导致血尿酸升高，促使痛风急性发作。而缓慢稳定地降体重，有利于血尿酸水平的下降以及尿酸清除率与尿酸转换率的下降，不至于引起痛风急性发作，还可改善病情。

（三）少食刺激性食物、调味品，禁酒

病人应该禁酒。乙醇可使血乳酸水平升高，而乳酸可抑制肾小管分泌尿酸，使尿酸排泄减少。酗酒如与饥饿同时存在，常常会诱发急性通风。啤酒本身含有大量嘌呤，可使病人血尿酸增高。如果在饮酒时摄入高嘌呤、高蛋白、高脂肪饮食，更易引起急性痛风发作。因此，应禁忌喝各种酒类。咖啡、茶、可可及辛辣刺激调味品的使用也应适当。

（四）多饮水

水可促使尿酸溶解排出体外，可预防尿酸肾脏结石，延缓肾脏进行性损坏。成人每日最低饮水量不少于2000～2500mL，每日排尿量也应维持在2000mL左右。即使是在服用抗痛风的药物时，也要多饮水。为防止夜间尿液浓缩，夜间亦应补充水分。

（五）养成良好的饮食习惯

不要暴饮暴食和饥饿，每日保持有规律的进食制度，注意烹调食物的方式，如肉类煮后弃汤可减少其中的嘌呤含量。在总能量控制的基础上，蛋白质占总能量的10%～15%，碳水化合物占55%～65%，脂肪占总能量的比例小于30%，其中饱和脂肪酸、单不饱和脂肪酸和多不饱和脂肪酸的比例约为1∶1∶1，维生素与矿物质的摄入量达到中国营养学会推荐量要求。

三、痛风患者营养食谱举例

痛风病患者一日食谱举例如表 6－9 所示。

表 6－9　痛风病患者一日食谱举例

餐别	食物	数量
早餐	燕麦片煮牛奶	燕麦片 25g，低脂牛奶 250g
	面包	面粉 25g
	蔬菜沙拉	卷心菜 75g，胡萝卜 15g
午餐	香煎鲑鱼	鲑鱼 75g
	芹菜炒方干	芹菜 200g，豆腐干 50g
	米饭	粳米 100g
晚餐	青椒土豆丝	青椒丝 25g，土豆丝 50g，猪肉丝 50g
	青菜炒香菇	青菜 125g，鲜香菇 25g
	米饭	粳米 75g

复习与思考

第六章检测题

一、 名词解释

1. 高血压
2. 高血脂
3. 糖尿病
4. 痛风

二、 简答题

1. 痛风病人的营养配餐原则是什么？
2. 高尿酸血症病人的饮食搭配需要注意哪些问题？
3. 高血压病人适合食用哪些食物？
4. 高血脂人群营养配餐原则是什么？
5. 列举适合糖尿病病人食用的食物。

三、 案例分析题

大学生的营养问题

大学生正处于青春年盛向成年过渡时期，不但身体的生长发育需要足够的营养，而且繁重的脑力劳动和体育锻炼也需消耗大量的能量物质。合理的饮食和营养有助于提高大学生的身体素质和学习效率。研究者为了解上海海洋大学学生的营养状况，对40名学生进行了调查。调查发现：由于营养知识的缺乏，大学生养成了许多不健康的饮食行为，如不能按照正常的规律进餐、不能合理选择和搭配食物、主食摄入量过少、不重视早餐、挑食偏食、重荤轻素、营养素缺乏和过剩等。

请结合以上案例，思考如下问题：

1. 大学生人群有什么样的生理特点？
2. 请你分别为大学男生和女生设计一日营养食谱。
3. 在大学生生活习惯和饮食习惯方面，给出你的建议。

菜品的科学烹饪 PPT

第七章 菜品的科学烹饪

营养菜品制作是指把设计好的营养食谱通过选料、加工、切配和烹调，最终做成餐桌菜品供人们直接食用的食品加工工艺过程。它是营养配餐与设计过程中的重要环节，是实现营养干预的重要手段。

本章是以营养菜品制作流程为主线，详细介绍营养菜品的科学烹饪与合理搭配等基本知识，重点介绍烹饪加工对食物中营养素的影响、如何进行营养保护以及各种食材合理搭配的原则等。通过对本章的系统学习，在提高学生对烹饪加工过程中食物营养素保护意识与科学配餐意识的前提下，增强学生烹饪营养学的实践应用能力。

学习目标

知识目标

1. 熟悉营养菜品制作的流程，掌握原料选择和品质鉴定的相关知识。
2. 了解菜品加工与烹调的基本原理，掌握原料合理搭配的基本知识。
3. 掌握原料加工、切配过程对食物中营养素产生的影响。
4. 掌握菜品烹调过程中的各种烹调方法对食物中营养素的影响。

能力目标

1. 能够根据烹调和营养配餐的原则合理地进行营养菜品的原料搭配。
2. 能够科学地进行烹饪原材料的加工切配。
3. 能够把一些常见营养素的保护措施运用到烹饪实践工作中。
4. 能够根据这些知识进行实践活动，运用营养学原理解决中国传统烹饪菜肴营养不平衡的问题。

案 例

玉米这样吃才能补充烟酸

质地柔软、味道清甜的玉米，很受宝宝的欢迎。宝妈们也知道，宝宝常吃玉米，可以促进生长、缓解便秘，对宝宝的智力发育也有好处。不过，一位经常给宝宝吃玉米的妈妈，近日却向亚洲营养协会儿童营养中心理事、摇篮网首席营养专家 Rayman 妈妈咨询有关玉米的营养问题。“我家宝宝的身体检测结果显示，身体中水溶性维生素缺得比较厉害，尤其是烟酸。”

那么，宝宝爱吃玉米，玉米中又含有丰富的烟酸，为什么爱吃玉米的宝宝也会得上“烟酸缺乏症”呢？Rayman 妈妈解释说：“玉米里其实含有烟酸，但玉米里的烟酸有 63% ~74% 是不能被人体吸收利用的结合型烟酸，长期食用可能会发生癞皮病。因此就算宝宝吃了很多富含烟酸的玉米，也还是不能补充足够的烟酸。”

那么，宝妈们应该如何给宝宝吃玉米呢？Rayman 妈表示，这其实是婴幼儿饮食的小常识，玉米里的结合型烟酸，可以通过以下 3 个小方法来改善。

第一，最好是在煮玉米粥、玉米面糊糊、做窝头时适量放些碱，使玉米中结合型烟酸释放出来，变成游离型烟酸被人体所吸收，对营养最有好处，添加比例为 6‰。“通常来说，谷物中含有的维生素 B 族较多，但多是游离型，只有玉米是结合型。中国很多地方有在煮粥的时候加碱或食用石灰的习惯，是因为碱和食用石灰（石膏豆腐，也是通过石膏促使蛋白质变性的过程）破坏淀粉的蛋白膜，使淀粉支链分解，提高粥的黏度，但同时会破坏和损失里面的维生素 B。所以多数五谷杂粮在煮粥的时候不建议加碱，而玉米则建议在烹制的时候加入适量碱面。” Rayman 妈妈解释说。

第二，在吃玉米的时候，添加 10% 的大豆来改善其氨基酸比例，也可以达到预防缺少烟酸的目的。玉米面加大豆粉，按 3:1 的比例混合食用，则是世界卫生组织推荐的一种粗粮细吃、提高营养价值的最佳方法。

第三，给宝宝吃玉米的同时，不妨搭配富含烟酸的食物。含量比较丰富的有冬菇、香菇、猪肝、花生、羊肉、紫菜、芝麻酱、麦麸、黄豆、小米、坚果等。

——资料来源：孙闪闪．宝宝爱吃玉米记得要加碱或大豆［N］．青年时报，2014－08－15.

案例分析

1. 人们进食时，食物中所含有的营养素都能充分地被人体吸收利用吗？

2. 为了最大限度地保持食物中营养素免遭破坏，应如何对食物原料进行合理加工和科学配餐？

第一节 科学烹饪的意义

一、科学烹饪的含义

营养是人体为了维持正常生理、生化和免疫功能，以及生长、发育、代谢和修补组织等生命现象的需要而摄取和利用食物的综合过程。因此，人们的饮食活动要利用营养学的原理来科学地安排，离开营养谈饮食和离开饮食活动谈营养都是不科学的。

科学饮食首先要从烹饪开始认知，具体来说，科学饮食就是要在对食品原料进行加工烹调时，尽量保存食品中的营养素不被破坏，同时还要通过科学的烹饪，使食品原料中的营养素最大限度地被人体吸收利用。烹饪是对食物原料进行热加工，将生的食物原料加工成熟食品。而科学烹饪是指对食物原料进行合理选择调配、加工处理、加热调味，使之成为色、香、味、形、质、养兼美，安全无害、利于吸收、益人健康、强人体质的饭食菜品的过程。

二、科学烹饪的意义

科学烹饪的目的在于利用科学的方法烹饪加工食品原料，最大限度地利用食品中的营养素来维持人体正常的生命活动。营养素是食物中所含有的可以维持人体正常生命活动的物质。食品脱离了营养素，就会失去食用价值。食品的营养价值通常是指在特定食品中营养素的质和量的关系。食品营养价值的高低，取决于食品中营养素的品种是否齐全、数量是否充足、相互比例是否适宜，以及是否易于消化、吸收等。科学烹饪就是实现这个目的的手段。其意义在于：

（1）提高食物原料的食用价值。

（2）使食物易于消化吸收，并有促进食欲的作用。

（3）去除食品中含有的对人体有害的物质。

（4）通过科学的搭配，使食品中各种营养素比例符合平衡膳食的要求。

（5）通过科学烹调方法的选择，使食品能够对一些与饮食有关的疾病起到预防作用。

（6）提高人们的生活质量，进而达到防病、强身、健体、益寿的目的。

第二节 原料的选择

中国有成千上万的菜肴、面点等烹饪制品，加工烹饪这么多菜点，所使用的原料也是不计其数的，包括动物性的、植物性的，也有矿物性及加工性的。它们的生产加工方式不同，特点也各不相同，因此使用时必须加以认真地选择搭配。在选择搭配原料时，除了根据制品特点的要求，考虑原料的品质、产地、产季、不同部位等因素外，还必须从烹饪营养学的角度出发，使之达到合理营养的目的。

科学选择烹饪原料，是进行科学搭配、科学烹饪，提高菜肴营养价值的基本前提。

课堂思考

菜品的营养价值和原料的质量之间有怎样的关系？

维生素 C 的烹饪影响及其测定

一、原料选择多样性

烹饪原料的选择运用必须是在保证食品卫生的前提下进行的，如果原料连基本的卫生安全都保证不了，那也就没有选择的意义了。在烹饪使用的原料中，没有一种原料能够含有人体所需要的、足量而又符合比例的全部营养素，因此，为了达到营养平衡，就必须选择多种不同的食物原料。肉类原料含有丰富的优质蛋白质和饱和脂肪酸以及一些脂溶性维生素，但缺乏碳水化合物、水溶性维生素、无机盐及膳食纤维；新鲜的蔬菜和水果含有丰富的维生素，尤其是维生素 C 和胡萝卜素，以及大量的无机盐和微量元素、膳食纤维和果胶物质。无论一道菜肴，还是一餐膳食、一桌宴席，仅仅用某一种或某一类原料，显然是不能满足人体营养需求的。

（1）粮食谷物，含有大量的碳水化合物、维生素、无机盐，以及脂类、蛋白质，不同的谷类原料所含的营养成分各不相同。

（2）豆类及豆制品，含有丰富的优质植物蛋白质，并含有一般动物性原料所缺乏的维生素 B_1、维生素 B_2。

（3）禽蛋类蛋白质含量高、质量好，其氨基酸的组成与人体组织中的蛋白质、氨基酸组成接近，因此利用率高，生物价可达 94%，消化率达 98%，是目前已知天然食物中较好的蛋白质。此外还含有钙、磷、必需脂肪酸、卵磷脂以及维生素 A、维生素 D 及 B 族维生素等。

（4）食用菌类除了含有丰富的蛋白质外，还含有抗病毒、抗癌、降低胆固醇和抗衰老等物质。

（5）动物内脏类，除含有丰富的蛋白质、无机盐和微量元素外，还含有丰富的脂溶性维生素。

（6）乳品类原料在烹饪中使用的频率越来越高，乳制品所含的营养素种类齐全，除膳食纤维外，几乎都有，因而是营养价值极高的食物原料。

只有运用多种原料，才能使菜肴包含的营养素种类齐全。在选择原料时，应按照每种原料所含的营养素种类和数量进行科学合理的选择，使各种烹饪原料在营养素的种类和数量上取长补短、相互调剂。要实现这一目的，就要在选择原料时，尽可能地多样性运用，以达到平衡膳食的要求。

二、营养素比例的合理性

在使用原料制作菜品时，除要多样化地选择之外，还应注意各种原料组合后营养素之间的比例关系是否符合人体吸收的需要。许多营养素在被人体吸收利用过程中，有着一定的配比关系，如不严格遵守，就会造成营养素的浪费。

（1）保持热能来源的比例平衡。宴席菜单的设计、单个菜肴的配置，往往会出现高蛋白、高脂肪的特点，而碳水化合物则一般较低，特别是淀粉所占热能比例较少，这与人体热能供应的比例关系（碳水化合物供应热能占总需能量的55%～65%，脂肪占总能量的20%～30%，蛋白质占总能量的10%～15%）恰恰相反，必然造成营养素的浪费或不足。因此，选择原料要重视热能供应的比例。

（2）饱和与不饱和脂肪酸的平衡。动物性脂肪中饱和脂肪酸的含量高，而植物性脂肪中不饱和脂肪酸含量较高。这两种脂肪酸对人体的生理功能各有利弊。不饱和脂肪酸熔点低、消化吸收率高，还含有必需脂肪酸，所以营养价值较高。过多摄入饱和脂肪酸会增加动脉粥样硬化的发病率，已被证实。但动物性脂肪中含有丰富的脂溶性维生素，饱和脂肪酸与大脑细胞的生长发育有密切关系。不饱和脂肪酸虽然能降低心血管系统疾病的发生，但过多摄入能增加体内的不饱和游离基团，此基团据证实与癌的发生有关。所以，对此应有一个正确的认识，选择时应科学合理，饱和脂肪酸与不饱和脂肪酸的配比为1:3。烹饪动物肉类菜肴时，应用植物油配合，传统的点心制作使用动物油脂太多，应与植物油按比例调和使用。

（3）酸、碱性的平衡。原料有呈碱性和呈酸性之分，呈酸性食品和呈碱性食品是以在体内完全分解代谢后所余的无机盐是呈酸性还是呈碱性来判断的。蛋白质含量高的食品一般多为呈酸性食品，而蔬菜和一些水果虽有酸味，但完全氧化后主要形成碱性物质，所以是碱性食品。人体内每天都有酸性物质与碱性物质的过剩，可通过体内的缓冲系统加以调节，以保持在 pH 值的正常水平。不过，碱性物质过多或是酸性物质过多，都会增加机体的生理负担。因此，原料的选择应尽量保持两者之间的合理比例。

（4）热能与维生素的平衡。维生素 B_1、维生素 B_2 和烟酸与人体的能量代谢有密切关系，其供应量是根据能量消耗按比例供给的。一般而言，寒冷季节人们摄入的热量较平时多，因此维生素 B_1、维生素 B_2 和烟酸相应也要供应多些，以与热能供给量保持平衡。

第三节　原料的初步加工

原料的初步加工是营养菜品制作的第二步，其加工规格标准的好坏可直接影响菜品制作的质量，不同的原料、不同的烹调方法对原料加工的要求很高，菜品的特色往往体现在这个环节上。

一、鲜活原料的初步加工

从市场上购进的鲜活原料，一般都有不能食用的部位及泥沙等污秽杂物，烹调前必须经过择剔、洗涤处理，使原料达到清洁卫生的要求。初步加工时既要干净卫生，符合烹调的要求，同时又要注意节约，除了污秽及不能食用的部分外，不得浪费任何有用的原料。

初步加工时，要注意尽可能地保存原料所含的营养成分，如青菜和菠菜等叶菜类是人体内维生素 C 和矿物质的重要来源，而这些营养成分极易溶于水中，为保护这些营养，对蔬菜初加工时就应做到先洗后切。

根据菜品的需要加工原材料是加工技术的关键，每一种菜品制作对生料加工都有严格的要求。例如，制作“烤鸭”时为了增加鸭的美味，在烧烤时不致漏油，必须采用肋开的手法，开膛去内脏；制作“八宝鸭”时则不能开膛，必须采用整料脱骨的手法将鸭的骨架连同内脏一并去掉；而传统的“扒鸭”，则必须采用背开的方式来开膛去内脏，这样制作出的“扒鸭”，才显得饱满、美观。在对原料进行初步加工时必须考虑到烹调的具体要求。

（一）新鲜蔬菜的初步加工

新鲜蔬菜种类繁多，食用部位各不相同。但蔬菜在初步加工时都需经过整理和洗涤两个步骤。

1. 整理

新鲜蔬菜的整理方法因食用部分不同而异。

叶菜类是指以肥嫩的茎叶作为烹调原料的蔬菜，常见的品种有青菜、芹菜、青蒜、菠菜、韭菜等，叶菜类蔬菜的整理主要是将黄叶、老叶、老帮、老根等不能食用部分及泥沙等杂质剔除。

根茎类蔬菜是指以肥嫩变态的根或茎为烹饪原料的蔬菜，如茭白、山药、土豆、莴笋等。这类蔬菜的整理主要是剥去外层的毛壳或刮去表皮。应引起注意的是根茎类蔬菜，大多数含有多少不等的单宁物质（鞣酸），去皮时与铁器接触后在空气中极易被氧化而变色，故而根茎类蔬菜在去皮后应立即放在水中浸泡，以防“生锈”变色。

瓜类是以植物的瓠果为烹调原料的蔬菜，常见品种有：冬瓜、南瓜、黄瓜、丝瓜、笋瓜等。整理时，对于丝瓜、瓠瓜等除去外皮即可，外皮较老的瓜，如冬瓜、南瓜等刮去外层老皮后由中间切开，挖去瓤洗净即可。

茄果类是指以植物的浆果为原料的蔬菜，常见的有茄子、辣椒、西红柿等。这一类原料整理时，去蒂即可，个别蔬菜，如辣椒等还需去籽瓤。

豆类蔬菜是指以豆科植物的豆荚（荚果）或籽粒为烹调原料的蔬菜，常见品种有青豆、扁豆、毛豆、四季豆等。豆类蔬菜的整理有两种情况：①荚果全部食用的，掐去蒂和顶尖，撕去两边的筋络。②只食用种子的，剥去外壳，取出籽粒。

花菜类蔬菜是指以某些植物的花蕊为烹调原料的蔬菜，常见品种有：西兰花、花椰菜、金针菜等。花菜类蔬菜在整理时只去掉外叶和花托，将其撕成便于烹饪的小朵即可。

2. 新鲜蔬菜的洗涤

新鲜蔬菜的洗涤方法常见的有冷水洗涤法、盐水洗涤法。冷水洗涤是将经过整理的蔬菜放入清水中反复清洗直至干净即可，冷水洗涤可保持蔬菜的新鲜度，是蔬菜洗涤最常用的方法。盐水洗涤常用于夏、秋季节上市的一些蔬菜，如扁豆等在叶片和豆荚等处会有许多虫卵，用冷水洗一般清洗不掉，可将蔬菜放入浓度为 2% 的盐水中浸泡 10 分钟左右，再放入清水中洗就很容易洗干净了。

（二）蔬菜初步加工的要求

新鲜蔬菜的初步加工应遵循以下要求：

1. 分门别类加以整理

原料因品种繁多，可供食用部位及所含化学成分不同，所以蔬菜的初步加工也应分类处理。新鲜蔬菜品种繁多，应采取相应的加工方法。例如，叶菜类蔬菜必须剔去黄叶、老叶等；根茎类应先去皮；豆菜类应去掉豆荚上的筋络或除去豆荚，而花菜类则应去掉外叶和花托。

2. 先洗后切

新鲜蔬菜在洗涤时要注意洗净泥沙和虫卵等，同时在程序上应做到先洗后切，这是因为：新鲜蔬菜内部含有丰富的水溶性的维生素和无机盐，如先切后洗，一方面营养成分会流失，另一方面会增大与空气的接触面积，加大污染氧化机会。另外，新鲜蔬菜在生长过程中，因施肥或施农药，表面有残留的化学有害物质，若先切后洗有可能人为地造成污染。

3. 合理放置

饭店中新鲜蔬菜使用量较大，同等数量的新鲜蔬菜与其他新鲜的烹饪原料相比所占的体积要大且易被污染。蔬菜洗涤后要放在干净的竹筐或塑料筐中沥干水分，菜筐摆放时要整齐卫生。

二、水产品的初步加工

（一）水产品初加工方法

水产品初步加工的方法应根据水产品的品种和烹调方法而异。一般先去鳞、鳃，然后摘除内脏，再进行洗涤等。

去鳞时将鱼头朝左，鱼尾朝右摆放在案板上，左手按稳鱼头，右手持刀，由鱼尾向鱼头方向将鱼鳞逆着刮下。操作时应注意：①不可弄破鱼皮，否则会影响菜品成熟后的造型。②鱼鳞要刮干净，特别是要检查靠近头部、背鳍部、腹肚部、尾部等地方鱼鳞是否去尽。③鲥鱼和鳓鱼的鳞下因附有脂肪，味道鲜美，初加工时可不去鳞。

鲨鱼等一些海产鱼，鱼皮表面带有沙砾，需要煺沙。煺沙前，应将鱼放在热水中泡烫，水的温度根据原料老嫩而定，质地老的可用开水，质地嫩的可用温度低些的水。泡烫的时间，以能煺沙而鱼皮不破为准。煺沙后用刀刮净表面沙砾，洗净即可。操作时应注意不可将沙砾嵌入鱼肉，否则影响食用。

水产品内脏摘除的方法通常有两种。①剖腹去内脏：操作时在鱼的肛门和胸鳍之间用菜刀沿肚剖一直刀口，取出内脏。一般鱼类都采用这种方法摘除内脏。②口中取内脏：为保护鱼体的完整形态，用菜刀在鱼肛门正中处横向切一小口，割断鱼肠。用两根竹棒从鱼口斜插入腹内，卷出内脏和鱼鳃。

另外，对于一些特殊的水产品，我们还可以采取烫泡、剥皮、摘洗等方法加工。比如：鳝鱼、鳗鱼等表面无鳞，但有一层黏液腥味较重，故应放入开水锅中泡烫，然后洗去黏液和腥味；鱼皮粗糙、颜色不美观的比目鱼、橡皮鱼等，初加工时应先剥去鱼皮；摘洗主要用于软体水产品的加工，如墨鱼、鱿鱼等的加工。

水产品经过刮鳞、去鳃、剖腹等加工后，应进行洗涤，洗净鱼腹内紧贴腹肉上的一层黑衣和各种污秽物质。

（二）水产品初步加工的要求

水产品在烹制之前一般需经过宰杀、刮鳞、去鳃、去内脏、洗涤及分档等初步加工。水产品的初步加工应符合以下要求：

1. 除尽污秽物质

水产品初步加工时除了要除去鱼鳞、鱼鳃、内脏、硬壳、黏液等污秽物质外，特别要除去腥臊气味，保证原料在烹调前做到干净卫生。

2. 符合烹调的要求

鱼类取内脏的方法有多种，具体采用什么方法加工，必须根据烹调的要求来决定，例如，鲫鱼在红烧或氽汤时，需从鱼腹部剖开取内脏，但在制作江苏名菜“荷包鲫鱼”时，就应从鲫鱼的脊背处剖开取内脏。

3. 切勿弄破苦胆

鱼类特别是淡水鱼类在初加工时切勿弄破苦胆。弄破苦胆后，胆汁沾染到鱼肉上，会使鱼肉发苦而影响质量。

4. 合理使用原料，减少浪费

一些体形较大的鱼，如青鱼、鳙鱼等，除中段可加工成片、条、丝、丁外，其头、尾等均可利用，如青鱼尾巴是上好的“活肉”，可制成名菜“红烧甩水”，而鳙鱼头可制成扬州名菜“拆烩鲢鱼头”（故而在烹饪界常有“青鱼尾巴，鲢鱼头”之说）。此外，还有些鱼，如黄鱼等的膘还可干制成鱼肚。总之，水产品初步加工时，应合理地使用原料，减少浪费。

三、家禽和家畜的初步加工

家禽和家畜是烹饪原料中的重要组成部分，初加工较复杂，处理不好就会影响原料的质量和菜肴的色、香、味、形。

（一）家禽的初加工方法及要求

禽类的初步加工，基本方法均相同。一般可分为宰杀、泡烫煺毛、开膛去内脏和内脏洗涤4个过程。

1. 宰杀

宰杀家禽时，首先准备一个大碗，碗中放适量食盐和清水（夏天用凉水，冬天用温水）。左手握住禽翅，小拇指勾住禽右腿，用拇指和食指捏住禽颈皮，向后收紧颈皮，手指捏到禽颈骨的后面，以防止下刀时割伤手指，右手在禽颈部落刀处拔净禽毛，然后用刀割断气管和血管（技术熟练者所割刀口只有红豆大小）。左手捉禽头，右手勾住禽脚并抬高，倾斜禽身，使禽血流入大碗内，待血放尽，用筷搅拌，使之凝结。

2. 泡烫煺毛

泡烫煺毛这个步骤必须在禽类完全断气，双脚不抽动时才能进行，过早会因肌肉痉挛，皮紧缩而不易煺毛，过晚会因肌体僵硬羽毛也不易煺净。烫泡时水的温度依季节和禽的老嫩而异，一般老母鸡及老鹅、老鸭等应用沸水，嫩禽用60℃～80℃的水泡烫。冬季水温应高些，夏季水温可略低。

泡烫后煺毛要及时，先煺粗毛，爪上、嘴上的老皮，再煺其他部位的毛，煺毛用力不宜过大，切忌拉破禽类外皮。

3. 开膛去内脏

禽类去内脏的方法应视烹调的需要而定。常用的去内脏方法有：腹开去内脏法、背开去内脏法和肋开去内脏法。

（1）腹开去内脏法。操作时先在禽颈右侧的脊椎骨处开一刀口，取出嗉囊，再在肛门与肚皮之间开一条长 6～7 厘米的刀口，取出内脏，将禽身冲洗干净即可。操作过程中应注意切勿拉破肝和苦胆，因为肝破碎后就不宜使用了，而胆破碎，胆汁沾染到禽肉上会严重影响禽的质量。腹开这种方法用途较广，凡是用于制作炒爆及切块红烧菜肴的禽类均可采用此法加工。

（2）背开去内脏法。操作时将禽背部朝右，禽头朝里放置在案板上，左手按稳禽身。右手执刀，由禽尾部插入后用力向后片至颈脊骨，用力掰开禽身，取去内脏、嗉囊及气管、食管，将禽身冲洗干净即可。操作时应注意不可划破禽肠，否则会使肌肉和其他内脏受到污染，影响原料质量。凡是用于清蒸、扒等烹调方法的禽类；开膛去内脏时均应采用背开的方法，因为采用背开去内脏，禽类烹制成熟装盆时看不见刀口，显得丰满、美观。

（3）肋开去内脏法。操作时在禽的右肋下开一刀口，然后从开口处取出内脏，拉出嗉囊、气管和食管，冲洗干净即可。操作过程中切忌拉碎禽的肝和胆。用于制作煮、烤等菜肴的禽类，均可采用这种方法进行加工。根据烹调的要求，禽类初加工去内脏有时不可开膛，如制作“八宝鸭”时，鸭的内脏应通过整料脱骨的方法与骨架一同取出。整料脱骨的详细内容，本书将在以后章节中详细叙述。

4. 内脏洗涤

禽类的内脏除嗉囊、气管、食管、肺和胆囊不可食用外，其余均可烹制成菜肴，家禽内脏因肮脏程度不同，洗涤加工也就有所区别。

（1）肫的初步加工。加工时割断连接在肫上的食管和肠，除去油脂，沿肫一侧凸起处剖开，除去内部污物，剥去内壁黄肫皮，洗净即可。

（2）肝的初步加工。开膛取出肝后，立即去掉附着在肝上的胆囊，将肝放在清水中漂洗一下，捞出即可（注意肝在清水中漂洗时间不宜过久，否则肝的外表会变色）。

（3）肠的初步加工。先去掉附着在肠上的两条白色胰脏及网油，将肠子理直。用剪刀剖开肠子，冲洗掉污物，放入盐、醋中搓洗吸附在肠壁上的黏液和异味，用开水稍烫即可。

（4）油脂的初步加工。禽类的油脂含有多种人体必需的脂肪酸及丰富的脂溶性维生素，在初步加工时应注意保留。鸡的油脂颜色金黄，提炼时应注意不要煎熬，否则色泽会变得混浊，正确的方法是先将油脂洗净切成小块，放入盒内，加入葱姜、少许花椒，用保鲜膜封口后上笼蒸至脂肪融化取出，拣去葱、姜和花椒，这样制作出的鸡油色泽金黄明亮，故而烹饪上常称为“明油”。

(5) 禽血的初步加工。将已凝固的血块，用刀割成方块，放入开水锅中，小火煮至血块内心凝固，捞取放入冷水中浸泡。

(二) 家畜内脏及四肢的初步加工

家畜内脏及四肢污物多，黏液重。初加工方法应根据其部位及肮脏程度而有所区别。家畜的内脏及四肢洗涤加工的方法大体上有里外翻洗法、盐醋搓洗法、刮剥洗涤法、清水漂洗法及灌水冲洗法几种。

1. 里外翻洗法

里外翻洗法是将原料里外轮流翻转洗涤，这种方法多用于肠、肚等黏液较重的内脏的洗涤。以肠的洗涤方法为例：肠表面有一定的油脂，里面黏液和污物都较多，有恶臭味。初加工时把大肠口大的一头倒转过来，用手撑开，然后向里翻转过来，再向翻转过来的周围灌注清水，肠受到水的压力就会渐渐地翻转，等到全部翻转完后，就可将肠内的污物扯去，加入盐、醋反复搓洗，如此将两面都冲洗干净。

2. 盐醋搓洗法

一些内脏，如肠、肚等黏液多、污秽重，在清水中不易洗涤干净，因而洗涤时加入适量的盐和醋反复搓洗，去掉黏液和污物。以猪肚为例：先从猪肚的破口处将肚翻转，加入盐、醋反复搓洗，洗去黏液和污物即可。

3. 刮剥洗涤法

刮剥洗涤法是用刀刮或剥去原料外表的硬毛、苔膜等杂质，将原料洗涤干净的一种方法，这种方法适于家畜脚爪及口条的初步加工。

(1) 猪脚爪的初步加工。用刀背敲去爪壳，将猪脚爪放入热水中泡烫。取出刮去爪间的污垢，拔净硬毛（若毛较多、较短不易拔除时，可在火上燎烧一下，待表面有薄薄的焦层后，将猪脚爪放入水中，用刀刮去污物后即可）。

(2) 牛蹄的初步加工。首先特牛蹄外表洗涤干净，然后放入开水锅中小火煮焖3～4小时后取出，用刀背敲击，除去爪壳，除去表面毛及污物，再放入开水中，用小火炖焖2小时，取出除去趾骨，洗净即可。

4. 清水漂洗法

清水漂洗法就是将原料放入清水中，漂洗去表面血污和杂质的洗涤方法，这种方法主要用于家畜的脑、筋、骨髓等较嫩原料的洗涤。在漂洗过程中应用牙签将原料表面血衣、血筋剔除。

5. 灌水冲洗法

这种方法主要用于洗涤家畜的肺。因为肺中的气管和支气管组织复杂，灰尘和血污不易除去。操作时将肺管套在自来水龙头上，将水灌进肺内，使肺叶扩张，大小血管都充满水后，再将水倒出，如此反复多次至肺叶变白，划破肺叶，冲洗干净，放入锅中加料酒、葱、姜烧开，浸出肺管内的残物。

第四节　营养菜品的配制

中国烹饪历史悠久、源远流长、名扬世界，这是中华民族的骄傲，是广大劳动人民辛勤劳动的结晶。我们新一代的烹饪工作者要继承前辈烹饪的精华，结合现代的需要不断改革创新。随着生活水平的提高，人们对营养的要求越来越强，只有合理营养，人体才能健康。各类营养经过合理的搭配和合理的烹调，会烹制出色、香、味、形俱佳的美味菜肴。但由于营养观念淡薄，烹饪不当往往造成大量营养素的流失。根据现有的知识，应尽量设法保护更多的营养素，从而达到合理烹调。

烹调中科学合理地搭配菜肴是保持营养素的关键。原料合理配料会使菜肴所含营养素比例相对平衡，符合色、香、味、形的完美要求。一般菜肴要达到良好的质量，要求把经过加工处理的几种主料和配料进行合理科学的搭配，使之成为一道菜或一席菜，以多品种、多样化的合理搭配达到营养互补的作用。

（1）菜肴营养和质地的搭配。保护菜肴的营养价值，使食用者获得更为全面的营养，是合理配菜的主要目的之一。因此，配菜时不仅要配质地，软配软、脆配脆、韧配韧、嫩配嫩等，更重要的是营养搭配。一方面，要注意营养平衡；另一方面，要注意营养之间的相互关系，充分发挥不同食物的营养特点，多种食物相配，荤素搭配，使一份菜或一席菜的营养成分更为全面，提高菜肴的营养价值。如“肉丝炒绿豆芽”一菜，猪肉所含蛋白质、脂肪是绿豆芽的10余倍，而绿豆芽则含有丰富的猪肉所缺少的维生素C和其他维生素，二者搭配使菜肴的营养素得以互补，提高了菜肴的营养价值。

（2）菜肴数量搭配。一份菜肴的量，是按一定比例配置的各种原料的总量，也就是一份菜肴的单位定额。每一份菜肴都有一定数量的定额，通常用各种不同规格盛器的容量来衡量确定。配菜时，首先取出适应某一菜肴所要求定额的盛器，然后将组成此菜所需的主配料搭配，必须突出主料，配料只起陪衬、烘托和补充营养的作用。所以，主料应选用含营养丰富的动物性原料，而且主辅料的比例要恰当，一般为4:3或3:2，并应选用多种原料配菜。

（3）菜肴色泽搭配。菜肴的色泽搭配大体上可归纳为两类：一是顺色搭配，二是异色搭配，都是为了把菜肴的主配料的色泽搭配协调，使其美观大方。要用配料衬托主料，突出主料，使烹制出的菜肴具有一定的美感，促进食欲，刺激消化腺分泌，提高食物的消化吸收率，从而提高食物的营养价值。如“滑炒肉丝”一菜，主料与配料均为白色，给人以清香淡雅之感，食之利口而不腻，这是顺色搭配。异色搭配，如“爆炒鸡丁”一菜多以青豆、笋丁、胡萝卜丁、黄瓜丁为配料，色泽各异，一起烹调使菜肴色泽鲜艳而协调、鲜香脆嫩，也大大增加了菜肴的各种营养素。

（4）菜肴味的搭配。菜肴味的搭配并不是单一的，而是由不同的主配料以及调味品来确定其味，搭配后的味大体分为浓淡相配、淡淡相配和异香味相配等，以丰富菜肴的营养素。

（5）菜肴形的搭配。菜肴形的搭配有同形搭配和异形搭配两种。同形搭配，要求原料形态、大小一致，要丁配丁、片配片、丝配丝、条配条、块配块；异形搭配就是主辅料形状不同、大小不一。但不论是哪种形状，辅料都应当小于主料，衬托主料，达到外观更美观。

第五节　营养菜品的烹制

营养菜品的烹制是营养配餐的最后阶段，也是营养菜肴烹制工艺的核心，在烹饪工艺中集中体现了菜肴的色、香、味、形、质。正确掌握、熟练运用热菜烹调方法，对于保证菜肴的质量，增强菜肴的风味特色，丰富菜肴的品种花色，保护菜肴中的营养，都具有极其重要的意义。

黄芪粥的功效及制作

热菜烹调是指把经过初步加工和切配后的半成品或原料，通过加热和调味等手段的综合或分别运用，制成不同风味菜肴的制作工艺。它是整个烹调工艺流程的最后阶段。热菜烹调方法集中体现了菜肴色、香、味、形、质的特色。

热菜烹调方法根据原料受热的直接传热介质的不同，可分为油导热基本烹调法、水导热基本烹调法、气导热基本烹调法、固态介质导热烹调法和其他特殊烹调法等。具体来说，油导热基本烹调法包括爆、炒、熘、煎、炸、贴、油浸、油淋等；水导热基本烹调法包括烧、扒、烩、炖、焖、煨、煮、氽、涮等；气导热基本烹调法包括蒸、烤、熏；固态介质导热烹调法包括泥煨、盐焗、石烹、铁板烧等；其他特殊烹调法包括拔丝、蜜汁、挂霜、微波烹调法等。

在把烹饪原料制成菜品的过程中，营养素一定程度的损失是在所难免的。但有些营养素的损失却是由于加工方法、烹调手段不当造成的。在烹制菜品的过程中，不仅要使菜品色、香、味、形俱佳，使人们在进食中得到享受，更重要的是尽量减少烹饪加工中营养素的损失，以提高食物中营养素在体内的利用率，使之发挥最大的营养效能。食物真正的营养价值，既取决于食物原料的营养成分，也取决于加工过程中营养成分的保存率。因此，烹饪加工的方法是否科学、合理，将直接影响食品的质量。

课堂思考

在制作菜品的所有烹调方法中，有哪些方法可以最大限度地保留原料中的营养素不被破坏？

教学案例：传统烹饪方式导致营养素大量流失

一、烹调方法对原料中营养素的影响

（一）煮和烧

煮和烧都是以汤汁或清水作为传热介质的加工方法。烹调中的汤汁或水具有传热作用，同时还具有良好的溶解作用，所以汤液中存在有相当多的水溶性物质，如维生素 B_1、维生素 C 及钙、磷等无机盐等。糖类及蛋白质在加热过程中部分会水解，有很多浸出物渗出，而脂肪则无显著变化。在煮制蔬菜类菜肴时，其中的胡萝卜素损失较小，但相当数量的维生素 B_1（约 30%）和维生素 C（约 60%）会受损失。

煮制时间长短与营养素损失有着密切的关系。加热时间越长，营养素损失就越多。大多数蔬菜中维生素 C 的损失随烹调时间的延长而增加。

水煮对维生素 C 的影响

（二）蒸

蒸是一种以水蒸气作为传热介质的加工方法。用蒸的方法加工食物原料，原料是在一个密闭的蒸笼中加热成熟的，汤汁较少，所以可溶性物质的损失也比较少，但是，由于需要较长的时间，故因加热而引起的维生素 C 的分解会增加。

（三）炖 、焖、煨

炖 、焖、煨都是以水作为传热介质，都是先用大火烧开汤汁，然后采用小火或文火慢慢加热的一种烹调方法。原料在长时间的加热过程中，会有大量可溶性营养物质溶解于汤中。例如，原料经过长时间加热，其中的蛋白质会发生变性、失水收缩的现象，原料中无机盐会因水分的渗出而一起溢出、流失。由于炖 、焖、煨类的菜肴多是汤、菜都可进食，因此避免了溶解到汤汁中的营养素的损失。

此外，炖 、焖、煨使用的火候较小，温度较低，食物中的蛋白质变性温和，处于最好消化的状态。同时，由于不溶的、坚韧的胶原蛋白在与热水的长时间接触中转变成了可溶的胶质，使汤具有黏性，使菜品变得更加美味。在用干制的果品炖煮时，其中的纤维素软化，蛋白质轻微变性，可溶性物质溶解在汁液中。由于采用低温，并且果酸的存在使溶液的 pH 值低于 7，维生素 B_1 和维生素 C 的破坏较少，而且这两种维生素是可溶的，所以它们在溶液中的含量较高。

炖、焖、煨在正式烹调前的熟处理方法对原料中的营养素有一点影响。焖是将原料经煎或炸后，放入辅料、调料、添汤，用小火焖到一定时间勾芡的加工方法。用该法时，先要将主料经煎或炸，故蛋白质、脂肪、维生素都有不同程度的损失，而焖的时间长短又可影响维生素，如维生素 B_1、维生素 C 的含量，但食物经焖煮后，消化率有所增加。

（四）烤与熏

微波炉对维生素 C 的影响

烤是将原材料经过腌渍或加工成半熟制品后，放入以柴、炭、煤或煤气为燃料的烤炉或红外线烤炉，利用辐射热将原料烤熟的加工方法。烤分明火烤和暗火烤两种。明火烤即在火上直接烤原料，因火力分散，故烤制时间较长，从而使维生素 A、维生素 B、维生素 C 受到很大的损失，也可使脂肪受损失，另外，还会产生苯并芘致癌物质。暗火烤又叫烘，炉内保持高温，使原料的四周均匀受热，容易烤透，与明火烤相比对营养素破坏小一些。

熏是将原材料加调料经过熟或酱熟后，在熏锅内放上木屑或糖、茶叶以及其他食用香料，把煮好的主料放在熏锅格子上盖上盖，锅底加热，使香料燃烧，发生浓烟，吸附在被熏原料的表面上的加工方法。熏制好的食物防腐能力较强，食物表面有适度的焦皮，具有独特的风味，但鱼、肉等经熏以后，会产生一些对人体有害的物质，其中脂肪的不完全燃烧、淀粉受热的不完全分解，都可产生苯并芘。另外，维生素特别是维生素 C 损失较大。所以，在熏肉、鱼、肠时，不应用明火直接熏，可用管道通干热蒸汽熏。

（五）卤

卤菜的原料大多采用肉类、禽类及其内脏和豆制品等。把原料经过煮制后，放入卤汁内卤泡适当时间，使味道渗入原料内的加工方法。原料经煮或焯后，各种营养素，如 B 族维生素、维生素 C 和无机盐等会溶到汤里。原料再放入卤汁内，又使维生素、无机盐部分溶于卤汁中，水溶性的蛋白质和部分脂肪也会进入卤汁中。所以卤后的食品，营养素损失比较多。反过来讲，卤制时若很好地利用煮汤和卤汁，则会提高食物的营养价值。

（六）熘

熘是将原料经过加工改刀、码味后，有的挂糊，有的上浆，也有不挂糊、不上浆的，经过油炸后，再另起油锅，放入少量油，先加上辅料煸炒，然后加上原料再倒入事先配好的芡汁翻炒的加工方法。

由于操作速度快，所以营养素的损失不大。如果食物原料的外面裹一层糊，再经油炸或油滑时，因糊受热而成焦脆的外壳，从而使原料所含的汁液、鲜味成分不易外溢，这样不但可以保护营养素少受损失，而且还可以增加风味。

（七）爆、炒

爆、炒是最广泛使用的一种烹调方法。它们都是以油为传热介质，除植物性原料外，一般都会先进行挂糊或上浆，然后用旺火热油加热，使菜肴迅速成熟的一种烹调方法。菜品可以最大限度地保持原料中的水分，具有滑嫩爽脆的特点。原料在急火快炒，即用高温短时间烹调时，上浆挂糊的原料淀粉和蛋液首先遇热发生变化，淀粉遇热和水就会迅速糊化产生糊精，产生的糊精迅速包裹在原料表面，避免原料直接与高温接触。同样，高温烹调可以瞬时使原料外表蛋液中的蛋白质变性，变性后的蛋白质在原料表面形成一层致密的保护膜，阻止原料中的水分和营养素流出。

爆、炒菜肴时，有的还可用淀粉勾芡，使汤汁浓稠，增加原料对汤汁的附着力，使在烹调时溶出的水分和营养素又重新包裹在原料上，这样不但使菜肴润滑，而且能够避免营养素的损失。炒法中的干炒、干煸烹调方法对营养素配合较大，除维生素外，蛋白质因受干热而变性，影响消化，降低吸收率，如干炒四季豆等。

（八）炸

油炸对维生素 C 的影响

炸是把原料加工后，挂糊或不挂糊直接用高温油炸成熟的加工方法。油炸时油温较高，所以对一切营养素都有不同程度的损失，蛋白质可因高温炸焦而严重变性，脂肪也因炸受破坏，使营养价值变低。对于蔬菜来说，油炸要比水煮损失的维生素多一些，炸熟的肉会损失一些 B 族维生素。烘、烤、炸三种不同烹调方法对 B 族维生素的影响如表 7－1 所示。

表 7－1　烘、烤、炸对肉中 B 族维生素的保留值

原材料	加工方法	B 族维生素的保留值（%）		
		维生素 B_1	维生素 B_2	烟酸
猪肉	烘	40～70	74～100	65～85
	在烘架上烤	70	100	85
	油炸	50～60	77	75～97
牛肉	烘	41～64	83～100	72
	在烘架上烤	59～77	77～92	73～92
	油炸	89	98	92

挂糊油炸是保护营养素、增加风味的一种比较好的处理技法。挂糊就是炸前在原料表面裹上一层淀粉或面粉等原料调制的糊，使原料不与热油直接接触，从而减少原料的蛋白质和维生素损失。它可使油不浸入原料内部，而原料所含的汁液、鲜味成分也不容

易外溢。

（九）煎

煎是将主料挂糊或不挂糊，放在锅内小火煎至两面呈金黄色后，再加上辅料和调料煎熟的加工生产方法。煎用油少，可是油的热含量大，温度比煮、炖高，且原料直接和高温接触，所以对维生素不利，若在原料外裹上一层糊，则能减少维生素的损失，其他营养素则均无严重损失。

（十）涮和氽

涮与氽都是以水或汤为传热介质，将形态较小的或加工成体积较小的原料，放入汤或水中短时间加热成熟的一种烹调处理技法。原料一般被加工成片、丝、条或制成丸子，原料下锅时，水或汤汁都是处于沸腾状态，原料瞬时受热，原料中的氧化酶也被加热变性，同时原料外表的蛋白质因变性而变得致密，保护了在锅中瞬时加热的原料中的水分和营养物质被破坏或流失。但细小原料中水溶性的营养素仍会有一部分溶解到汤汁中，因此，只要合理利用汤汁，就不会造成浪费。

二、加工方法对原料中营养素的影响

维生素 B_1

（一）主食的加工

我国膳食中谷类占很重要的地位，人们每天总热量的60% ~70%来自谷类食物，所以保存其中所含的营养素非常重要。谷类包括稻米、面粉及玉米、小米、高粱等杂粮。杂粮中除含有丰富的碳水化合物外，还含有无机盐和大量的维生素，维生素最容易溶解于水，其中维生素 B_1 更易在碱性环境中被加热破坏。

1. 米饭

米饭烹调以前，稻米要用水淘洗，这样使某些溶于水的营养素，如水溶性维生素、无机盐等，因溶于水而流失。此外，粮食表面有些不溶于水的营养物质，也会因搓洗或搅拌而随水流失掉。

在做米饭的淘米过程中，大米的营养素损失情况如表 7 - 2 所示。对大米搓洗次数越多，浸泡时间越长，淘米水温越高，各种营养素损失也越多。所以，对未被霉菌污染的粮食，应尽量减少淘米的次数，不要超过 3 次；淘米时不宜强力揉搓，水温也不宜过高，不要在流水中冲洗。

表 7－2 淘米过程中大米的营养素损失

营养素	损失率（%）	营养素	损失率（%）
硫胺素	29～60	脂肪	42.6（胚）
核黄素＋烟酸	23～25	糖类	2.0
蛋白质	16.7（表层）	无机质	70（表层）

此外，米饭的制作方法不同，营养素损失多少也不一样，如把米放在水中煮到半熟后将米捞出蒸熟、剩下的米汤大部分弃掉的捞饭，就是一种很不科学的加工方法。因为米汤中含有大量的维生素、无机盐和糖类。一般捞饭中维生素 B_1 损失可达67%，维生素 B_2 损失可达50%，烟酸损失可达76%。所以应该用焖或煮的方法做米饭，若吃捞饭，米汤不应弃掉。熬粥时要盖上锅盖，开锅后改用小火，以免水溶性维生素和其他营养素随水蒸气挥发。捞饭和蒸饭营养成分的比较如表 7－3 所示。

表 7－3 捞饭和蒸饭营养成分比较（0.5kg）

营养成分	捞米饭	蒸米饭	损失率（%）
脂肪含量（g）	0.5	2.5	80.0
碳水化合物含量（g）	128.0	136.0	5.9
磷含量（mg）	215.0	455.0	42.7
铁含量（mg）	2.0	5.0	60.0
维生素 B_1 含量（mg）	0.1	0.2	50.0
维生素 B_2 含量（mg）	0.05	0.1	50.0
烟酸含量（mg）	1.5	2.5	10.0

2. 面食加工

面食的种类很多，有面条、馒头、面包、烧饼等，不同的制作方法，营养素的损失差别很大。做面食时应注意两点：①发酵但加碱不要太多，碱多了会破坏维生素，同时影响外观和口味；②火温不宜太高，炸油条、烤烧饼、烤点心等时，火温太高会破坏许多维生素。从表 7－4 中可以看出，做面食时，以蒸、烙为佳，制作油条由于加入碱、矾以及高温，维生素损失很大；制作面条、水饺时，部分水溶性维生素、无机质等营养素会溶入汤汁中。

表 7－4　加工面食时营养素损失情况

面食类别	营养素	损失率（%）
煮面条	维生素 B_1	35
	蛋白质	3～5
烙饼	维生素 B_1	20
烤烧饼	维生素 B_1	30
炸油条	维生素 B_1	100
	维生素 B_2	45
	烟酸	45
蒸馒头		几乎没有损失
蒸窝头		几乎没有损失

（二）副食加工

1. 蔬菜类食品加工

蔬菜可供给人体丰富的无机盐、维生素及纤维素，这些都是人体生长和调节体内生理机能所不可缺少的营养素，而烹调加工可使这些营养素受到不同程度的损失和破坏。

（1）不合理的洗菜方法，能使大量维生素流失。蔬菜先切后洗，水溶性维生素和无机质可通过切口溶解到洗菜水里而损失；菜切得越碎，冲洗的次数越多，用水浸泡的时间越长，则水溶性维生素和无机盐损失也越多。

（2）炒菜前先用开水将菜稍煮一下，捞出来挤去菜汁，然后再炒的烹调方法，可损失菜中大部分的维生素和无机盐。如白菜切后煮 2 分钟，捞出来挤去菜汁，菜中的维生素 C 可损失 77%；另外炒菜时加水过多，又不吃汤汁时，溶解在菜汤里的维生素和无机盐就会损失掉。

（3）加热可使维生素分解而破坏。加热的温度越高、时间越长，维生素损失就越多，特别是维生素 C。如果炒菜时加少量醋则对维生素 B、维生素 C 都有保护作用，但加醋不宜过多。炒菜要现炒现吃，炒菜用的盐及酱油，最好在菜起锅前加入，免得破坏营养素。

2. 动物性食品的加工

动物性食品烹调后，蛋白质、脂肪等营养素含量一般变化不大，而且容易消化吸收。动物性食品可用多种烹调方法烹制，加热的温度和时间有很大差别，所以一些营养素在不同的烹调方法中破坏的程度不一。肉类食物如鸡、鸭、鱼、肉类等，都含有维生素 B_2 和铁，易溶于水，所以烹调时应先洗后切，且最好连汤一起食用。

为了减少肉类或其他动物性食物中营养素的损失，最好用急火快炒的烹调方法。炒肉丝和猪肝时，维生素 B_1 和 B_2 损失较少；煮鸡蛋和炒鸡蛋，维生素损失得更少。在烹调时加入适量淀粉，如挂糊上浆、勾芡浇汁，除使汤汁稠浓外，既可保护各种营养素不受损失，又能使色、香、味、形俱佳，促进食欲，增加营养价值。

相关链接 搜索

全谷物食品受市场追捧

全谷物作为主食对人体的营养意义非常大。现在提倡健康饮食是把营养价值低的食物用营养价值高的食物替换，而全谷物是最佳的选择之一。粗粮对身体有益的观念深入人心，超市里，人们也更青睐货架上那些标明“全谷物、纯粗粮”等字眼的食品，这类食品号称含有精选谷物，可补充膳食纤维。

在一家大型超市，正在挑选零食的陈奶奶看中了一款号称全谷物的能量棒，准备买给今年4岁的小孙子吃：“他老大便干燥，吃点这个全谷物应该有好处。”陈奶奶手里拿着的这款南瓜口味的能量棒，其包装上醒目标注“本产品经由12种天然谷物制造而成，不添加防腐剂和色素”，在其背面的配料表上标有：糙米、棕榈油、麦芽糊精、白米、玉米、南瓜粉、白砂糖、酱油粉、荞麦、麦片、绿豆、雪莲子、薏仁、豌豆、红豆、花豆、黑豆、黑米。根据《预包装食品标签通则》规定，配料表上的原料标注是按照加入量大小依次排列的，可见该款产品配料表前三名中，只有糙米是真正的粗粮。

台湾大学食品科技研究所教授江文章指出，市面上常见的燕麦粥等粗粮速溶饮品，选用的谷物大多属于等级较差、成本较便宜的原料，如碎米或存放比较久的谷物等。它们经过加工、磨粉后营养素很容易流失，靠它来弥补摄取谷物的不足并不实际。另外，纯正谷物就算被磨成粉，也应保有原来的麸皮、胚芽比例。选择时消费者应看清成分表首位是否有“全麦”“全谷物”字样。

专家提醒，如果想得到粗粮和豆类的好处，与其购买一些标榜全谷物实际并不健康的食品，不如自己做麦饭、豆饭、八宝粥或打五谷豆浆来得健康。

——资料来源：潮州日报，2015－01－20.

第六节　菜品营养保护的措施

食品经过烹饪处理，可以杀菌并增进色、香、味，使之味美且容易消化吸收，提高所含营养素在人体的利用率。各类食物中所含营养素的数量一般是指烹饪前的含量，但在加工烹饪过程中食品也会发生一系列的物理化学变化，使某些营养素遭到破坏，因此在烹饪过程中要尽量利用其有利因素提高营养，促进消化吸收，另外要控制不利因素，尽量减少营养素的损失。不但要认真选择食物，还要科学合理地保存、加工和烹饪食物，以最大限度地保留食物中的营养素。

课堂思考

烹饪原料中的营养素为何在加工过程中容易被破坏？

维生素 C 的损失及保护措施

一、烹饪加工中营养素损失的途径

烹饪过程中，食物中的各种营养素都会因理化因素的影响，发生不同程度的变化，从而不可避免地造成一定的损失。例如，烹制菜品的烹调方法就能使食物中的维生素损失大半；暴露于空气中的所有的食物原料，其营养素都会或多或少地因氧化而损失；清洗蔬菜时，蔬菜中的无机盐也会随水的流动而流失。了解烹饪过程中营养素的损失途径，可以帮助我们了解在烹饪加工过程中该怎么做才能尽量减少营养素的损失，最大限度地保护营养素。在烹饪过程中，食物中的营养素损失主要有流失或破坏两条途径。

（一）流失

流失是指在某些物理因素（如日光、腌渍、淘洗）作用下，营养素通过蒸发、渗出或溶解而丢失。

1. 蒸发

蒸发主要是在日晒或烹饪加热过程中，食物原料中的水分蒸发造成部分营养物质外溢。比如，原料干制时，在晾晒、烘焙、石灰炝制等制作过程中，随着原料中水分的蒸发，维生素、无机盐、脂肪等都会有不同程度的损失，损失最为严重的是维生素 C，无机盐次之，蛋白质、脂肪和碳水化合物损失较少。再有，烹饪原料在煎、炸、爆、炒、烧等过程中，原料中的水分会因吸收了大量的热量而沸腾汽化，使水分流失。在此过程中，损失最大的同样是维生素 C，同时食物的鲜味也会受到一定的影响。

2. 渗出

渗出主要是食物原料因所加调味品的渗透压作用，或是在冷冻时形成的大的冰晶粒的作用，或是在原料切配后细胞破裂等原因，导致原料内部含有的水分部分渗出，从而导致原料的营养价值降低。例如，在腌制蔬菜时，人工加入食盐后，改变了食物组织细胞间隙的渗透压，导致细胞内水液渗出，原料中的水溶性的维生素、无机盐等营养素随之外溢。又如，对原料进行切配时，切割后的原料的切面会有液体渗出，这是因为原料的组织机构因刀具的切割而被破坏（如蔬菜的液泡因切割而破裂），其中含有的水分及营养素就会渗出。对于冷冻的原料，其中含有的水分在低温条件下会结冰，由于同等质量的冰的体积比水的体积大，因此比较大的冰晶粒很容易撑破原料的细胞，解冻后，导致原料内部含有的水分部分渗出，使原料的营养价值降低。因此，低温冷冻会使原料冻坏、变软甚至溃烂崩解。

3. 溶解

食品原料在洗涤、浸泡和烹制过程中，营养物质也会因不当的加工和调配而溶解于水、汤汁或烹调油中而丢失掉。烹调中不当的加工和调配，包括不恰当的切洗、搓洗、漂洗、涨发等与水接触的处理，原料中水溶性的营养素如水溶性的维生素、矿物质、蛋白质等都会受到不同程度的损失，尤其是维生素和矿物质。例如，米类加工前的淘洗就可损失较多营养素，根据实验，大米经一般淘洗，维生素 B_1 的损失率可达 40% ~60%，维生素 B_2 和烟酸可损失 23% ~25%，洗的次数越多、水温越高、浸泡时间越长，营养素的损失越多。再如对蔬菜的加工，不合理洗菜方法也可使营养素损失过多，蔬菜的先切后洗，一些水溶性的维生素和无机盐通过刀的切口溶解到水里而损失掉，菜切得越细碎，冲洗或揉洗的次数越多，用水浸泡的时间越长，营养素损失就越多。同样，用水浸泡肉、鱼等原料、干料涨发等，浸泡时间越长，水量越大，水溶性的营养素损失就越多。

当然，对于以水作为传热介质的煮、炖、煨、焖、氽等烹调方法所制作出来的菜肴，虽然在烹调中有营养素流出，但是，只要汤汁不被抛弃，营养素就不会损失。因此对于有汤汁的菜点，其中的面汤、米汤、菜汤应该尽量利用，避免浪费。

（二）破坏

破坏是指因受物理、化学或生物因素的作用，食物中的营养素结构性质发生变化，失去对人体的营养价值，甚至转变成对人体有害的物质。使营养素破坏的原因主要有氧化作用、光照、高温作用、化学因素、生物因素等。

1. 氧化作用

食物中的某些营养成分遇到空气中的氧容易被氧化，特别是在切配之后，增大了与氧接触的机会，破坏程度也会增高。如对氧敏感的营养素有维生素 C、维生素 B_1、维生素 B_2、维生素 A、维生素 E 和叶酸等，特别是维生素 C 很容易遭到破坏。当食品原料经过刀工处理后，其加工的形状越小，切口和外界的接触面积就越大，食品中的营养素就越容易被破坏。另外，若制作好的菜品不及时食用，其在放置的过程中，营养素也很容易遭受破坏。实验表明，将黄瓜切成薄片后，放置在空气中 1 小时，维生素 C 的损失可达 33% ~35%，放置 3 小时损失则可达 65%，维生素 B_2 损失达 41%。因此，控制好菜品的生产数量，现做现吃。

2. 光照

有些营养素对光敏感，受光照射时会被破坏，如维生素 C、维生素 B_2、维生素 B_6、维生素 B_{12}、维生素 A、维生素 E 等。特别是 B 族维生素、维生素 C 和脂溶性的维生素，其受到日光直接照射时会发生氧化而被破坏。例如，脂肪在日光照射下会加速酸败过程；蔬菜在日光照射下会引起褪色、变色，营养素因氧化受损，原料的滋味也会变坏，因此，烹饪原料应该避光、低温保存。

3. 高温作用

食物在高温烹调时，原料的受热面积大、时间较长，大多数营养素被破坏的程度都比较大。如不耐热的营养素维生素 C 及 B 族维生素，高温下很容易被破坏而损失，损失率的大小与烹饪方式、火候有关。一般来说，采用高温短时间加热的方式（如旺火急炒、沸水焯水、汆与涮等）烹调时，维生素的损失比长时间加热的烹调方式（如煎、炸、熏、烤、炖、煮等）要少一些。采用煎、炸、熏、烤等方法烹制食物时，因温度高、烹饪时间长、缺少水的保护等原因，对营养素的破坏作用最大，不但维生素有较大损失，而且脂肪、蛋白质、碳水化合物等在较高油温下会发生一些不良变化，甚至产生对人体有害的物质。

据研究发现，高温短时间加热比低温长时间加热营养素损失相对要小些。如将猪肉切成丝旺火急炒，维生素 B_1 损失约 13%，维生素 B_2 损失约 21%；将猪肉切块用小火慢慢炖煮，因加热时间延长，维生素 B_1 损失可达 65%，维生素 B_2 损失可达 41%。

4. 化学因素

烹调过程中某些化学因素也会造成营养素的损失破坏。引起营养素破坏的化学因素有碱、鞣酸、草酸、植酸、金属离子等。不恰当地使用食用碱，可使食物中遇碱不稳定的维生素 B 族和维生素 C 受到破坏，如煮稀饭、煮黄豆时加碱，虽然可以加速原料的成熟，但是米、黄豆中维生素 B_1 可损失 75%，炸油条时加碱和高温油炸，维生素 B_1 可全部被破坏，维生素 B_2 可被破坏 50% 左右；若配菜不当，如将含草酸丰富的食物和高钙食物搭配，两者之间就会起化学反应，生成草酸钙，影响钙的吸收利用。另外，某些金属离子可加速对维生素的破坏，如铜离子、铁离子可加速维生素 C 的氧化，使之被破坏。

5. 生物因素

生物因素主要是指食物自身生物酶作用和微生物污染造成食品中营养素的损失。在食品的储存过程中，微生物的污染物很多，如霉菌、酵母菌以及其他杂菌等。微生物污染原料后，利用原料中的营养素生长、繁殖，使原料的营养价值降低。如霉菌，其活动性较强，喜欢湿热环境，烹饪原料受潮后常会发生霉变。再如，蛋类的胚胎发育、蔬菜的呼吸作用和发芽及食物的腐败变质等，都可造成食物食用价值的改变。

生物酶因素也会导致食物中营养素的破坏损失。食物中的固有酶如贝类、淡水鱼中的硫胺素酶，蛋清中的抗生物素酶，果蔬中的抗坏血酸氧化酶，在动物宰杀和食物切配之后存放时，会使相应的营养素分解损失掉。如蔬菜中的抗坏血酸氧化酶，它在蔬菜放置过程中很容易使蔬菜中的维生素 C 氧化而被破坏。少数的鱼体中含有硫胺素酶，鱼死后若不及时烹制，硫胺素酶就会使维生素 B_1 发生分解而被破坏。

二、烹饪加工中保护营养素的措施

烹饪原料在制成菜品的过程中，无论选料加工、合理配料、调味、糊浆、芡汁、烹调，营养素的流失现象都有发生，几乎不能完全避免，只是流失程度多少而已，但只要采用一些有效可行的保护措施，最大限度地保护食物中的营养素，就可以提高食物的营养价值。

（一）合理使用调味品

炒菜时应注意不宜过早加放盐，因为过早加盐会由于渗透压增大使原料中的水分和水溶性营养物质溶化，而遭受氧化破坏或流失。加放食醋是烹调中抑制营养过多流失的方法之一。蔬菜中所含的维生素性质比较活泼，多数维生素具有碱性或酸性，在碱性条件下损失率比较大，在酸性条件下则比较稳定。此外，酸性能够溶解钙等无机盐，对人体钙的吸收具有促进作用。由此可见，在不影响菜肴口味的前提下，加入食醋除能去腥解腻，增加鲜味和香味外，还能在食物加热过程中使维生素 C 减少损失，并可使烹饪原料中钙质溶解而利于人体吸收。

（二）旺火速成烹调

对于烹调方法的选择，应根据菜的要求和原料的特点，一般蔬菜与水同煮 20 分钟，维生素 C 将损失 30 % 左右。煮菜时若加入碱，维生素 B、C 将全部被破坏。旺火急炒的烹调方法相对会减少营养素损失。旺火速成的烹调方法可以使原料中的生物性物质氧化分解酶因迅速变性而失去活性，避免原料中维生素 C 等营养素被破坏，同时，原料表面的空隙因旺火速成而迅速闭合，从而阻止了原料中营养素和水分的流失，保持了食物的风味，也保护了原料内部营养素的流失。

（三）挂糊、上浆、勾芡保护

挂糊、上浆、勾芡是菜肴制作中的三大基本技能。原料过油，由于油的热容量比较小，温度升高较快，是影响菜肴营养素的重要因素，如果主料不挂糊上浆就进行高油温直接加热，原料就会因高温破坏了其中的营养成分以及成品色泽。如果原料经过挂糊上浆的技法处理，然后进行加热烹调，即使长时间炸制，营养素也会因原料表面的糊浆先受高温，淀粉糊化产生糊精，蛋清变性使表面变得致密，从而阻止了原料直接与高温接触，原料里面的水分和营养素也不会流失。所以，烹调原料经过不同改刀成型后，用淀粉或鸡蛋上浆、挂糊，烹调时糊浆就在原料的表面形成一层保护外壳，保护营养素不被更多氧化。原料受糊浆层的保护间接传热，不会因直接的高温使蛋白质变性过深，又可使维生素少受高温分解破坏，这样烹制出的菜肴不仅色泽美观、味美鲜嫩、营养保存多，而且消化吸收率也较高。在烹调中，勾芡不仅能使汤汁浓稠、菜肴柔和、味美可口，还能起保护营养素的作用，这主要是因为芡汁中的谷胱甘肽含有硫基，具有强还原性，可保持维生素 C 还原状态，以减少氧化破坏，保存较多营养素。

（四）现吃现烹，现烹现切，烹后即食

中国菜肴的制作要求切配好的原料马上烹调，烹调好的菜肴立即食用，这样可尽量减少营养素在烹调食用中的氧化破坏。热菜热吃，不但色、香、味、形俱佳，而且符合营养卫生的要求。如果烹后缓食或慢食，尽管菜肴不再受热，但其中的热量仍在氧化作用中，水溶性维生素仍在不断溶解，如果剩余过多需要重新加热，则营养素损失更为严重。同时，菜肴在放置中还容易被污染，如蔬菜中含有的硝酸盐容易被氧化成亚硝酸盐，进食后可能引起食物中毒。所以，烹调与食用的协调也是保护营养素减少损失的措施之一。

（五）正确选择炊具，择器而烹

目前，还有一个平时较容易忽视的问题也会对营养素的流失产生影响，这就是烹具的选择。一般铁质和不锈钢质的器具都适合做烹饪器具，其中不锈钢质最理想。铝质的烹饪器具在烹调时容易使铝元素融入菜肴中，人体摄入过多的铝容易损伤大脑神经；铜质及某些金属对维生素 C 具有较强烈的破坏作用。

（六）少食盐腌制品，食物以本味为美

除了加工和烹调等环节中营养有流失外，储藏中的流失也是一大方面。人们使用盐腌的方法贮藏蔬菜，既能达到储藏目的，又可增加独特的风味。但从营养的角度分析，就显示出某些弊端。在腌的过程中，由于盐的渗透作用，破坏了蔬菜组织内部原有的平衡，使水分与原料汁液被析出，产生亚硝酸盐，在它的作用下，维生素 B、维生素 C 等大量流失，所以盐腌法对蔬菜中营养素的保护具有破坏作用。烹调中应注意盐腌时间尽量短些，以减少原料中的营养损失，保护更多营养素的存在。

总的来说，要想最大限度地保护食品原料中的营养素，制出营养、美味的食物，就应该掌握如下操作原则：

（1）合理地洗涤、切配食物。在保证食物安全的前提下，避免长时间清洗或浸泡食物；食物洗涤后再切配，并且尽量避免将食物切得过细过碎；做到现洗现切、现切现制、现制现吃。

（2）选择合理的烹调方法。蔬菜类宜用旺火急炒、快速焯水等方法，不宜用煮、炖、焖等低温长时间加热的烹调方法；肉类不宜用高温油煎、炸、熏、烤等方法，而用蒸或用水作为传热介质的烹饪方法比较好。无论对于哪种食物，煎、炸、熏、烤都是最

不可取的方法。

（3）控制烹调温度和时间。避免高温、长时间加热食物，烹调时油温最好控制在150 ℃以下。

（4）注意食物成分之间的化学变化。高钙食物不宜与高草酸含量食物搭配，蛋白质食物不宜与含鞣酸食物搭配；烹饪过程中避免加碱和其他会破坏营养素的物质。

（5）食物避光、避氧保存。

（6）掌握加盐的时机。热炒的食物宜在起锅前加盐，凉拌食物宜在食用前加盐。

复习与思考

一、名词解释

第七章检测题

1. 科学烹饪
2. 挂糊
3. 上浆
4. 旺火速成
5. 酸碱平衡

二、填空题

1. 烹饪加工对营养素造成的流失途径有__________、__________、__________。
2. 举出3种烹饪加工中有效保护营养素的措施，如______、______、______。

三、选择题

1. 下列选项中哪一项对蛋白质的变性没有影响？（　　）

A. 受热　B. 碱性物质　C. 酸性物质　D. 大气压

2. 下列选项中哪一类食品是糖尿病患者必须禁食的？（　　）

A. 海产品　B. 面食制品　C. 含糖制品　D. 蔬菜

3. 下列选项中哪一项是合理的切料方法？（　　）

A. 先切后洗　B. 切后水泡　C. 切后久放　D. 先洗后切

4. 脂肪加热产生有害物质的温度是（　　）。

A. 200℃　B. 300℃　C. 250℃　D. 150℃

四、判断题

1. 选用合理的烹调方法是有效保护营养素的措施之一。（　　）
2. 加工蔬菜时要先切后洗，是为了减少维生素的损失。（　　）
3. 发酵是有效保护面点制品营养素的措施之一。（　　）

4. 为了减少体重，就要少进食，多喝水。（　）
5. 保持酸、碱平衡是科学饮食的原则之一。（　）

五、 简答题

1. 科学烹饪有什么重要意义？
2. 烹饪加工对蛋白质有何影响？
3. 蔗糖和饴糖在烹饪中有哪些变化？
4. 烹饪加工中营养素损失的途径有哪些？
5. 烹饪加工中常用的保护营养素的措施有哪些？
6. 怎样科学地选择烹饪方法？
7. 科学搭配原料的要求有哪些方面？
8. 科学搭配原料的一般原则是什么？

六、 案例分析题

近几年来，人们对高温油炸菜肴食品、油煎菜肴食品，以及熏烤菜肴食品有了一定的科学了解与认识，开始减少对此类菜肴食品的饮食。由于食物在高温油炸、高温油煎和熏烤的过程中，不但会对食物中不耐高温的营养素产生较大的破坏作用，降低食品的营养价值，而且由于高温与熏烤过程能够产生苯并芘等有害物质，科学已经证明这些有害物质具有明显的致癌作用，还能够引起其他疾病的发生。但是，毫无疑问，无论是高温油炸、高温油煎和熏烤的菜肴，确实具有特殊的风味，应该是中国菜肴的特征之一，如北京烤鸭等。

请结合以上案例，思考如下问题：

如何在保持高温油炸、高温油煎和熏烤菜肴风味的基础上，避免加工过程中食物营养素的破坏与有害物质的产生？

营养评价 PPT

第八章 营养评价

营养评价指通过各种手段获得某一人群（或个体）各种营养指标的水平，根据营养指标的达标程度客观判断机体的营养状况。营养评价既是营养管理的第一步，也是营养管理的重要环节。

本章介绍了人体的营养状态评价、食品蛋白质和脂肪的质量评价以及食谱营养价值的评价。在掌握人体的营养状态评价、食品蛋白质和脂肪的质量评价的基础上，可对不同人群的食谱营养价值进行评价。通过本章的学习，能对存在营养不良或营养高风险的人群（或个体）进行全面营养评估，以确定营养不良的类型和严重程度，用于指导人群的营养方案。

学习目标

知识目标

1. 了解体格测量与评价。
2. 掌握食品蛋白质和脂肪的质量评价。
3. 掌握食谱营养价值的评价。

能力目标

1. 能对人体的营养状态进行评价。
2. 能正确评价食品中蛋白质和脂肪质量。
3. 能通过食谱营养价值的评价，指导人群营养方案。

案例

幼儿园膳食营养供给与学龄前儿童生长发育及健康关系密切。选取北京市海淀区某军队一级一类幼儿园301名学龄前儿童，连续进行5天的膳食调查，进行体格检查。

幼儿园儿童食物摄取状况统计如下表所示：

食物类别	全园总消耗量（kg）	人均进食量（g）	推荐膳食摄取量（g）
豆薯类	133.0	151.5	150～200
豆类及制品	19.4	22.1	15～30
蛋类	40.3	45.9	50
蔬菜类	181.5	172.6	150～250
水果类	122.9	140.0	100
畜禽鱼类	123.6	72.0	50～100
乳类及制品	133.5	140.7	200～300
油脂类	14.5	16.6	20

经统计，该园儿童5天所食用的食物共91种，平均每日18种。将该园儿童摄取的所有食物分为八大类。蛋类、油脂的摄入稍低于推荐标准低限值，乳及乳制品摄入量仅为推荐标准低限值的70.5%，水果摄入量偏多，其余食物的摄入量均达到推荐标准。

经体格检查发现，该所幼儿园缺乏型营养不良发生率较低，无低体重与消瘦儿童。幼儿园超重率和肥胖率分别为11.6%和6.0%。

综合以上结果，该军队幼儿园儿童膳食能量与营养素供给基本合理，但膳食钙、锌缺乏；儿童营养与发育状况较好，缺乏型营养不良疾病率低，但是能量过剩所引起的超重和肥胖的比例较高。调查揭示，幼儿园儿童营养评价和科学配餐非常必要。幼儿园要注意膳食微量营养素的补充和能量的合理摄取，对超重、肥胖儿童要进行专案管理；家园配合，开展营养宣教，促进儿童园内外的膳食摄取和比例平衡，促进学龄前儿童的合理膳食和营养均衡。

——资料来源：张超，蔡晶晶，段凯，等．北京某军队幼儿园儿童营养与体格发育现状调查与评价［J］．中国食物与营养，2012.

案例分析

1. 膳食营养评价与体格测量的关系是什么？
2. 营养评价的重要性是什么？

第一节　体格测量与评价

人体的生长发育和正常体形的维持受营养因素影响，从身体形态和人体测量资料中可以较好地反映营养状况，体格的大小和生长速度是营养状况的灵敏指标。体格测量的数据，越来越被认为是评价群体或个体营养状况的有效指标。体格测量的主要测量项目有身高（身长）、体重、上臂围、头围、皮褶厚度及胸围等。

一、体格测量内容

（一）身高

身高是反映人体骨骼生长发育和人体纵向高度的主要形态指标。通过体重、其他肢体长度及围、宽度指标的比例关系，可以反映人体匀称度和体型特点，此外在计算身体指数、评价体格特征和相对运动能力方面，也有较为重要的应用价值和实际意义。

（二）坐高

坐高可以间接地了解内脏器官的发育状况。另外，坐高与身高或体重的比值，对于评价人体体型和营养状况具有一定的实际意义。

（三）体重

体重是反映人体横向生长及围、宽、厚度及重量的整体指标。它不仅能反映人体骨骼、肌肉、皮下脂肪及内脏器官的发育状况和人体充实度，也可以间接地反映人体营养状况。体重过重，可出现不同程度的肥胖，而过度肥胖，又是引发许多心血管疾病的重要原因。体重过轻，则可作为营养不良或患有疾病的重要特征。因此，适宜的体重对于人体的健康和体质有重要的意义。

（四）上臂围

通过上臂紧张围与上臂松弛围二者之差，来表示肌肉的发育状况。一般此差值越大说明肌肉发育状况越好，反之说明脂肪发育状况良好。使用的仪器为：无伸缩性材料制成的卷尺，刻度需读至0.1厘米。

（五）头围

头围大小与脑发育有关，因胎儿脑的发育在全身处于领先地位，故出生时头相对会大。头围的大小与大脑重量呈平行关系，头围大的人大脑重量也较大。头围大小虽然不能说明大脑的发育情况，但其大小如超出了正常范围就应该引起注意。头围过大可能与佝偻病、脑积水、巨脑回畸形等疾病有关，而有些疾病如先天性脑发育不良、宫内弓形体感染、出生时严重窒息脑缺氧等，将影响脑的正常发育，可造成头小畸形。

（六）皮褶厚度

（1）测试意义。皮褶厚度的测量是了解人体成分（体脂肪量、体脂百分比和瘦体重等）的一种简易方法。人体过胖或过瘦，会给人的健康带来很大影响。现代社会的许多文明病，如高血压、心血管疾病、肥胖症和营养不良症等，都与人体内脂肪的含量和分布状态有密切的关系。

（2）测试部位。①肱三头肌：在右上臂后面肩峰与鹰嘴连线的重点，夹取与上肢长轴平行的皮褶，纵向测量。②肩胛下角：在右肩胛下角下方1厘米处，夹取与脊柱呈45°角的皮褶进行测量（见图8－1）。

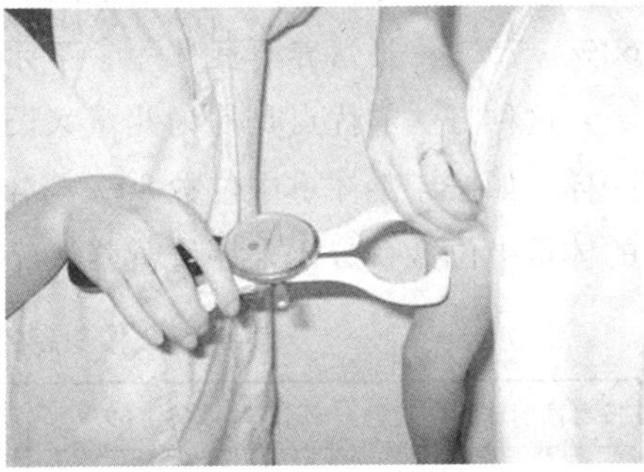

图8－1　皮褶厚度测量

（3）测试仪器。测试仪器为皮褶厚度计。受检者自然站立，使被测部位充分裸露。检测人员右手紧握卡钳手柄，使其呈两半弓形臂张开，左手拇指和食指将被测部位的皮肤和皮下组织夹提起来，两指间相距3厘米左右，将张开的测量计在提起点的下方钳入，松开把柄，待指针停住后读数。

（七）胸围

胸围是胸廓的最大围度，可以表示胸廓大小和肌肉发育状况，是人体宽度和厚度最有代表性的指标，一定程度上反映身体形态和呼吸器官的发育状况，同时也是评价人体生长发育水平的重要指标。

二、体格测量结果分析

身高、体重的测量是体格测量的主要内容，其表示方法有按年龄的身高、按年龄的体重及按身高的体重。按年龄的身高偏低，表示较长期的慢性营养不良，而按身高的体重偏低，表示较急性的营养不良。不同年龄和性别的人群评价方法不同，特别是儿童评价方法较多，而且评价标准各国也不一致。由世界卫生组织推荐，美国国家卫生统计中心（NCHS）提出的身高和体重数值已被大多数国家采用，我国目前以此作为评价儿童生长发育状况的参考标准。体格测量结果常用的评价方法有以下几种。

（一）平均值法

对群体的调查结果按性别、年龄分组后，所得平均值与参考标准直接比较是一个最直接的评价方法，缺点是需要采集较大的样本量，才能使各年龄组有足够的数量，以便进行比较，说明差异，因此不常应用。

（二）中位数百分比法

即调查儿童的身高或体重的数值达到同年龄、性别参考标准中位数的百分比，以此来评价儿童生长情况。一般在儿科常用此方法，例如，常用的 GOMEZ 评价法为：Ⅰ营养不良——参考标准体重中位数的74%～90%；Ⅱ营养不良——参考标准体重中位数的60%～75%；Ⅲ营养不良——参考标准体重中位数的 60%以下。

这种方法的优点是易为儿童家长理解，缺点是不同指标的中位数百分比数值意义不一样，如按年龄体重中位数80%与年龄身高中位数80%，意义不同，临床上还有按身高的体重中位数百分比来评价营养状况（见表 8－1）。

表 8－1　按身高的体重中位数百分比来评价营养状况

按身高的体重中位数（%）	60～69	70～79	80～89	90～119	≥120
营养状况	重度营养不良	中度营养不良	轻度营养不良	适宜	肥胖

（三）标准差法

即将所用的评价参考数据按平均值加减 1 个标准差，加减 2 个标准差，分成 6 个等级范围，然后看所调查对象属于哪个等级范围（见表 8－2）。

表 8－2　标准差法评价人体营养状况

等级	上等	中上等	中等	中下等	下等
标准	＞X＋2SD	X＋SD～X＋2SD	X－SD～X＋SD	X－2SD～X－SD	＜X－2SD

国际上对群体儿童生长发育的评价一般有以下 3 个指标：

（1）体重不足。指儿童按年龄的体重（WT/A）低于参考标准体重中位数减两个标准差，为中度体重不足；低于参考标准体重中位数减 3 个标准差，为重度体重不足。体重不足率常被用来作为营养不良的患病率。

（2）发育迟缓。凡儿童年龄的身高（HT/A）低于参考标准身高中位数减两个标准差，为中度发育迟缓；低于参考标准身高中位数减 3 个标准差，为重度发育迟缓。这一指标主要反映慢性、较长期的营养不良。

（3）消瘦。凡儿童身高的体重（WT/HT）低于参考标准中位数减两个标准差，为中度消瘦；低于参考标准中位数减 3 个标准差，为重度消瘦。这一指标代表较急性的近期营养不良。

目前又根据标准差提出"标准差评分"（又称"Z评分"）来表示测量结果。即按调查数据与其相应性别及年龄组儿童参考标准的中位数差值，相当该组儿童参考标准的标准差的倍数，其公式为：

标准差评分或Z评分=（儿童测量数据－参考标准的中位数）/参考标准的标准差

（四）百分位法

由于人的体格测量数据分布常不是正态，所以用平均值和标准差表示不太合理，故建议用百分位法评价。这种方法是将不同性别各年龄参考标准的原始数据从小到大分成100份，第1份的数据即第1百分位，第25份的数据即第25百分位。然后根据需要将其分成若干组段（或不同等级），如0～25百分位、25～50百分位等。评价时将所测量的数值与相应性别年龄段的参考标准百分位数相比较，看属于哪一组段（等级）。这一方法的优点是同时适用于正态、偏态分布的指标，其数字表达方式直观，有利于人们理解儿童生长发育所达到的实际水平。缺点是当调查的数据大于第100百分位或小于第1百分位时，就不能评价其离散程度（见表8－3）。

表8－3 百分位法评价人体营养状况

等级	上等	中上等	中等	中下等	下等
标准	$>P97$	$P75 \sim P97$	$P25 \sim P75$	$P3 \sim P25$	$<P3$

应当注意：以上两种评价方法都是针对筛查营养不良的需要设计的。属于"上等"的亚人群很可能是肥胖者而不是营养状况优良的部分。

（五）标准体重

体重是反映和衡量一个人健康状况的重要标志之一。过胖和过瘦都不利于健康，也不会给人以健美感。不同体型的大量统计材料表明，反映正常体重较理想和简单的指标，可用身高体重的关系来表示：

标准体重指数=［实测体重（kg）－标准体重（kg）］/标准体重（kg）×100%

成人标准体重（kg）=身高（cm）－105

儿童标准体重（kg）=年龄（岁）×2+7（3岁以下）

或=年龄（岁）×2+8（3岁～青春前期）

成人标准体重指数分级如表8－4所示。

表8－4 成人标准体重指数分级表

标准体重指数	<－20%	－11%～－20%	10%～－10%	11%～20%	>20%
评价	极度瘦弱	瘦弱	正常	超重	肥胖

（六）体质指数

体质指数（Body Mass Index，BMI）是评价 18 岁以上成人群体营养状况的常用指标。原多用于婴幼儿营养评价，20 世纪 70 年代以来，该指数重新受到欧美学者的重视，认为它不但能敏感地反映体型的胖瘦状况，而且受身高因素的影响较劳雷尔指数小，与皮褶厚度、上臂围等营养指标的相关程度也较高。

体质指数的计算公式为：BMI = 体重（kg）/身高^2（m^2）

中国成人体质指数评价如表 8－5 所示。

表 8－5　中国成人体质指数评价表

体质指数	<16	16～16.9	17～18.4	18.5～23.99	24～27.99	>28
评价	重度瘦弱	中度消瘦	轻度消瘦	正常	超重	肥胖

对儿童的体质评价通常使用考普氏（Kaup index）指数、罗氏指数（Rohrer index）。

Kaup 指数公式为：

$$Kaup = 体重（kg）÷ 身长（cm）^2 \times 10^4$$

Kaup 指数评价如表 8－6 所示。

表 8－6　Kaup 指数评价表

Kaup 指数	<10	10～13	13～15	15～19	19～22	>22
评价	消耗性疾病	营养不良	消瘦	正常	优良	肥胖

Rohrer 指数公式为：

$$Rohrer = 体重（kg）÷ 身长（cm）^3 \times 10^7$$

Rohrer 指数评价如表 8－7 所示。

表 8－7　Rohre 指数评价表

Rohre 指数	<92	92～109	109～140	140～156	>156
评价	过度消瘦	消瘦	中等	肥胖	过度肥胖

（七）Vervaeck 指数

Vervaeck 用于衡量青年的体格发育情况。它是体重与身高之比和胸围与身高之比的总和，充分反映了人体纵轴、横轴和组织密度，与心肺及呼吸机能关系密切。

$$Vervaeck 指数 = [体重（kg）+ 胸围（cm）] ÷ 身高（cm）\times 100$$

Vervaeck 指数评价如表 8－8 所示。

表 8－8 Vervaeck 指数评价表

评价	男	17 岁	18 岁	19 岁	20 岁	21 岁以上
	女		17 岁	18 岁	19 岁	20 岁以上
优		>85.5	>87.5	>89.5	>89.5	>90.0
良		>80.5	>82.5	>84.5	>84.5	>85.0
中		>75.5	>77.5	>79.5	>79.5	>80.0
营养不良		>70.5	>72.5	>74.5	>74.5	>75.0
重度营养不良		<70.5	<72.5	<74.5	<74.5	<75.0

（八）比胸围

比胸围＝胸围（cm）÷身高（cm）×100

青少年比胸围标准值为：50～55。

（九）皮褶厚度

皮褶厚度测量是了解人体成分（体脂肪量、体脂百分比和瘦体重等）的一种简易方法。

总厚度＝三头肌部＋肩胛下部

皮褶厚度评价推荐值如表 8－9 所示。

表 8－9 皮褶厚度评价推荐值（mm）

性别	瘦弱	中等	肥胖
男	<10	10～40	>40
女	<20	20～50	>50

（十）上臂肌围

上臂肌围（cm）＝上臂围（cm）－3.14×三头肌皮褶厚度（cm）

上臂肌围评价推荐值如表 8－10 所示。

表 8－10 上臂肌围评价推荐值（cm）

性别	18～25 岁	26～45 岁	46 岁～
男	25.9±2.09	27.1±2.51	26.4±3.05
女	24.5±2.08	25.6±2.63	25.6±3.32

轻度肌肉消瘦相当于正常值的 80%～90%。

中度肌肉消瘦相当于正常值的60% ~80%。

重度肌肉消瘦相当于正常值的60%。

（十一）腰臀比（WHR）

$$腰臀比 = 腰围（cm）/臀围（cm）\times 100$$

评价标准：正常成人 WHR 男性 <0.9，女性 <0.85，超过此值为中央性（又称腹内型、内脏型）肥胖。中国人虽然 BMI 高者的数量不多，但实际上可能有脂肪堆积和（或）分布异常，值得进一步调查研究。

腰臀比是早期研究中预测肥胖的指标。比值越小，说明越健康。这是预测一个人是否肥胖及是否面临患心脏病风险的较佳方法，比目前普遍使用的测量体重指数（体重除以身高的平方）的方法要准确3倍。腰围尺寸大，表明脂肪存在于腹部，是危险较大的信号；而一个人臀围大，表明其下身肌肉发达，对人的健康有益。

苹果形体形的人（胃部会承受过多的重力）比梨形体形的人有更大的健康危险（梨形体形的人过多的重力主要集中在臀部和大腿部位）。这是因为体形和潜在的健康风险是有密切联系的。如果腰部的脂肪过多，相应患心脏类疾病和糖尿病的可能性就会比那些脂肪主要集中在臀部周围的人要大很多。

体型匀称的人相对健康，四肢纤细但拥有啤酒肚者最危险。从对血管、血脂和动脉闭塞的影响来看，累积在腰部的脂肪，比大腿和臀部脂肪对健康的影响更大。腰部脂肪会破坏胰岛素系统，而且腰部脂肪的新陈代谢相当快，还会产生不同的激素，导致糖尿病、高血压、高血脂等病症。另外，腰部脂肪还会导致肝肥大，使它无法发挥正常功能。

相关链接 搜索

体型与健康

1. 标准体重的健康体型

这是一种最合理健康的体型，是大部分人都想拥有的体型，体重、骨骼肌都在正常范围内。要想达到这样的体型，应在合理饮食的基础上，经常参加体育锻炼，建议每个星期锻炼3次（含3次）以上，每次活动30分钟以上，强度为中等程度以上。此外，应避免久坐，每坐1小时应起来活动5分钟。

这种体型通常是运动员和非常热爱运动的人才能达到，他们为构建肌肉付出了艰苦的力量训练。增多的肌肉可以增加基础代谢并对骨骼健康有益，随着年龄的增长，肌肉会逐渐衰减，这样的体型优先储存了肌肉，对健康大有益处。

2. 标准体重的非健康体型

这是目前最常见的体型，尤其是女性多见。为了美丽通过控制饮食将体重控制在正常范围内，但她们没有意识到因为缺少体育运动，肌肉处于非健康状态，尤其是长时间控制饮食和缺少运动，使基础代谢下降，导致机体更容易储存脂肪，逐渐发展成脂肪超出正常值，引起健康水平下降甚至诱发疾病。

3. 高体重的肥胖体型

这种体型属于天生肌肉比较发达的，但是由于能量的摄取大于消耗，体重和脂肪都超出正常值，如果不控制饮食和增加运动，会由于体重和脂肪超标带来一系列健康问题。

4. 高体重的虚弱体型

这种体型的人往往只吃不动，存在双重健康危险：肌肉缺乏和脂肪太多，健康已经或将要亮起红灯，建议马上“管住嘴，迈开腿”，否则将变成医院的常客。

5. 低体重的肌肉体型

这种体型者基础代谢较高，可能存在偏食的情况。体内的脂肪不仅能够储存能量，还能帮助吸收可溶解性维生素，同时保持健康皮肤和发质。除此之外，它对细胞组织构成也很重要。因此，拥有这种体型的人不应该再减少身体脂肪。

6. 低体重的虚弱体型

这种体型常出现于重病晚期病人或厌食症患者，也可能是正常人，但是如果维持这种体质的时间过久，就会出现健康问题，如营养不良、代谢紊乱以及其他副作用。

——资料来源：缪爱琴．漂亮体型≠健康体型［J］．健康养生，2015（12）：24－25.

第二节　食品蛋白质质量评价

蛋白质与生命的产生、存在、活动、消亡都有着十分密切的关系。蛋白质是一切生命的基础，没有蛋白质就没有生命。

课堂思考

为何要把蛋白质质量评价作为食品评价的重要指标？

一、蛋白质组成

蛋白质由碳、氢、氧、氮等元素组成，一部分蛋白质还含有硫、磷、铁、碘、铜等。人体蛋白质是由 20 种氨基酸构成的，氨基酸是组成蛋白质的基本单元。

（一）必需氨基酸

蛋白质由 20 余种氨基酸组成，主要分为两类，其中，人体自身可以合成的满足人体需要的氨基酸，被称为非必需氨基酸。另外，有 8 种是人体不能合成但又是维持机体氮平衡所必需的，必须由食物供给，称必需氨基酸（亮氨酸、异亮氨酸、赖氨酸、蛋氨酸、苯丙氨酸、苏氨酸、色氨酸、缬氨酸）。对婴儿来说，体内合成组氨酸的速度太慢，不能满足身体需要，因此将组氨酸列为婴儿必需氨基酸之一。胱氨酸、酪氨酸、精氨酸、丝氨酸和甘氨酸等在体内虽能合成，但其合成原料是必需氨基酸，且胱氨酸可取代80% ~90% 的蛋氨酸，酪氨酸可取代 70% ~75% 的苯丙氨酸，如长期缺乏，可能引起问题，称半必需氨基酸。

（二）氨基酸需求与蛋白质互补

1. 氨基酸模式

人体内的蛋白质与各种食物蛋白质在必需氨基酸的种类和含量上存在差异，营养学上用氨基酸模式来反映差异，就是指某种蛋白质中各种必需氨基酸的构成比例。其计算方法是将该种蛋白质中的色氨酸质量分数定为 1，分别计算出其他必需氨基酸的相应比值。这一系列的比值就是该种蛋白质的氨基酸模式（见表 8 - 11）。食物蛋白质氨基酸模式与人体蛋白质越接近，必需氨基酸被机体利用的程度越高，食物蛋白质的营养价值也相对越高。

动物性蛋白质（蛋、奶、肉、鱼等）、大豆蛋白质的氨基酸模式与人体较接近，属于优质蛋白质。鸡蛋蛋白质与人体蛋白质的氨基酸模式最接近，常用作参考蛋白。植物性蛋白质往往相对缺少赖氨酸、蛋氨酸、苏氨酸和色氨酸，所以植物性蛋白质的营养价值较低。

表 8 - 11　几种食物和人体蛋白质氨基酸模式

氨基酸	人体	全鸡蛋	牛奶	牛肉	大豆	面粉	大米
异亮氨酸	4.0	3.2	3.4	4.4	4.3	3.8	4.0
亮氨酸	7.0	5.1	6.8	6.8	5.7	6.4	6.3
赖氨酸	5.5	4.1	5.6	7.2	4.9	2.2	2.3
蛋氨酸 + 半胱氨酸	3.5	3.4	2.4	3.2	1.2	2.8	2.8
苯丙氨酸 + 酪氨酸	6.0	5.5	7.3	6.2	3.2	7.2	7.2
苏氨酸	4.0	2.8	3.1	3.6	2.8	2.5	2.5
缬氨酸	5.0	3.9	4.6	4.6	3.2	3.6	3.8
色氨酸	1.0	1.0	1.0	1.0	1.0	1.0	1.0

2. 限制氨基酸

体内蛋白质代谢中各种必需氨基酸存在一个相对比值，以适应人体蛋白质合成的需要。如某一种、几种必需氨基酸缺少或数量不足，就会限制其他氨基酸在体内的利用而浪费，造成蛋白质营养价值降低。按照人体需要及其比例模式把食物蛋白质中相对不足的氨基酸称为限制氨基酸，其中相对含量最低为第一限制氨基酸，依次为第二限制氨基酸、第三限制氨基酸（见表8－12）。

表8－12　几种食物蛋白质中的限制氨基酸

食物	第一限制氨基酸	第二限制氨基酸	第三限制氨基酸
小麦	赖氨酸	苏氨酸	缬氨酸
大麦	赖氨酸	苏氨酸	蛋氨酸
大米	赖氨酸	苏氨酸	
玉米	赖氨酸	色氨酸	苏氨酸
花生	蛋氨酸		
大豆	蛋氨酸		

3. 蛋白质互补作用

为了提高食物蛋白质的营养价值，往往将两种或两种以上的食物混合食用，以相互补充必需氨基酸的不足，达到以多补少，提高膳食蛋白质营养价值的目的，这称为蛋白质互补作用。例如，将大豆制品和米面按一定比例同时或相隔4小时以内食用，大豆蛋白可弥补米面蛋白质中赖氨酸的不足，同时米面也可在一定程度上补充大豆蛋白中蛋氨酸的不足，使混合蛋白的氨基酸比例更接近人体需要，从而提高膳食蛋白质的营养价值。

二、蛋白质的生理功能

（一）构成肌体，修补组织

蛋白质是构成生物细胞原生质的重要组成，成年人体内约含16.3%的蛋白质。机体生长发育需要蛋白质组成新的细胞组织。胶原蛋白、弹性蛋白等在骨骼、肌腱和结缔组织中成为身体支架，起重要作用。

（二）调节生理功能

生物体内的各种生命现象正常进行，与各种生物活性物质的调节有着密切关系。例如，酶的本质是蛋白质，起催化和调节功能作用。一些激素的成分是蛋白质或其衍生物，激素调节着各种生理过程并维持内环境的稳定。蛋白质还是两性物质，维持酸碱平衡。机体体液免疫主要由抗体和补体完成，构成白蛋白和抗体补体需有充足的蛋白质。

吞噬细胞的作用与摄入蛋白质量有密切关系，大部分吞噬细胞来自骨髓、肝、脾、淋巴组织。长期缺乏蛋白质，这些组织显著萎缩，失去制造白细胞和抗体的能力，吞噬细胞在质和量上都不能维持常态，使机体抗病力下降，易感染疾病。蛋白质作为运输物质的载体，如血红蛋白携带 O_2，脂蛋白运输脂类，运铁蛋白运铁，甲状腺素结合球蛋白运输甲状腺素等。蛋白质参与凝血过程，防止创伤后过度出血，在维生素 K 和 Ca^{2+} 参与下，由血浆中多种蛋白质协同完成的。

（三）供给热能

蛋白质作为三大供能营养素之一，当碳水化合物或脂肪供能不足，或蛋白质摄入量超过体内蛋白质更新的需要时，其首要功能是产生热能。但蛋白质的这种供给能量的功能在正常情况下往往由脂肪和碳水化合物替代，其次要功能是产生能量。

三、食物蛋白质的营养价值评价

不同食物中蛋白质的组成成分不同，营养价值也不一样。所以，评价食物中蛋白质营养价值高低受很多因素影响，主要有食品中蛋白质的含量、组成与性质。总的来说，一是从“量”的角度，二是从“质”的角度来进行综合评价，三是应考虑机体对该种食物蛋白质的消化、利用程度。

（一）食物中蛋白质的种类和含量

1. 蛋白质的种类

食物中蛋白质种类很多。根据蛋白质中氨基酸的种类、数量和比例关系，可以将蛋白质分为以下三类。

（1）完全蛋白质。这类食物蛋白质所含必需氨基酸种类齐全、数量充足，能维持动物的生存并能促进幼小动物的生长发育。如乳中的酪蛋白、乳白蛋白、蛋类中的卵白蛋白及卵黄蛋白、肉类中的白蛋白和肌蛋白、大豆中的大豆蛋白、小麦中的麦谷蛋白和玉米中的谷蛋白等，都是完全蛋白质。

（2）半完全蛋白质。这类食物蛋白质所含必需氨基酸种类齐全，但相互间的比例不能完全适合人体的需要，为膳食中唯一的蛋白质来源时可维持动物生存，但不能促进生长发育。如小麦和大麦中的麦胶蛋白。

（3）不完全蛋白质。这类蛋白质所含必需氨基酸种类不全，当把其作为膳食中唯一的蛋白来源时，既不能促进生长发育，也不能维持生存，如玉米中的玉米胶蛋白、动物结缔组织（肉皮中的胶质蛋白）、豌豆中的豆球蛋白。

2. 蛋白质的含量

用凯氏定氮法测定食物中的氮含量，大部分蛋白质含氮为16%，每克氮的存在表示该样品约含100/16g，即6.25g蛋白质。因此，将6.25称为蛋白质系数。测定食物中的氮含量，乘以蛋白质换算系数（6.25），得出食物蛋白质的含量，如表8－13和表8－14所示。

表8－13　常用食物蛋白质的换算系数

食品	蛋白质换算系数	食品	蛋白质换算系数
稻米	5.95	奶	6.68
全麦	5.83	棉籽	5.30
玉米	6.25	蛋	6.25
大豆	5.71	肉	6.25
花生	5.64		

表8－14　不同食物的蛋白质含量（%）

名称	含量	名称	含量	名称	含量
畜、禽、鱼	10～20	大豆及豆类	20～40	奶粉	25～27
鲜奶	1.5～4.0	硬果类	15～25	蛋类	12～14

（二）蛋白质的消化率

蛋白质消化率是指一种食物蛋白质可被消化酶分解的程度。蛋白质消化率越高，被机体吸收利用的可能性则越大，营养价值也越高。食物中蛋白质的消化率可由人体或动物实验测得，以蛋白质中能被消化吸收的氮的数量与该种蛋白质含氮总量的比值来表示：

蛋白质的消化率（真消化率）

＝食物中被消化吸收氮的量/食物中含氮总量×100%

＝食物氮－（粪氮－肠道代谢废物氮）/食物中含氮总量×100%

蛋白质的消化率（表观消化率）＝食物氮－粪氮/食物氮×100%

粪氮：代表食物中不能被消化吸收的氮。

肠道代谢废物氮：受试人完全不吃含蛋白质食物时，测定其粪便中含氮量。

消化率的影响因素很多，不仅与食物来源有关，也与人的消化功能等有关（见表8－15）。

表8－15　几种食物的蛋白质真消化吸收率（%）

食物	真消化吸收率	食物	真消化吸收率
鸡蛋	97±3	燕麦	86±7
牛肉	95±3	小米	79

续表

食物	真消化吸收率	食物	真消化吸收率
鱼肉	94 ±3	大豆粉	86 ±7
面粉（精）	96 ±4	菜豆	78
大米	88 ±4	花生酱	88
玉米	85 ±6	中国混合膳	96

（三）蛋白质的利用率

蛋白质的利用率是指食物蛋白质被消化吸收进入人体内后被利用的程度。测定蛋白质利用率的指标和方法很多，主要有以下几种。

1. 蛋白质的生物价

蛋白质的生物价以食物蛋白质在体内被吸收的氮与吸收后在体内储留真正被利用的氮的数量比来表示（见表 8－16）。即蛋白质被吸收后在体内被利用的程度。生物价越高，表明蛋白质被机体利用程度越高，最大值为 100。

蛋白质的生物价＝氮在体内的储留量/氮在体内的吸收量 ×100%

储留氮＝摄入氮－（粪氮－肠道代谢废物氮）－（尿氮－尿内源氮）＝吸收氮－（尿氮－尿内源氮）

吸收氮＝摄入氮－（粪氮－肠道代谢废物氮）

尿内源氮：机体不摄入蛋白质时，肠中所含有的氮来自组织蛋白质的分解。

表 8－16　常见食物蛋白质的生物价

食物蛋白质	生物价	食物蛋白质	生物价	食物蛋白质	生物价
鸡蛋蛋白质	94	猪肉	74	大米	77
鸡蛋白	83	熟大豆	64	小麦	67
鸡蛋黄	96	生大豆	57	玉米	60
脱脂牛奶	85	白面粉	52	白菜	76
鱼	83	小米	57	花生	59
牛肉	76	红薯	72	土豆	67

2. 蛋白质的净利用率

蛋白质的净利用率指一定条件下，在体内储留的蛋白质在摄入蛋白质中所占的比例。将蛋白质的消化率与生物价结合起来，能够更加全面地评价食物蛋白质的营养价值。

蛋白质的净利用率 = 氮在体内的储留量/氮的摄入量 × 100%

= 蛋白质的生物价 × 消化率

3. 氨基酸评分法（AAS）

氨基酸评分法是一种最为简单的评价蛋白质营养价值的方法，也称化学分。该方法是用被测食物蛋白质的必需氨基酸评分模式与推荐或参考蛋白质模式进行比较，反映蛋白质构成和利用率的关系。通常将鸡蛋蛋白质作为参考蛋白质，评定一种蛋白质的营养价值时，可将其必需氨基酸含量逐一与此种参考氨基酸构成比例相比较，并按下列公式计算：

AAS = 被测食物蛋白质每克氮或蛋白质氨基酸含量（mg） ÷ 参考蛋白质的每克氮或蛋白质氨基酸的含量（mg） × 100%

被评分的氨基酸通常用待测蛋白质的第一限制氨基酸。

例如，面粉蛋白质中最缺乏赖氨酸，面粉中每克蛋白质的赖氨酸含量为 24mg，而理想蛋白质中的赖氨酸含量为 55mg。所以，面粉蛋白质的氨基酸评分为：24/55 × 100 = 43.6。

4. 蛋白质的功效比

蛋白质的功效比表示实验动物在规定的实验条件下每摄取 1g 蛋白质体重增加的量。一般以含受试蛋白质 10% 的合成饲料喂养 28 天，计算动物每摄入 1g 蛋白质所增体重的克数（见表 8－17）。

蛋白质的功效比 = 动物体重增加克数/摄入食物蛋白质克数

表 8－17　几种蛋白质的氨基酸模式

必需氨基酸	人体蛋白质		鸡蛋蛋白质		牛奶蛋白质		人乳蛋白质		面粉蛋白质		大豆蛋白质	
	mg/g	比值	mg/g	比值	mg/g	比值	mg/g	比值	mg/g	比值	mg/g	比值
色氨酸	10	1	17	1	14	1	17	1	11	1	14	1
蛋氨酸＋胱氨酸	35	3.5	57	3.4	33	2.4	42	2.5	31	2.8	17	1.2
异亮氨酸	40	4	54	3.2	47	3.4	46	2.4	42	3.8	60	4.3
苏氨酸	40	4	47	2.8	44	3.1	43	2.5	28	2.5	39	2.8
缬氨酸	50	5	66	3.9	64	4.6	55	3.2	42	3.8	53	3.2
赖氨酸	55	5.5	70	4.1	78	5.6	66	3.9	24	2.2	68	4.9
苯丙氨酸＋酪氨酸	60	6	93	5.5	102	7.3	72	4.2	79	7.2	53	3.2
亮氨酸	70	7	86	5.1	95	6.8	93	5.5	71	6.4	80	5.7
总计	360		490		477		434		359		384	

注：人体理想蛋白质为 FAO/WHO1973 年模式。

（四）蛋白质营养状况评价指标

血浆蛋白质的种类很多，蛋白质营养状况的评价常用指标为血清白蛋白、血浆前白蛋白、血清运铁蛋白、血浆游离氨基酸、空腹血浆必需氨基酸量/氨基酸总量比值、尿氨基酸等。根据不同蛋白质在血浆中的浓度，可以分为正常、轻度缺乏、中度缺乏、严重缺乏4级（见表8－18）。

表8－18　蛋白质营养状况评价标准

评价指标	正常	轻度缺乏	中度缺乏	重度缺乏
血清白蛋白（g/L）	>35	30～35	25～29	<25
血清运铁蛋白（g/L）	>2.0	1.5～2.0	1.0～1.4	<1.0
血清前白蛋白（mg/L）	>250	150～250	100～149	<100

四、蛋白质营养不良对人体健康的影响

（一）蛋白质缺乏症

由于蛋白质缺乏而引起的严重临床综合征被称为加西卡病，即热能摄入基本满足而蛋白质严重不足的儿童营养性疾病。主要表现为腿腹部水肿、虚弱、情感淡漠、易感染其他疾病等；生理上的变化有牙齿生长延迟、牙釉质龋及因贫血引起的牙床和黏膜苍白。另一种情况为蛋白质—能量摄入均严重不足的儿童营养性疾病，主要表现为患儿消瘦无力，易感染其他疾病而死亡。

（二）蛋白质过多症

蛋白质虽然对人体有重要的作用，但也并不是说越多越好。当膳食中蛋白质的供给量长期超过人体需要量时，因不能储存在体内，而只能排泄出体外。但在排泄前，首先要通过肝脏的转化，再由肾脏从尿液中排出体外。这样不但造成浪费，同时还会增加人体肝脏、肾脏的负担，特别是对肝脏、肾脏发育不全的婴幼儿以及肝脏、肾功能逐渐退化的老年人都会产生不利影响。

五、蛋白质的供给量和食物来源

1985年联合国粮农组织（FAO/WHOFAO）、世界卫生组织（WHO）提出蛋白质需要量不分男女，均为每日每千克重0.75g，这是相对于完全蛋白质而言。我国膳食构成以植物性食物为主，蛋白质的质量及消化率较差，所以，成人蛋白质推荐量为1.16g/

kg·d，老年人为1.27g/kg·d。蛋白质推荐摄入量，成年男、女轻体力活动分别为75g/d和60g/d；中体力活动分别为80g/d和70g/d；重体力活动分别为90g/d和80g/d。蛋白质供能占总热能的11%～14%，成年人11%～12%，儿童13%～14%。

蛋白质的食物来源可分为植物性蛋白质和动物性蛋白质两大类。植物性蛋白质中，谷类含蛋白质10%左右，蛋白质含量不算高，但由于是人们的主食，所以仍然是膳食蛋白质的主要来源。豆类含有丰富的蛋白质，特别是大豆含蛋白质高达36%～40%，氨基酸组成也比较合理，在体内的利用率较高，是植物蛋白质中非常好的蛋白质来源。蛋类含蛋白质11%～14%，是优质蛋白质的重要来源。奶类（牛奶）一般含蛋白质3.0%～3.5%，是婴幼儿蛋白质的最佳来源。肉类包括禽、畜和鱼的肌肉。新鲜肌肉含蛋白质15%～22%，肌肉蛋白质营养价值优于植物蛋白质，是人体蛋白质的重要来源。为改善膳食蛋白质质量，在膳食中应保证有一定数量的优质蛋白质。一般要求动物性蛋白质和大豆蛋白质应占膳食蛋白质总量的30%～50%。

相关链接 搜索

儿童群体优质蛋白质的食物来源

近年来，虽然我国居民的膳食模式正在从植物性食物为主的传统模式，向西方社会的高脂肪高蛋白质低糖模式转变，但是国内针对不同地区农村或城市学龄前儿童和学龄儿童的膳食调查发现，儿童蛋白质摄入不足的发生率仍较高，膳食结构不合理。因此，有必要针对儿童群体进一步探索优质蛋白质的食物来源。

动物性食物如畜禽肉类、鱼虾类、蛋类、乳类，是膳食中较好的蛋白质食物来源。这些食物蛋白质含量丰富，易消化吸收，氨基酸种类齐全，且氨基酸模式较接近人体需要，为优质蛋白质。其中，畜禽肉类和鱼虾类是婴儿辅食和幼儿膳食中的重要食材，除了提供丰富优质蛋白质外，还是各种维生素和矿物质的重要来源。虽然畜禽肉类含有较为丰富的动物性油脂，且一般含量较高（尤其是饱和脂肪酸含量）；但鱼类一般油脂含量不高，所含脂肪中有较丰富的不饱和脂肪酸（尤其是有益于婴幼儿生长发育的n-3长链多不饱和脂肪酸）。乳类和蛋类是对儿童具有特别重要意义的蛋白质来源。由于这两类蛋白质的氨基酸模式最接近人体蛋白质氨基酸模式，在营养学研究中常常将其作为参考蛋白质。蛋类含蛋白质11%～14%，在婴儿辅食和幼儿膳食中应用较多。液态乳类（如鲜牛奶）一般含蛋白质3.0%～3.5%，奶粉和酸奶等乳制品由于水分变化而使蛋白质含量不同，但其蛋白质的营养价值等同于鲜牛奶。婴儿配方奶大多在牛奶的基础上，将其蛋白质含量和组分构成向接近母乳的方向变化，从而利于减轻婴儿的肾溶质负荷，促进蛋白质的消化吸收和优化氨基酸比例，满足婴儿的需求。因此，婴儿配方奶粉的蛋白质与鲜牛奶中蛋白质有所不同。同时鉴于不同产品的配方、原料、生产工艺和品控水平的差异，其蛋白质质量状况较难清晰描述。

对于7个月龄以上的婴幼儿（特别是1周岁以后），随着膳食食物品种日益丰富，植物性食物（包括谷类食物、经过适当加工的坚果和豆类）也逐渐成为他们摄取蛋白质的重要来源。虽然谷类蛋白质含量不高（约为10%），但由于谷类在儿童膳食中可达较大比例，并逐渐发展为主食，所以其仍然是膳食蛋白质的主要来源。在食材越来越精细的今天，营养学家建议成年人应适当多吃粗粮，以保持均衡营养和身体健康。但粗粮营养成分较单一，满足不了儿童生长发育的多项营养需求。此外，由于儿童（特别是3岁以下）的消化功能还不健全，再加上粗粮中含有抑制微量元素吸收的成分，所以粗粮并不是儿童蛋白质的合理来源。总的来说，儿童膳食中谷类应粗细搭配，粗粮食用量不宜过多，并且需经过合理的加工和烹调。豆类（特别是大豆）不仅含有丰富的蛋白质，且与其他植物性食物相比，其氨基酸组成也较合理，在体内的利用率较高，是植物性食物中较好的蛋白质来源。但豆类蛋白质质量仍逊色于乳类蛋白质，有一些幼儿园用豆浆代替鲜牛奶用于学龄前儿童加餐的做法是不可取的。对于婴幼儿和低龄儿童来讲，大豆类食物也不宜食用过多。因为过多的大豆蛋白质可能会影响乳类蛋白质的摄入量，或导致蛋白质总摄入量过多。另外，大豆类食物含有较为丰富的大豆异黄酮等植物类雌激素物质，其对儿童群体产生的健康影响还需进一步证实。

总之，为确保儿童膳食的合理平衡，在蛋白质来源上，也应遵循动物性蛋白质和植物性蛋白质之间的平衡。同时，为了确保儿童膳食蛋白质的质量，来自动物性食物的优质蛋白质最好能够占到半数以上。

——资料来源：丁叶，汪之顼．蛋白质的质和量与儿童健康［J］．中国实用儿科杂志，2015（12）．

第三节　食品脂肪质量评价

脂类是存在于生物体内的一类不溶于水而溶于有机溶剂的有机化合物。食物中的脂类95%是脂肪，5%是类脂，人体内脂类中脂肪含量高达99%。

一、脂类的组成与分类

（一）脂肪

脂肪是由甘油和三分子脂肪酸组成的甘油三酯，营养上重要的是脂肪酸。根据脂肪酸的化学结构分为：饱和脂肪酸（分子中不含双键）、单不饱和脂肪酸（分子中含有一个双键）、多不饱和脂肪酸（分子中含有两个及以上双键）。近年来，一般认为在不饱和脂肪酸中有几种多不饱和脂肪酸在人体内不能合成，必须由食物提供，这几种多不饱和脂肪酸称必需脂肪酸，目前确认的是亚油酸和α－亚麻酸。植物油中含不饱和脂肪酸较多。

（二）类脂

类脂指那些性质类似油脂的物质，种类很多，主要包括磷脂、糖脂和固醇类等。

（1）磷脂。磷脂按其组成结构可以分为两类：一类是磷酸甘油酯，包括磷脂酸、卵磷脂、脑磷脂、磷脂酰丝氨酸和磷脂酰肌醇；另一类是神经鞘脂。磷脂是细胞膜的构成成分，并作为乳化剂协助胆固醇的代谢，防止内脏脂肪堆积过多，并帮助脂类和脂溶性维生素、激素等顺利通过细胞膜，促进细胞内外的物质交流。

（2）固醇类。胆固醇是人体中主要的固醇类化合物，它不仅参与血浆脂蛋白的合成，也是细胞膜的重要成分，胆固醇还是人体内许多重要活性物质的合成材料，如胆汁、性激素、肾上腺素和维生素 D 等。人体自身可以利用内源性胆固醇，一般不存在胆固醇缺乏，不需要从食物中供应。相反，由于它与高脂血症、动脉粥样硬化、心脏病等相关，人们往往关注体内过多胆固醇的危害。胆固醇主要来自动物性食品。植物性食品中含有的大量的植物固醇，可抑制胆固醇的吸收，从而降低血液胆固醇水平。此外，多食含必需脂肪酸和卵磷脂的食品也能使血浆胆固醇减少。

二、脂类的生理功能

（一）能量供给与储存

每克脂肪在体内氧化可供给 9kcal 的热量。如果人体摄入的食物过量而不能及时被利用，就会转变为脂肪而储存，人则会发胖；膳食中能量长期供给不足，就会消耗体内的储存脂肪，人则会消瘦。

（二）机体重要的构成部分

正常人按体重计算含脂类 14% ~19%，胖人含 32%，过胖人可高达 60% 左右。脂类是人体细胞的重要组成成分，如细胞膜中含有大量脂肪酸，是细胞维持正常的结构和功能所不可少的重要成分；脑髓及神经组织中含有磷脂和糖脂；磷脂和胆固醇是所有生物膜的重要组成成分。

（三）保护作用

存积在体内的大量脂肪组织分布在皮下、内脏和关节等处，对器官有支撑和衬垫作用，可保护内部器官免受外力伤害。

（四）维持体温正常

脂肪的导热性能较差，皮下组织脂肪可以起到隔热保温作用，使体温保持正常和恒定。在冬天，脂肪能起到保温的作用；但在夏天，厚厚的脂肪层会阻碍机体散热。所以肥胖人群通常怕热、不怕冷。

（五）提供必需脂肪酸，促进脂溶性维生素吸收

机体需要的脂溶性维生素 A、维生素 D、维生素 E、维生素 K 等只存在于脂肪中，同时脂溶性维生素也只有在脂溶性环境下才能被吸收。必需脂肪酸在体内有多种功能。

（1）参与磷脂的合成。磷脂是细胞膜的主要构成成分，机体用必需脂肪酸合成的磷脂是所有细胞的组成成分。

（2）促进胆固醇代谢。胆固醇与必需脂肪酸结合后，在体内运转，进行正常代谢。如果缺乏必需脂肪酸，胆固醇就不能进行正常运转代谢，并在动脉沉积，容易引起动脉硬化、冠心病、高血压、高血脂等疾病。

（3）保护皮肤免受紫外线损伤。新生组织生长时需要亚油酸，受伤组织的修复过程也需要亚油酸。如缺少就会引起皮肤干燥、鳞状脱屑等。

三、食用脂肪营养价值的评价

（一）脂肪的消化吸收率

脂肪的消化率与其熔点有密切关系，熔点越低越容易消化。当脂肪的熔点低于体温时，其消化率可达 98%；高于体温时，其消化率约 90%；高于 50℃时，就不易消化。油脂的消化率和吸收速度直接说明了油脂的利用率，消化率高、吸收速度快的油脂，利用率就高。脂肪的熔点与脂肪酸的不饱和程度有关，不饱和度越高，其熔点越低。植物性脂肪中不饱和脂肪酸的含量较高，其熔点低于饱和脂肪酸，所以消化吸收率高于动物性脂肪。

（二）必需脂肪酸的含量

脂肪中必需脂肪酸含量越高，脂肪的营养价值越高，一般情况下植物油中的亚油酸含量高于动物脂肪，其营养价值也优于动物脂肪。椰子油的亚油酸含量低，不饱和脂肪酸含量也很少。

（三）脂溶性维生素

脂肪是人体脂溶性维生素的重要来源，脂溶性维生素含量高的脂肪，营养价值也高。动物的储存脂肪几乎不含维生素，但肝脏脂肪中脂溶性维生素（维生素 A、维生素 D）的含量特别高。植物油中富含维生素 E，如麦胚油、花生油、菜籽油等。

四、脂类代谢紊乱对人体健康的影响

脂类营养状况评价以确认高血脂为主，可分为正常、临界、高血脂三级。常用的评

价指标为血清总胆固醇、总甘油三酯、血清低密度脂蛋白胆固醇、血清高密度脂蛋白胆固醇和血清极低密度脂蛋白胆固醇等。评价标准如表 8－19 所示。

表 8－19　脂质营养状况评价标准

评价指标	正常	临界	高血脂
血清总胆固醇（mmol/L）（mg/dl）	≤5.20	5.21～5.69	≥5.70
血清总甘油三酯（mmol/L）（mg/dl）	≤1.70		≥1.70
血清低密度脂蛋白胆固醇（mmol/L）（mg/dl）	≤120	121～139	≥140
血清高密度脂蛋白胆固醇（mmol/L）（mg/dl）	≥40	36～39	≤35

膳食中脂类的摄入不足直接影响人体的健康。膳食中必需脂肪酸缺乏可引起生长迟缓、生殖障碍、皮肤损伤（出现皮疹等）及肝脏、肾脏、神经和视觉方面的多种疾病。磷脂缺乏会造成细胞膜结构受损，出现毛细血管的脆性增加和通透性增加。皮肤细胞对水的通透性增高会引起水代谢紊乱、产生皮疹等。

胆固醇广泛存在于动物性食物中，人体自身也可利用内源性胆固醇。膳食中胆固醇过多与高脂血症、动脉粥样硬化、心脏病等疾病的发病有着密切的关系，还会引起大量脂肪在肝脏存积而形成脂肪肝。

摄入过多的多不饱和脂肪酸，也可使体内有害的氧化物、过氧化物等增加，同样对机体产生多种慢性危害。

五、脂肪的食物来源和推荐摄入量

（一）推荐摄入量

膳食中脂肪的推荐摄入量因年龄、季节、劳动性质和生活水平而定。但脂肪的供热比应保持适中。中国居民膳食营养参考摄入量中，每人每日膳食脂肪的推荐摄入占总热能的比例：成人为 20%～30%，儿童少年为 25%～30%；胆固醇摄入每天不超过 300mg（见表 8－20）。

表 8－20　中国居民膳食脂肪参考摄入量（脂肪能量占总能量的百分比）

年龄（岁）	脂肪（%）	饱和脂肪酸（%）	单不饱和脂肪酸（%）	多不饱和脂肪酸（%）	n－6/n－3	胆固醇（mg）
0～	45～50				4:1	
0.5～	35～40				4:1	

续表

年龄（岁）	脂肪（%）	饱和脂肪酸（%）	单不饱和脂肪酸（%）	多不饱和脂肪酸（%）	n-6/n-3	胆固醇（mg）
2~	30~35				4~6:1	
7~	25~30				4~6:1	
13~	25~30	<10	8	10	4~6:1	
18~	20~30	<10	10	10	4~6:1	<300
60~	20~30	6~8	10	8~10	4:1	<300

（二）摄入脂肪的种类

一般认为动物油脂与植物油混合使用，有利于健康。原则上提供适量的必需脂肪酸至少应占每日总能量的2%。膳食中增加多不饱和脂肪酸，同时减少饱和脂肪酸会促进血液胆固醇中等程度的下降，并且有降低血液凝固的趋势。

多不饱和脂肪酸的高摄入量也可能造成危害，如胆固醇胆石的形成。因此膳食中多不饱和脂肪酸和饱和脂肪酸应保持适宜的比例，一般为1:1或2:1。

（三）脂肪的食物来源

油脂主要来源于各种植物及动物脂肪，坚果中的脂肪也很高，可作为膳食脂肪的辅助来源。一般的谷物、蔬果类食物油脂含量甚微，作为油脂的来源没有实际意义。植物性食品如大豆、花生、芝麻等含油较丰富，另外还有蘑菇、蛋黄、核桃等。动物脑、心、肝、肾等富含磷脂；乳脂、蛋黄是婴幼儿脂类的良好来源。动物性食物脂肪含量视品种、部位而异，与乳、蛋一样，会受气候、饲养条件的影响而有所变化。如肉类脂肪量猪肉59.8%、牛肉10.2%、鸡肉2.5%；同一动物因组织部位不同而差异较大，如肥猪肉90.8%、瘦猪肉15.3%~28.8%、猪肚2.7%、猪肝4.5%、猪肾3.2%。

课堂思考

在日常生活中，经常摄入什么样的脂肪有利于身体健康？

第四节　食谱营养价值评价

设计出营养食谱后，还应该对食谱进行评价，确定编制的食谱是否科学合理。应参照“食物成分表”初步核算该食谱提供的能量和各种营养素的含量，与DRIS进行比较，相差在±10%左右可认为合乎要求，否则要增减或更换食品的种数或数量。

一般情况下，每天的能量蛋白质、脂肪和碳水化合物的量不应该很大，其他营养素以一周为单位进行计算，评价即可。

一、食谱评价的内容

（1）食谱中所含五大类食物是否齐全，是否做到了食物种类多样化？

（2）各类食物的量是否充足？

（3）全天能量和营养素摄入是否适宜？

（4）三餐能量摄入分配是否合理，早餐是否保证了能量和蛋白质的供应？

（5）优质蛋白质占总蛋白质的比例是否适当？

（6）3 种产能营养素（蛋白质、脂肪、碳水化合物）供应比例是否适宜？

二、食谱评价的步骤

（1）按类别将食物归类排序，并列出每种食物的数量。

（2）从“食物成分表”中查出每 100g 食物所含营养素的量，计算公式为：

食物中某营养素的含量 = 食物量（g）×可食部比例 ×100

（3）将所用食物中的各种营养素分别累计相加，计算出一日食谱中 3 种能量营养素及其他营养素的量。

（4）将计算结果与中国营养学会制定的《中国居民膳食营养素参考摄入量》中同龄同性别人群的水平比较，进行评价。

（5）根据蛋白质、脂肪、碳水化合物的能量折算系数，分别计算出蛋白质、脂肪、碳水化合物 3 种营养素提供的能量及占总能量的比例。

（6）计算出动物性及豆类蛋白质占总能量的比例。

（7）计算三餐提供能量的比例

三、食谱评价实例

以下以 10 岁男生一日食谱为例，对食谱进行评价（见表 8 – 21）。

表 8 – 21　10 岁男生一日食谱

餐次	食物名称	用量（g）
早餐	面包（面粉）	150
	火腿	25
	牛奶	250
	苹果	100

续表

餐次	食物名称	用量（g）
午餐（青椒炒肉片）	青椒	100
	瘦猪肉	45
	植物油	6
午餐熏干芹菜	熏干	30
	芹菜	100
	植物油	5
午餐（馒头）	面粉	150
晚餐（西红柿炒鸡蛋）	西红柿	125
	鸡蛋	60
	植物油	5
晚餐（韭菜豆腐汤）	韭菜	25
	南豆腐	30
	植物油	3
晚餐（米饭）	大米	125

评价：

（1）按类别将食物归类排序，看看食物是否齐全。

谷薯类：面包150g，面粉150g，大米125g，合计425g；

禽畜肉及鱼类：火腿25g，瘦猪肉45g，合计70g；

豆类及其制品：熏干30g，南豆腐30g，合计60g；

奶类：牛奶250g；

蛋类：60g；

蔬菜：青椒100g，芹菜100g，西红柿125g，韭菜25g，合计350g；

水果：苹果100g；

纯热能食物：植物油19g。

（2）食物所含营养素的计算。首先，从“食物成分表”中查出各种食物每100g的能量及各种营养素的含量，然后计算食谱中各食物所含能量和营养素的量。

以计算150g面粉中所含的营养素为例，从“食物成分表”中查出小麦粉100g可食部100%，含能量344kcal，蛋白质11.2g，脂肪1.5g，碳水化合物73.6g，钙31mg，铁3.5mg，维生素B_1 0.28mg，维生素B_2 0.08mg，所以，150g面粉可提供：

能量 = 150g × 344/100 = 516kcal

蛋白质 = 150g × 11.2/100 = 16.8g

脂肪 = 150g × 1.5/100 = 2.25g

碳水化合物 = 150 × 73.6/100 = 110.4g

钙 = 150g × 31mg/100 = 46.5mg

铁 = 150 × 3.5/100 = 5.25mg

维生素 B_1 = 150 × 0.28 × 100 = 0.42mg

维生素 B_2 = 150 × 0.08/100 = 0.1mg

其他食物计算：计算方法和过程与此类似，计算出所有食物分别提供的营养素含量，累计相加，就得到该食谱提供的能量和营养素，如此食谱可提供能量 2113kcal，蛋白质 77.5g，脂肪 57.4g，钙 602.9mg，维生素 A 600ug，维生素 B_1 0.9mg，维生素 C 50mg。

参考 10 岁男生的 DRIS：能量 2100kcal，蛋白质 70g，钙 800mg，铁 12mg，维生素 A600ug，维生素 B_1 0.9mg，维生素 C 80mg。

比较可见，除维生素 A、维生素 C 不足之外，能量和其他营养素供给量基本符合需要，维生素 A 不足可通过 1 ~2 周补充一次动物肝脏来弥补，维生素 C 不足可用富含维生素 C 的蔬菜和水果来补充，以弥补此食谱的不足之处。

（3）3 种能量营养素的供能比例。

蛋白质提供能量占总能量的比例 = 77.5g × 4/2113kcal = 14.7%

脂肪提供能量占总能量的比例 = 57.4g × 9/2113kcal = 24.4%

碳水化合物提供能量占总能量的比例 = 1 − 14.7% − 24.% = 60.9%

蛋白质、脂肪、碳水化合物适宜的供能比例分别为：10% ~ 15%、20% ~ 30%、55% ~65%。该例食谱的蛋白质、脂肪、碳水化合物摄入量还是比较合理的。

（4）动物性及豆类蛋白质占总蛋白质的比例。将来自动物性食物及豆类食物的蛋白质累计相加，本例结果为 35g，食谱中总蛋白质含量为 77.5g，可以算得：

动物性及豆类蛋白质占总蛋白质的比例 = 35/77.5 = 45.2%。

优质蛋白质占总蛋白质的比例超过 1/3，接近一半，可以认为优质蛋白质的供应量比较适宜。

（5）三餐供能量占全天摄入总能量的比例。将早、中、晚三餐所有食物提供的能量分别按餐次累计相加，得到每餐摄入的能量，然后除以全天摄入的总能量，得到每餐提供能量占全天总能量的比例：

早餐：712kcal/2113kcal = 33.7%

中餐：760kcal/2113kcal = 36.0%

晚餐：640kcal/2113kcal = 30.3%

三餐能量分配接近行家的30%、40%、30%。

总的来看，该食谱种类齐全，能量及大部分营养素数量充足，3 种营养素比例适宜，考虑了优质蛋白质的供应在三餐能量分配合理，是设计比较科学的营养食谱。

复习与思考

一、 简答题

1. 如何评价食品中蛋白质的营养价值？
2. 评价食物中脂肪营养价值的指标有哪些？
3. 食谱的评价应包括哪几个方面？

第八章检测题

二、 案例分析题

以普通成人一日食谱为例，对以下食谱进行评价。

普通成人一日食谱举例

餐次	食物名称	用量（g）
早餐	花卷（面粉）	100
	煮鸡蛋	50
	拌莴苣菜	100
	牛奶	200
	橄榄油	4
午餐	粳米	100
	黄豆芽炒猪肉	黄豆芽 75，猪瘦肉 25
	韭菜炒虾仁	韭菜 75，海虾 75
	西芹百合	百合 15，芹菜 135
	紫菜汤（干）	5
	植物油	9
晚餐	二米饭	粳米 60，小米 40
	洋葱炒牛肉	洋葱 150，牛肉 50
	香菇菜心	香菇 50，菜心 150
	冬瓜排骨汤	冬瓜 10，猪小排 10
	豆油	9

营养宣教 PPT

第九章 营养宣教

营养宣教是通过营养信息的交流帮助个体和群体获得膳食营养知识，培养健康生活方式的活动过程。其目的是提高各类人群对营养与健康的认识，消除或减少不利于健康的膳食因素，改善营养状况，预防营养性疾病的发生，提高人们的健康水平和生活质量。

学习目标

知识目标

1. 熟悉营养咨询的目的、范围和形式，掌握营养咨询的方法和原则。
2. 了解营养标签的定义和相关法律法规，掌握营养标签的内容。
3. 了解营养健康教育原则和相关理论，掌握营养教育的主要对象、内容、方法和步骤。
4. 熟悉科普文章的特点和写作技巧，掌握科普文章的编写程序。

能力目标

1. 能根据营养咨询的目的和原则进行相关实践活动。
2. 能依据营养健康教育原则和相关理论，进行营养教育实践活动。
3. 能独立完成科普文章的编写工作。

案例

学生营养与健康科普宣传进校园活动启动

近年来，我国青少年的营养健康状况明显改善，但仍然存在营养不良和营养过剩以及营养不均衡的多重挑战，不科学的营养观念、不合理的膳食行为仍较为普遍。为进一步向广大青少年科学普及营养健康知识，8月6日，2021学生营养与健康科普宣传进校园活动在北京正式启动。

中国关心下一代工作委员会教育中心主任鲁天龙代表活动主办单位表示，青少年是国家发展的希望，“快乐成长 营养先行”学生营养与健康宣传教育活动是主办方联合社会各界送给孩子们的一份礼物、是一份营养与健康科普知识的盛宴。

在“营养健康宣传栏”观摩环节，活动特邀嘉宾中国农业大学食品学院营养与食品安全系主任、硕士研究生导师何计国教授，结合青少年饮食习惯、特点，围绕青少年日常饮食与营养健康知识的紧密联系，进行了通俗易懂的讲解。

活动承办方食安传媒总经理刘红兵表示，在社会各界的积极参与下，接下来的全国“十城百场”巡回活动，将开展广泛而持续的互动式科普教育，为青少年广泛普及健康营养知识、科学引导健康营养观念，用实际行动助力“健康中国”。

——资料来源：李晋荣. 学生营养与健康科普宣传进校园活动启动［EB/OL］. 中国光明网，2021－08－07.

案例分析

1. 营养与健康科普活动对青少年的身体健康有哪些影响？
2. 如何开展营养与健康科普教育活动，才能充分发挥营养教育活动的作用？

第一节　营养咨询

从20世纪50～60年代开始，国外就开设了营养咨询机构，开展营养指导；进入80年代后，国内上海、北京等大城市医院也开设了营养咨询门诊；21世纪以来，随着国民生活水平的提高，更多的人开始关心自身的营养健康问题，特别是一、二线发达城市的营养健康咨询需求更加旺盛。

营养咨询是运用营养学、心理学、媒体传播学、计算机科学和相关医学等方面的知识，对咨询对象进行营养方面的指导，因此它又是一门交叉学科。

一、营养咨询的概念

在中国古代，“咨”和“询”是两个词，“咨”是商量，“询”是问，后来形成复合词，具有询问、谋划、商量等意思。总的来说，咨询是通过某些人头脑中所储备的知识经验，通过各种信息进行智力加工，起着为决策者充当顾问、参谋、外脑的作用。

营养咨询是通过语言、文字、图片、音像等媒介，借助体格检查、实验室检查资料、计算机软件等工具，给咨询对象以帮助、启发和教育的过程，可以使营养咨询对象在营养知识、态度、行为以及营养状况的改善等方面受益，解决生理和心理等方面的营养问题，从而提高其全面的营养保健知识和能力。

营养咨询绝不等同于我们日常生活中所说的做思想工作和“谈心”活动，而是使咨询对象与营养咨询工作者直接对话，提供情况和问题，共同商谈，听取咨询工作者的指导和建议。由于营养咨询需要严格的营养状况评价和科学的膳食调查，甚至包括营养知识、态度、行为和心理的调查，不但内容丰富，而且更加专业、客观、科学。

二、营养咨询的目的

营养咨询是保护人类健康的一项重要工作，营养状况良好是健康的一个重要方面。营养咨询的目的是提高各类人群对营养与健康的认识，消除或减少不利于健康的膳食因素，改善营养状况，预防营养性疾病的发生，提高人们的健康水平和生活质量。

三、营养咨询的范围和形式

营养咨询实际上包含着营养状况评价、营养异常诊断、各种与营养相关的疾病、疾病的营养治疗、疾病的营养支持和健康者的营养保健等，内容广泛，效果显著，在卫生保健中占据重要地位。

营养咨询的主要形式包括：门诊咨询、书信咨询、电话咨询、媒体咨询、随访和调查咨询等。

四、营养咨询的方法

（一）流程图法

常见的咨询问题可以绘制成流程图。首先，主动询问咨询者有关疾病史、家族遗传史、既往饮食习惯、地区差异等情况，分析这些因素对现在的影响；其次，对分析结果进行科学评价；最后，根据科学评价内容，制订营养改善计划与实施方案等。

（二）SOAP 法

目前采用较多的是国外流行的营养咨询方法 SOAP，这种方法方便、简单、易行，包括了咨询的重要内容。SOAP 是主观询问（Subjective）、客观检查（Objective）、评价（Assessment）、营养治疗计划（Plan）英文字头的缩写。

（1）主观询问。询问的主要内容包括饮食史、饮食习惯和嗜好、饮食调查、餐次和分配比例、有无偏食史以及烹调加工的方法等。

（2）客观检查。测量身高、体重、肱三头肌皮褶厚度、上臀围以及营养缺乏症体格检查；血液常规化验，包括白细胞总数、淋巴细胞分类，血清总蛋白、白蛋白、球蛋白、维生素 A 结合蛋白、血清脂蛋白及其分类等。

（3）评价。按照《推荐的每日膳食中营养素供给量标准》进行饮食调查结果的评价，了解食物结构是否合理，各种营养素是否满足机体需要，根据体格营养状况检查结果评价当前的营养状况。

（4）营养治疗计划。结合经济条件和饮食习惯，根据疾病种类，在饮食营养原则方面给予指导，包括饮食禁忌、食物等值换算、参考食谱以及注意事项。

五、营养咨询的原则

一般情况下，营养咨询要取得好效果，必须遵守以下几项原则：

（1）客观性与相关性。营养咨询过程中，要保持客观、公正和科学的态度，根据客户的生活、饮食习惯和要求实事求是地给予指导；在建立社区调查或营养档案时，要符合其相关性，不能脱离营养维护的原则。

（2）适用性和全面性。营养咨询需要根据目标客户的具体情况进行分析，按照科学合理的膳食改善原则有针对性地处理，需要精而专，不能以点带面得出结论。

（3）合理性和适宜性。营养咨询过程中制订的方案必须是能改变客户健康观念的方案，提出的计划必须是适合改善生活的计划。采用既科学又合理的计划和方案，营养咨询工作就顺理成章了。

（4）保密性和建议性。营养咨询过程中涉及客户的资料和隐私，必须保证不能外传，要严格区分与营养健康相关的资料和问题，遵守严格保密制度，并针对相应的问题进行建设性告知，客户就会考虑后续的服务，这也是营养咨询的重要原则。

第二节　营养标签

2018 年 12 月 29 日施行的《中华人民共和国食品安全法》（以下简称《食品安全法》）明确规定：预包装食品的包装上应当有标签。为遵照《食品安全法》并配合其实施，2011 年 12 月，卫生计生部发布了国家标准 GB 28050—2011《预包装食品营养标签通则》，该标准于 2013 年 1 月 1 日起正式实施。

一、食品营养标签的定义及内容

所谓食品营养标签，就是在食品的外包装上标注营养成分并显示营养信息，以及适当的营养声称和健康声称。通过营养标签，消费者可以了解食品的营养特性，根据自身生理特点和需求选择食品，从而预防由膳食引起的疾病。食品营养标签也是促进规范化生产、防止伪劣假冒食品、促进食品正常贸易和公平竞争、加强市场监督、促进食品向知性发展的有效手段。

一般来说，食品营养标签包括营养成分、营养声称和健康声称三大部分。

（一）营养成分

营养成分是一个标准化的食品营养成分表，直接以数据形式显示某一食品中的营养成分含量。营养成分项目包括能量、蛋白质、脂肪（饱和脂肪酸、反式脂肪酸、单不饱和脂肪酸、多不饱和脂肪酸、胆固醇）、碳水化合物、维生素（维生素 A、维生素 B_1、维生素 B_2、维生素 B_6、维生素 B_{12}、维生素 C、维生素 E、维生素 K、叶酸）、矿物质（钙、磷、钾、钠、镁、铁、锌、铜、碘、硒）和膳食纤维等。

（二）营养声称

营养声称是指食品营养标签上对食物营养特性的确切描述和说明，包括：

（1）含量声称，指描述食物中能量或营养成分含量水平的声称。声称用语包括“含有”“高”“富含”“不含”“零”“低”“无”等。

（2）比较声称，指对两种或两种以上食物的营养成分含量或能量值进行比较后的声称。声称用语包括“增加”“少于”“大于”和“减少”等。

（三）健康声称

健康声称是指任何叙述、建议或暗示在某个食品种类、某种食品或其成分之一与健康之间存在某种关系的声称。主要包括 3 类：营养功能声称、强化功能声称、降低疾病风险声称。

营养功能声称：描述了营养素或其他物质在人体生长发育和正常功能中的作用，它的依据是公认的科学数据，例如，钙有助于增强骨骼和牙齿的生长。

强化功能声称：描述食品或食品成分促进特定生理和心理健康功能、认知功能和生物活性。另外，这个声称还表明了营养素和其他食品成分常规营养功能以外的促健康功能。

降低疾病风险声称：是指摄入一种食品后，可能有助于减少一种疾病的风险。必须明确指出疾病和紊乱的类型，同时还必须说明危险性降低。

任何一个健康声称，食品生产商都必须使声称的使用合理，并且通过普遍接受的科学数据来证实。多数国家仅允许功能声称，对减少疾病危险的声称较为谨慎。如美国营养标签可以声称钙有助于预防骨质疏松、大豆蛋白对心血管疾病预防有益等属于减少疾病声称的范围。

二、营养素含量及其标示

进行营养成分标示时，所列营养成分的名称应采用规定的专业用语，数据表达使用的单位应符合国际法定计量单位或按相关管理办法规定。

三、相关标准和法规

我国涉及营养标签方面的标准、法规主要有《食品安全国家标准预包装食品营养标签通则》（GB 28050—2011）、《预包装特殊膳食食用食品标签》（GB 13432—2013）、《食品接触材料及制品标签通则》（GB/T 30643—2014）、《鲜活农产品标签标识》（GB/T 32950—2016）、《餐饮业中央厨房食品标签指南》（T/CCA 007—2018）等。

第三节　营养健康教育

健康是指人体各器官系统发育良好，体质健壮、功能正常、精力充沛，并具有良好劳动效能的状态。随着社会经济、科学技术及生活水平的进步，人类对健康内涵的认识不断深化。世界卫生组织提出："健康不仅指一个人身体有没有出现疾病或虚弱现象，而是指一个人生理上、心理上和社会上的完好状态，包括躯体健康、心理健康、心灵健康、社会健康、智力健康、道德健康等。"

营养健康教育的目的在于提高各类人群对营养与健康的认识，消除或减少不利于健康的膳食因素，改善营养状况，预防营养性疾病的发生，提高人们的健康水平和生活质量。目前，营养教育已被世界各国政府和营养学家作为改善人民健康状况的主要有效手段之一。

一、营养健康教育概述

营养健康教育是以改善人民营养状况为目标，通过营养科学的信息交流，帮助个体和群体获得食物与营养知识，形成科学合理饮食习惯的教育活动和过程，也是健康教育的一个分支和重要组成部分。

当前，经济全球化、工业现代化明显影响着社会政治、经济、文化进步，和人们的生活和健康状况。在营养健康方面，既有与高能量、高脂、高糖等不良饮食习惯密切相关的肥胖、冠心病、高血压、高血脂、糖尿病等慢性疾病，又存在与贫困、资源缺乏有关的营养不良、贫血等疾病。研究表明：这些健康问题都与个体和群体的行为生活方式有密切联系，运用健康教育与健康促进理论和方法改变人们的膳食行为不仅可行，而且有效。

我国的营养健康教育在最近10余年中得到了快速发展，特别是在对幼儿园儿童和家长的教育方面取得了明显成效。还有许多营养专业人员开展妇女产褥期饮食行为、营养知识水平调查，对社区肥胖成人进行膳食行为干预以及“三高”人员营养教育，都取得了良好的效果。

二、营养健康教育原则

（1）科学性。营养教育无论正面宣传或反面举例，都要求客观地、实事求是地反映食物原貌。以科学思想为指导，以一定的事实为依据，传授科学知识，不能有浮夸和含糊，否则会影响科学的威望。

（2）针对性。在社区营养调查的基础上，有针对性地根据社区居民的身体特点和健康需要安排其关注的问题，并按照人们愿意接受的方式，在能够自由支配的时间内，由他们认可的专家进行传播，以提高人们的营养健康意识，培养饮食自觉性。

（3）启发性。营养教育的目的是培养人们的健康饮食态度和行为，不能靠强制手段，如发现人们不健康的饮食行为，应启发其自觉的健康意识，鼓励行为改变，培养正确的饮食卫生习惯。

（4）规律性。营养教育需要按照不同人群的认识、思维和记忆规律来进行。在营养教育过程中，必须按照知识接受的规律性，逐步强化和巩固所接受的健康教育知识。

（5）直观性。直观教育，特别是运用电教手段，有利于提高人群的接受兴趣、理解能力，而且能产生较好的传播效益。直观教育是社区人群作健康知识宣传的简捷有效的手段，也是现代营养教育的一个标志。

三、营养健康教育相关理论

（一）健康传播理论

自20世纪60年代，美国学者将传播学引入公共卫生与健康教育领域，丰富和发展了健康教育学科理论和方法。我国学者自20世纪90年代初确立健康传播的概念，将健康传播学研究纳入健康教育学科体系。

健康传播是指以“人人健康”为出发点，运用各种传播媒介渠道和方法，为维护和促进人类健康的目的而获取、制作、传递、交流、分享健康信息的过程。健康传播是传播行为在卫生保健领域的具体和深化，既有一切传播行为共有的特性，同时又有其自身的特点和规律。它要求从业者不仅具备新闻和传播方面的素质，而且要掌握公共卫生、社会学、心理学、教育学、市场营销和公共政策等方面的知识。

（1）自我传播。自我传播又称人的内向传播、人内传播，指个人接受外界信息后，在头脑内进行信息加工处理的心理过程。自我传播是一切社会传播活动的前提和生物学基础。

（2）人际传播。人际传播，又称亲身传播，是指人与人之间面对面直接的信息交流，这是个体之间相互沟通、共享信息最基本的传播形式和建立人际关系的基础。其主要形式是面对面的传播，也可借助书信、电话、电子邮件等一些有形的物质媒介。人际传播是进行说服教育，劝导他人改变态度的重要策略。健康教育与健康促进中常用的人际传播形式包括：咨询、交谈或个人访谈、劝服、指导等。

（3）组织传播。现代社会是高度组织化的社会，也是组织传播高度发达的社会。组织传播的常用方法包括公共关系活动、公益广告等。健康教育与健康促进“社会动员”与“社区参与”目标的实现，健康促进“促成、赋权、协调”三大策略的实施，无不与组织传播息息相关。

（4）群体传播。群体传播是指组织以外的非组织群体的传播活动。目前国内常用的群体传播方式有自我学习、同伴教育、专题小组讨论等，比如，以专题小组形式收集或传递健康相关信息、利用群体力量帮助人们学习自我保健技能、改变健康相关态度和行为等，利用家人、同伴和朋友的强化因素，为促进个人改变不良行为习惯、采纳和保持新行为提供良好的社会心理环境。

（5）大众传播。大众传播是指职业性信息传播机构通过书籍、报刊、电视、电影和广播等大众媒介和特定传播技术手段，向社会人群传递信息的过程。随着科技的进步，大众传播发展神速，对大众传播媒介的占有与利用已成为社会经济和文化发展的重要标志。

目前，人们最常用和最灵活的传播手段是人际传播和群体传播。在以促进全民健康为目标的健康教育与健康促进活动中，多种传播手段并用已被证明是最有效的干预策略之一。

（二）行为改变理论

人类的健康相关行为与其他行为一样是一种复杂的活动，受遗传、心理、自然和社会环境等多种因素的影响。因此，健康相关行为的改变也是一个极其复杂的过程。健康教育的目的是帮助人们形成有益于健康的行为和生活方式，通过行为生活方式的改善来预防疾病，增进健康，提高生活质量。自20世纪50年代以来，健康教育相关行为理论不断被创新和发展，并在吸烟、运动、婴儿喂养方式、体重控制、低脂食物选择、口腔保健等人群预防保健行为研究中得到广泛应用，为改善健康相关行为提供了重要依据，使行为改善取得了良好效果。

目前，应用较多也比较成熟的行为理论包括知信行模式、健康信念模式、合理行动理论模式与计划行为理论模式等。

（1）知信行模式理论。知信行模式是改变人类健康相关行为的模式之一，也是一种行为干预理论，它将人类行为的改变分为获取知识、产生信念及形成行为3个连续的过程。“知”是知识和学习，是基础；“信”是信念和态度，是动力；“行”是行为，包括产生促进健康行为、消除危害健康行为等，是目标。知识是基础，但知识转变成行为尚需要外界条件，而健康教育就是这种促进知识转变成行为的重要外界条件。例如，关于戒烟，对吸烟者而言，吸烟行为是社会行为，是通过学习得来的，要改变它、否定它，达到戒烟的目标，也得学习教育者或社会给予的知识。健康教育者必须通过多种方法将有关烟草的有害性、有害成分、戒烟的益处以及如何戒烟的知识传授给吸烟者。具备了知识，再采取积极的态度，对知识进行有根据的独立思考，生发强烈的责任感，就可以逐步将知识上升为信念，支配人的行动。当吸烟者采取积极的戒烟态度，相信吸烟有害健康，并相信自己有能力戒烟时，戒烟就可以成功。

（2）健康信念模式。健康信念模式（HBM）是第一个解释和预测健康行为的理论，在20世纪50年代由社会心理学家Hochbaum、Rosenstock和Kegels提出。健康信念模式是运用社会心理方法解释健康相关行为的理论模式。HBM认为个体感知、积极采取行动、相信自己能采取推荐的行动是行为转变的重要因素。健康信念模式理论的内容主要包括：①感知到威胁。感知到易感性，即个体认为不健康行为给他带来的总体危害，以及该行为导致其自身出现疾病的概率和可能性；感知到严重性，即个人感知到的行为改变可能带来的身体、心理和金钱方面的不良影响。②期望。感知到益处，即个体对改变不良行为所带来的好处的认识和评价，如维护健康或改善健康状况；感知到障碍，即个体对采纳行为可能面临的困难的主观判断，包括身体、心理、经济、时间花费上的各种障碍。③自我效能。自我效能是指个体对自身能力的评价和判断，即是否相信自己有能力控制内、外因素而成功采纳健康行为，并取得期望结果。自我效能的重要作用在于当认识到采取某种行动会面临的障碍时，需要有克服障碍的信心和意志，才能完成这种行动。自我效能高的人，更有可能采纳所建议的有益于健康的行为。④提示因素。提示因素指的是诱发健康行为发生的因素，如自身躯体症状、家人的忠告、亲友的疾病经验、医生的建议、大众媒体的信息等。提示因素越多，个体采纳健康行为的可能性就越大。

⑤社会人口学因素。社会人口学因素包括人口特征（年龄、性别、种族）和社会心理因素（人格、社会地位、同事、团体等）。具有卫生保健知识的人更容易采纳健康行为。对不同类型的健康行为而言，不同年龄、性别、个体特征的个体采纳行为的可能性相异。

（3）合理行动理论模式。合理行动理论认为做出某一特定行为的决定是经过理性思考的，在这个过程中，个体会考虑各种行为方案，评价各种结果，然后做出行动或不行动的决定。因此，这个决定反映了行为的意向，而且对个体的外显行为产生强烈影响。

（4）计划行为理论模式。计划行为理论自 1985 年提出以来，受到社会心理学领域及相关领域，特别是健康领域研究人员的重视，成为社会心理学领域关于人类行为最具影响力的理论之一。计划行为理论模式包括态度、主观规范、知觉行为控制、行为意向和行为 5 个要素。一般而言，个人对于某项行为的态度愈正向时，则个人的行为意向越强；对于某项行为的主观规范越正向时，则个人的行为意向越强；而当态度与主观规范越正向且知觉行为控制越强的话，个人的行为意向也会越强。

四、营养教育的主要对象和内容

（一）营养教育的主要对象

（1）个体层。个体层是指公共营养和临床营养工作者的工作对象，如一位老人、一位教师、一位母亲或一位慢性病患者。

（2）各类组织机构层。包括学校、机关、部队或企业等。

（3）社区层。包括集体食堂、医院、学校、食品店等各种社会职能机构。

（4）政策和传媒层。包括政府部门、大众传播媒介等。

（二）营养教育的主要内容

（1）有计划地对从事餐饮业、农业、商业、轻工、医疗卫生、疾病控制、计划等部门的有关人员进行营养知识培训。

（2）将营养知识纳入中小学的教育内容和教学计划。培养中小学生良好的饮食习惯，提高自我保健能力。

（3）将营养工作内容纳入初级卫生保健服务体系。合理利用当地食物资源改善营养状况，提高初级卫生保健人员和居民的营养知识水平。

（4）利用各种宣传媒介，广泛开展群众性营养宣传活动，倡导合理的膳食模式和健康的生活方式，改正不良的饮食习惯。

五、营养健康教育的方法和步骤

（一）营养健康教育的方法

人际传播是营养健康教育最基本和最重要的途径之一，人际传播活动成功与否甚至是一项营养健康教育活动能否取得成功的关键。营养健康教育中常用的人际传播形式包括以下几个方面：

（1）咨询（consultation）。营养健康咨询就是营养师对咨询者进行营养分析的过程，咨询者可以通过这个过程获得改善健康的信息，进而达到改善健康的目的。常见形式有书信咨询、门诊咨询、电话咨询、随访咨询、媒介公众咨询等。这种方式简便易行、机动灵活、比较亲切、针对性强。

（2）培训（training）。培训是培训者和受教育者面对面进行的，交流充分、反馈及时，培训者可以运用讲解、演示等方法逐步使受训者理解和掌握健康保健技能，具有针对性强、目标明确、现学现用等特点。

（3）讲座（lecture）。讲座是开展营养健康教育工作常用的一种传播方式。讲座是传播者根据受众的某种需要，针对某一专题，有组织、有准备地面对目标人群进行的营养教育活动。其优点是能在有限的时间内传递大量、系统的知识，受众面积大，信息传递直接、迅速，通过口头传播影响人们的观念。其缺点是听众较多时，讲授者难以具体了解听众对讲授内容的反应，无法与听众进行一对一的良好沟通，不利于受众主动学习。

（4）读书（reading）。根据宣传教育对象的阅读和理解能力，有针对性地推荐相关的营养科普书籍（应注意选择书籍内容的科学性，指导正确的读书方法）。除了介绍推荐书的特点外，还应该讲述阅读时应注意的问题。

（5）小组活动（group discussion）。小组活动是以目标人群组成的小组为单位开展营养教育活动，如妈妈学习班、班组活动等。小组活动属于小群体传播范畴，由于受教育对象置身于群体中，受群体意识、群体规范、群体压力、群体支持的影响，更容易摒弃旧观念，接受新观念，发生知、信、行的改变。

（二）营养教育的步骤

（1）了解教育对象。在营养教育之前，首先对目标人群进行调查评估，发现其主要营养健康问题，同时对与营养有关的人力、财力、物力资源以及政策和信息资源进行了解和分析，并进一步从知识、态度、行为等方面查找问题的深层次原因，知道该人群在膳食营养方面的哪些行为可以改变、哪些行为难以改变甚至不能改变，以便充分了解教育对象特别需要的营养健康信息，为制订科学、客观的营养讲课教育计划提供可靠依据。

（2）制订营养教育计划。为确保某项营养教育活动有目标、有依据、有针对性地进行，首先必须制订一个好的营养教育计划。应通过专题小组讨论的方式，了解教育对象的需要和接受能力，有针对性地设计营养教育计划。营养教育计划包括以下5项具体内容：①确定优先项目。根据与知信行关系的密切程度、行为可改变性、外部条件、死亡率、伤残率、问题的危害程度以及受累人群数量等情况，确定优先项目。②确定营养干预目标。包括总体目标与具体目标。③制订传播、教育策略以及实施计划。包括确定与分析目标人群、实施机构和人员、教育内容、活动日程以及出现意外时的应急处理措施等。④制订评价计划。包括评价方法、评价指标、实施评价的机构和人员、实施评价的时间以及实施结果的使用。⑤经费预算。预算应与实际条件相符，并考虑实际需要与客观条件。

（3）选择营养教育途径和资料。根据营养教育设计计划，在调查研究的基础上，明确教育目标和对教育对象的认识，选择合适的交流途径，制作有效的教育材料。为此，需要考虑以下几个方面：①确认是否有现成的、可选用的营养教育材料。如果能收集到相关的营养宣传材料，可以直接选用；如果收集不到合适的，可以自行设计制作，如宣传传单、小册子、挂图、幻灯片和视频等。②确定教育对象进行营养教育的最佳途径，包括大众传播、个体传播、面对面交流、讲课等。③确定营养教育最合适的宣传途径，包括发放小册子、讲课、播放幻灯片和视频、组织营养知识小竞赛等。

（4）前期准备。根据要求编写相关的营养教育材料，要求内容科学、通俗易懂、图文并茂等。为了使宣传材料内容准确、合适，在大多数设计工作完成后，需要将准备好的宣传材料进行预试验，以便得到教育对象的反馈意见，进行修改完善。前期准备需要进行以下5个方面工作：①了解被教育对象能否接受这些信息、能否记住宣传的要点、是否认可这种宣传方式，一般可以采用问卷调查或专题讨论等了解有关情况。②了解被教育者对这些资料的反映，有什么意见和要求，对宣教内容、形式、评价等有何修改意见。③根据教育对象的反映，确定对资料和活动形式做哪些修改。④宣传资料、教育小册子及其他现场所需器材，包括多媒体、电脑、话筒、黑板或白板等，都应该事先准备好，并进行实地检查。⑤策划和布置营养宣教活动如何推广、资料如何分发、各环节如何衔接等教育活动启动前的各项事务。

（5）实施营养教育计划。实施营养教育计划，包括确定活动时间表和宣传材料，让每个工作者都明白自己的任务，并通过所确定的传播途径把计划中要宣传的营养知识传播给教育对象。

（6）效果评价。营养教育评价计划内容包括近期、中期、远期的效果评价。①近期效果即目标人群的知识、态度、信息、服务的变化。②中期效果主要指行为和危险目标因素的变化。③远期效果指人们营养健康状况和生活质量的变化，如反映营养状况的指标有身高、体重变化，影响生活质量变化的指标有劳动生产力、智力、寿命、精神面貌的改善以及卫生保健、医疗费用的降低等。

根据以上几个方面内容，以目标人群营养知识、态度和行为的变化为重点，写出营养教育的评价报告。通过上述评价，将取得的经验总结归纳，以便进一步推广。

第四节　科普文章的编撰

科普文章既像是望远镜，把遥远的似乎与我们毫不相关的事物拉近到眼前，让人惊讶于这么遥远的事物也和我们有着各种关系；又像是显微镜，把我们身边的已经熟视无睹的事物放大十倍百倍，让人明白即使是最简单普通的东西，也包含着丰富的科学原理。

在对人们进行营养健康教育过程中，常常需要使用营养科普材料。一名合格的科普工作者，不但要有营养学知识和相关学科知识及丰富的实践，而且要努力学习文学基础知识，要学会创作，善于创作，把深奥的理论变成通俗易懂的科学道理告诉大家。

一、科普文章的特点

科普文章，传播的是思想性、知识性、通俗性、趣味性和艺术性的作品，故科普作品应该具有五项基本要求，即科学性、思想性、艺术性、通俗性和实用性。

（1）科学性。科学性是所有科技作品的生命，科普作品也不例外。目的是向广大社会成员普及科技知识、科学技能以及科学思想、科学方法。科学性是科普文章“五性”中绝对不能缺少的，是必须坚持的第一原则，也是科普文章的生命和灵魂。科普文章的科学性主要表现在以下几方面：①真实。科普文章中的每一份材料都应当是真实的，不能掺假，不能凭空捏造，要尊重事实。不要把道听途说的事情，不加分析整理就当作科普文章的题材。②成熟。成熟是指理论上要成熟，能够经得起实践检验，得到专家和社会的认可。还在试验、探索、研究阶段，没有结论的题材，可以在学术期刊上发表，但绝不能拿来作为科普文章的题材。③准确。准确是科普文章科学性最基本的要求。科普文章的准确性包括：概念要准确、数据要准确、事实要准确、语言要准确。④全面。全面是指科普文章内容必须完整、系统，不能片面。⑤先进。科普文章题材一定要新，具有时代性。科学在发展，曾经被认为是“科学”的东西，在已经被科学进步否定了之后，就不再是科学的了。新的科技成果又给科普带来了新的题材，跟上科技进步的步伐，才能保证科普的科学性。

（2）思想性。科普作品是科学技术与社会生活之间的一座桥梁。它在向读者传授知识的同时，也使读者受到科学思想、科学精神、科学态度和科学作风的熏陶，宣传着科学的世界观和方法论，以提高人们的科学素质和思想素质。因此，科普作品要通过普及介绍科学知识，让人们深刻地理解科学的世界观和方法论，即唯物主义和辩证法。这就是科普作品思想性的体现。当然，科普创作的思想性是内在的，是从作品中自然表现出来的，不是贴上一些政治标签或外加一些政治术语。主要是看：作品反映的是迷信还是科学；作品能否体现为读者健康需要服务；作品是否体现为社会发展服务；有积极向上的形式；要适合读者对象阅读。

（3）艺术性。我国文化历史悠久，有着丰富的语言宝库，科普工作者要善于向古今中外优秀的文学作品、民间艺术学习借鉴来充实自己，不断提高文学修养，并为科学普及工作服务，使营养健康普及工作真正做到内容充实、形式活泼、语言生动、通俗易懂，为群众所喜爱。

（4）通俗性。通俗性就是要用明白易懂的文字介绍科技知识，使之生动、形象。整个科普创作过程实际上也是专门知识通俗化的过程，不通俗地把科学知识表达出来，读者理解不了，就起不到作用，科普创作也就失去了意义。①选择通俗易懂的内容。营养健康知识是最贴近老百姓生活的，创作的源泉是极其丰富的，科普工作者应当尽可能地选择读者身边的营养与健康问题，写通俗易懂的内容。②尽量避免使用术语。术语是表达各个专业的特殊概念的，范围有限，是给训练有素的专业人员使用的。营养健康科普文章面向广大老百姓，应当尽量少用，最好不用专业术语。如果必须使用术语，也要用通俗易懂的语言或文字加以解释。③注意写作方法。科普文章不同于科技论文，只要简明扼要、深入浅出、通俗易懂地写清楚，同人们的实际生活和工作联系起来，就能达到通俗化。

（5）实用性。科普文章的实用性表现在多样性、针对性和细节性 3 个方面。①多样性。科普文章选题应该具有多样性，才能适应不同地区、年龄、性别、职业和文化程度读者的需要。这里提倡点菜式的健康传播，在演讲前准备好讲义，现场让听众选择，根据点题人数的多少确定讲解的内容和顺序，一般就不会冷场。②针对性。科普文章需要针对具体问题具体分析，讲清讲透。在做科普工作前了解到人们非常关心高血压病人的日常生活饮食，那就以高血压病人的日常生活饮食为主讲解，并且细致到吃什么、吃多少、怎么吃，可操作性极强，就是实用性。③细节性。科普文章实用的内容应该是具体的、可重复操作的，关键需要从细节上入手。比如，一个成人一天6g 食盐，这样写不具有可操作性。如果说一瓶盖为3g 盐，一个成人一天食用 2 瓶盖盐就够了，这就是科普文章实用性的细节知识。

二、科普文章的写作技巧

科普文章不同于其他科技论文，可采用多种表现手法使之通俗易懂，引人入胜。这里介绍几种常见的创作技巧。

（1）命题。科普文章的命题方式有直叙式，如“青少年吸烟危害大”；疑问式，如“小儿缺钙会影响智力吗”；警句式，如“多吃盐的危害”；此外，还有故事式、比喻式、寓意式、启迪式、成语式等多种命题方法。

（2）开头。科普文章开头的技巧有：以生动的故事开头；以发人深思的提问开头；开门见山，起首点题开头；描述性开头；议论性开头等。

（3）结尾。科普作品的结尾也像文学创作一样要令人回味无穷，并与文章的开头相呼应。其方式有总结性的结尾、启发性的含蓄结尾、鼓动型结尾、首尾照应型结尾等，无论哪一种结尾方式，都要求文字简洁。有一篇题名为《健康长寿之路》的科普文章在分析了造成衰老的原因、抗衰延寿的措施及其作用机制后，坚定地认为：“……善于把古人留下的宝贵经验结合近代生命科学进行研究，就一定能够找出一条抗老防衰的正确途径，使更多的人达到健康长寿……”这种有鼓动意味的结尾，能够感染读者的情绪，激发读者为科学献身。

除了这些技巧之外，在行文过程中，还可以采用如下技巧：

（1）比衬。有些事物和道理比较抽象、深奥，读者不易理解。作者这时就可以找出一些与表现对象相类或相对的，比较浅显、具体，为读者熟悉的比衬对象，将它与表现对象相比，讲清它们之间的关系。这样，所要表现的事物或道理就会显得通俗、明白，读者也就容易理解多了。

（2）比喻。比喻与比衬不同。比衬的两个对象在本质上有某种共同点，而比喻的两个事物在本质上完全不同，只有某些相似之外，比喻即是将这两种有相似之处的对象，通过打比方的方式，形象地显示真正要表现的事物或道理。但要注意，做比喻的事物要具体。通常是用具体形象的事物比喻一般的抽象道理，用熟知的事物比喻陌生的事物，用浅显的道理比喻高深的道理。

（3）虚拟。虚拟是设计一些现实生活中没有，甚至让人感到夸张的情形，来使读者展开想象的翅膀，获得鲜明的印象。如把人当成物，把物的世界当成人的世界来写。

（4）曲笔。为了更加有效地揭示事物的本来面目，作者往往通过一些表现手法，把科普作品写得波澜曲折、跌宕起伏。这就是曲笔。

（5）白描。白描就是不尚修饰，用朴实平易的文字，把客观事物的特征真实、准确地表现出来。

三、科普文章编写

（1）工作准备。准备 1 ~ 2 个案例，做营养健康教育时可以把膳食指南编成顺口溜“平衡膳食，自然食物”。如：

食物多样，谷类为主；新鲜菜果，三餐相辅；
多吃豆奶，胜过药补；鱼禽蛋肉，常吃适度；
运动进食，出入相符；清淡少盐，低脂食物；
限量饮酒，学会说不；饮食清洁，把好门户；
少量多样，少吃多餐；均衡杂食，新鲜好色。

（2）工作程序。

程序1：主题和标题的确定。考虑到标题是“一瞥的艺术”，要给读者留下最深刻的第一印象，先入为主，先声夺人。科普作者必须重视标题的制作。科普文章跟其他文章的标题制作一样，力求准确、简约。准确就是没有偏差，也就是清晰、贴切，这是标题制作的第一要则。简约就是要求用语精当、凝练。不能过于烦琐，要点睛、切题、一语中的，能用一个字表达清楚就不用两个。标题制作的另一个关键点是传神。传神是标题制作的最高境界，既要表现出独特雅致，又有动感、美感，文气、灵气，最后还得让读者有看头、有想头，只有这样才能吸引读者的注意力。

程序2：确定读者群。选择和确定科普文章的对象，即读者群。需要弄清楚科普文章是给哪些人看的，他们处于什么文化程度、什么年龄、什么健康状态、从事什么职业、是男性还是女性等。注意一定要细分目标人群。

程序3：提炼关键信息和资料。收集、筛选和确定围绕科普文章主题的信息内容，准备相关资料。一般来说，选择自己熟悉的内容，或有一定资料积累的内容，以便保障科普文章的科学性和正确性。

程序4：确定载体和形式。选择和确定科普文章的传播渠道与形式。传播渠道包括报纸、杂志、网络、平面媒体和广播等。科普文章表现形式有故事、顺口溜、议论文和诗歌等。要根据传播平台确定写作风格。

程序5：形成初稿。撰写科普文章初稿，文章正文一般包括开头、主体和结尾3个部分。

程序6：试读。重要的科普文章一定要同时请专家和目标人群试读初稿，提出反馈意见，即传播材料预试验。一般性的科普文章也需要对初稿进行试读，自己推敲与找人试读相结合。

程序7：修改。根据专家和目标人群提出的反馈意见，结合自己的推敲心得，对初稿进行修改，并形成定稿。

程序8：上交媒体。将最后修改形成的科普文章上交媒体。媒体在选择时需要考虑知名度、发行量、时间性和目标人群等。

撰写科普文章时，应细分受众人群，注意有针对性地写作。

复习与思考

第九章检测题

一、名词解释

1. 营养咨询
2. SOAP 法
3. 营养标签
4. 营养健康教育
5. 健康传播理论

二、填空题

1. 营养咨询方法 SOAP 是__________英文字头的缩写。
2. 营养健康教育原则是指__________和__________。
3. 目前，应用较多也比较成熟的行为理论包括__________与__________等。

三、选择题

1. 一般来说，食品营养标签不包括以下哪项？(　)

A. 营养成分　　B. 营养声称

C. 健康声称　　D. 营养素功能

2. 哪种理论模式是一种行为干预理论，它将人类行为的改变分为获取知识、产生信念及形成行为 3 个连续过程？(　)

A. 知信行模式　　B. 健康信念模式

C. 合理行动理论模式　　D. 计划行为理论模式

四、判断题

1. 营养成分是一个标准化的食品营养成分表，直接以数据形式显示某一食品中所含有的营养成分含量。(　)
2. 目前，人们最常用和最灵活的传播手段主要是大众传播。(　)
3. 科普文章的科学性主要表现在真实、成熟、准确、片面和先进方面。(　)
4. 科普文章的实用性表现在多样性、针对性和从细节入手 3 个方面。(　)

五、简答题

1. 简述营养咨询的原则。
2. 营养教育的主要对象和内容分别是什么？
3. 营养健康教育的方法和步骤有哪些？
4. 如何进行科普文章的撰写？

六、 案例分析题

预防高血压的营养宣教

有一位营养师拟在社区为居民进行一次有关预防高血压疾病的营养宣教。这些居民平均年龄在50岁以上，初中文化，没有基本营养知识，也未接受过任何营养或健康教育。

请根据以上案例，回答如下问题：

就以上情况，你如何为这位营养师设计一份营养宣教的提纲？

附　录

试卷

答案

参考文献

[1] 余华，李健．公共营养基础［M］．成都：四川大学出版社，2006.

[2] 蔡威．临床营养学［M］．上海：复旦大学出版社，2012.

[3] 于康．临床营养治疗学［M］．北京：中国协和医科大学出版社，2008.

[4] 孙秀发，周才琼，肖安红．食品营养学［M］．郑州：郑州大学出版社，2011.

[5] 王俊东．食品营养与健康［M］．北京：中国农业科学技术出版社，2008.

[6] 刘新民，安伶，徐焱成．糖尿病配餐使用手册［M］．沈阳：辽宁科学技术出版社，2010.

[7] 闫喜霜．学生营养配餐［M］．天津：天津科学技术出版社，2004.

[8] 郭红卫．医学营养学［M］．上海：复旦大学出版社，2009.

[9] 韩梅，乔晋萍．医学营养学基础［M］．北京：中国医药科技出版社，2011.

[10] 陈玉．饮食营养卫生与保健［M］．北京：中国商业出版社，2008.

[11] 孙东升，母春雷．营养保健学教程［M］．北京：北京大学出版社，2010.

[12] 张斌．营养配餐与设计［M］．北京：中国环境科学出版社，2009.

[13] 中国医师协会，中国健康协会．营养师专业知识课程培训纲要［M］．上海：第二军医大学出版社，2008.

[14] 任淑华．营养学基础与应用［M］．大连：大连海事大学出版社，2009.

[15] 陈静，范存欣．营养与公众保健［M］．武汉：华中科技大学出版社，2006.

[16] 王翠玲．营养与膳食［M］．上海：上海科学技术出版社，2010.

[17] 王翠玲，高玉峰．营养与膳食［M］．北京：科学出版社，2010.

[18] 陈锦治，富淑芬，贾兆国．营养与膳食指导［M］．北京：中国医药科技出版社，2011.

[19] 邹玲燕，杨子艳．营养与膳食［M］．北京：中国人民大学出版社，2007.

[20] 龚丽青，方玉．世界癌症研究基金会《食物、营养、身体活动和癌症的预防》介绍［J］．癌症康复，2015.